Ute Engelhardt • Die klassische Tradition der Qi-Übungen (Qigong)

Ute Engelhardt

Die klassische Tradition der Qi-Übungen (Qigong)

Eine Darstellung anhand des Tang-zeitlichen Textes
Fuqi Jingyi Lun von Sima Chengzhen

2. Auflage

MEDIZINISCH LITERARISCHE VERLAGSGESELLSCHAFT MBH · UELZEN

Die Deutsche Bibliothek – CIP-Einheitsaufnahme

Engelhardt, Ute:
Die klassische Tradition der Qi-Übungen (Qigong): eine Darstellung anhand des tang-zeitlichen Textes Fuqi-jingyi-lun von Sima Chengzhen / Ute Engelhardt. - 2. Aufl. - Uelzen : Med.-Literarische Verl.-Ges., 1997
Zugl.: München, Univ., Diss., 1985
ISBN 3-88136-185-5

Anschrift der Verfasserin:

Dr. phil. Ute Engelhardt
Elisabethstraße 11
80796 München

ISBN 3-88136-185-5

Fotosatz: Thormann GmbH, 21403 Wendisch Evern
Druck: Buchheister KG, 21335 Lüneburg

INHALT

Seite

TEIL 1: Einführung

TEIL 3: „Die Abhandlung über die essentielle Bedeutung der Aufnahme des Qi“ (*Fuqi jingyi lun*): Der Text und die Tradition der Techniken zur Lebenspflege

Danksagungen

Die Studien zu dieser Münchner Dissertation wurden im März 1985 abgeschlossen. Später erschienene Literatur konnte daher nicht mehr berücksichtigt werden. Der Studienstiftung des Deutschen Volkes danke ich für materielle, meinem Doktorvater, Prof. Manfred Porkert, für geistige Unterstützung.
Für ihre hilfreichen Ratschläge und die Überlassung noch unpublizierter Arbeiten bedanke ich mich bei

Dr. Farzeen Baldrian-Hussein
Dr. Catherine Despeux
Prof. Max Kaltenmark
Dr. Livia Köhn
Prof. Isabelle Robinet
Prof. Kristoffer Schipper
Den Herausgebern der Münchener Ostasiatischen Studien danke ich für die Aufnahme der Arbeit in dieser Reihe.

Teil 1

Einführung

„Frage: In welchem Zeitraum liegt das Geschick des Menschen? ...
Antwort: Zwischen Aus- und Einatmung.
Erwiderung: Gut, das würde ich als Dao bezeichnen."

(Zhengao 6/6b)

Der Moment des „Dazwischen" — eine momentane Undifferenziertheit, sei es im Moment der Atemwende, im Rhythmus der Zeit,[1] in der Kommunikation zwischen Mensch und Kosmos oder sei es einfach in dem kurzen, neutralen Moment, in dem Yin und Yang als Polarität ineinandergreifen — hat in der chinesischen Kultur seit jeher eine wichtige Rolle gespielt. Innerhalb der energetischen Betrachtung der Natur, die dem chinesischen Denken von alters her zugrunde liegt, werden der „energetischen Konstellation" *qi* die meisten Möglichkeiten in diesem Wechselspiel eingeräumt.

1. Begriffserklärungen

1.1 Qi, jing und shen

In seiner ursprünglichen Form stellte das Zeichen für *qi* laut dem Han-zeitlichen Wörterbuch *Shuowen* „Wolken" bzw. „Dampf" (*yunqi* 雲氣) dar. Aus den Orakelinschriften der Shang- und Zhou-Zeit wird ersichtlich, daß dieses Piktogramm (in der ursprünglichen Schreibung 气) auch im Sinne von „anflehen" verwendet wurde.[2] Außer der obigen, ursprünglichen Schreibung dieses Zeichens sind noch drei andere Varianten bekannt. Die erste davon, die sich aus den Bestandteilen für „Dampf" bzw. „Wolken" und dem Zeichen „Feuer" 炁 zusammensetzt, findet sich in der berühmten Zhou-zeitlichen Inschrift auf einem Nephritgegenstand, die wohl als das älteste Zeugnis von Qi-Übungen gelten darf[3]. Bei der zweiten Schreibung 炁 bildet das Zeichen „Feuer" die Basis, und darüber steht das Zeichen 无 „Nichtsein" (im Sinne eines undifferenzierten Urzustandes); seit der Song-Zeit bezeichnet diese Schreibung in daoistischen Traktaten das *qi* des „ursprünglichen Himmels" (*xiantian* 先天), das den undifferenzierten Urzustand des Universums kennzeichnet, der die volle Potentialität aller aus ihm hervorgehenden Erscheinungen des sichtbaren Weltalls in sich vereinigt[4]. Die letzte und geläufigste Schreibung, die sich aus den Bestandteilen „Dampf" bzw. „Wolken" und darunter „Reis“ zusammensetzt 氣, hat gemäß des *Shuowen* bereits in der Han-Zeit das ursprünglichen Zeichen abgelöst, an das nun vorwiegend die Bedeutung „anflehen“ geknüpft wurde. Die heute verbindliche Schreibung bedeutete ursprünglich „als Geschenk Proviant darbringen“[5] und steht daher in engem Zusammenhang mit der nährenden Funktion des *qi*.

Durch die Untersuchung der Schreibweisen des Zeichens *qi* läßt sich bereits rudimentär der Bedeutungsumfang des Begriffes *qi* abstecken, der sich von Dampf, Wolken, Atem, Nahrung und Kommunikation mit „höheren Mächten“ („anflehen“) bis hin zum „Ur-*qi*“ erstreckt. In diesem Zusammenhang läßt sich feststellen, daß dieser Vielfalt von Bedeutungsinhalten ein Moment des Durchdringens, Strömens, Sich-Verbreitens gemeinsam ist. Es liegt auf der Hand, daß diese Bedeutungsfülle von keinem entsprechenden deutschen Begriff auch nur annähernd abgedeckt werden könnte, weshalb wir den Begriff *qi* unübersetzt beibehalten.

“Das Leben des Menschen ist eine Ansammlung von *qi*: Wenn es sich sammelt, bedeutet es Leben, wenn es sich zerstreut, bedeutet es Tod“, heißt es im 22. Kapitel des *Zhuangzi* (4.? — 2. Jh. v. Chr.).

Baopuzi (um 320 n. Chr.) führt dazu genauer aus: „Der Mensch lebt inmitten von *qi*, und *qi* erfüllt den Menschen. Angefangen bei Himmel und Erde bis zu den Zehntausend Wesen, alles bedarf des *qi*, um zu leben. Wer das *qi* zu führen weiß, nährt im Inneren seinen Körper und wehrt nach außen hin schädigende Einflüsse ab.“[6]

Demnach ist das *qi* die Grundvoraussetzung allen Lebens und stellt die „Energie“ oder „Lebenskraft“ schlechthin dar, die sowohl den Menschen als auch den Kosmos belebt.

Doch wie kann der *qi*-durchströmte Mikrokosmos des menschlichen Körpers mit dem ebenfalls von *qi* durchdrungenen Makrokosmos kommunizieren bzw. in Einklang gelangen?

Zhuangzi berichtet von einem fiktiven Gespräch, bei welchem Konfuzius, der hier daoistische Gedanken vertritt, seinem Lieblingsschüler Yan Hui die Bedeutung des Ausdruckes „Enthaltsamkeit des Herzens“ (*xinzhai*) erläutert: „Mache deinen Willen einheitlich! Höre nicht mehr mit den Ohren, sondern mit dem Herzen! Höre nicht mehr mit dem Herzen, sondern mit dem *qi*. Denn die hörende Wahrnehmung hat in den Ohren ihre Beschränkung; das Herz (= das Bewußtsein) ist beschränkt durch seine Anpassung (an bestimmte äußere Dinge); das *qi* hingegen nimmt durch Leerheit die Wesen auf. Und das Dao stellt sich in der Leerheit ein. Diese Leerheit wird durch ‘Enthaltsamkeit des Herzens’ erzielt.“[7]

Der daoistische Adept versucht, die fragmentarischen Teilaspekte des *qi* wie das Gehör, die Ablenkungen des Bewußtseins oder, wie wir noch sehen werden, die Atmung[8] hinter sich zu lassen und das *qi* zu seiner subtilsten Prägung zu verfeinern, bis sich die Differenzierungen der gestalteten Welt wieder aufzulösen beginnen und der Adept in einen neutralen, undifferenzierten Zustand zurückkehrt, in dem „Innen und Außen einander durchdringen“ bzw. die Unterscheidung von Mikro- und Makrokosmos aufgehoben wird.

Als Synonym für das Dao kennzeichnet das „primäre *qi*“ (*yuanqi* 元氣)[9] die Undif-

ferenziertheit eines solchen Urzustandes, der grundsätzlich jeder Phase der Strukturierung des Kosmos und somit auch der Existenz der Polarität Yin und Yang vorausgeht. In diesem primordialen kosmischen Augenblick, der im chinesischen *hundun* „Ur-Chaos" genannt wird, fehlt dem *qi* mit der Polarität von Yin und Yang auch das „energetische Gefälle". Je weiter innerhalb dieser Kosmogonie die Gestaltung der Welt gediehen ist, um so konkreter erscheint das *qi* qualitativ geprägt. Im *Zhuangzi* heißt es dazu: „Himmel und Erde sind die größten der gestalteten Dinge; Yin und Yang sind die größten der *qi* (der 'energetischen Konstellationen'); das Dao aber umschließt alles."[10]
Außer dem „primären", und undifferenzierten *qi* und dem durch Yin oder Yang geprägten *qi* gibt es noch zahlreiche andere Beschaffenheiten von *qi*. Eben darin liegt ein wesentlicher Unterschied zu unserem Verständnis von Energie; *qi* impliziert nämlich in der gestalteten Welt stets eine qualitative Prägung der Energie und ist somit von determinierbarer Beschaffenheit. Demgemäß definiert M. Porkert das *qi* als „'konstellierte (mithin qualitativ gerichtete, in eine Struktur gefaßte) Energie' bzw. 'energetische Konstellation'"[11]. In der chinesischen Medizin sind weit über dreißig dieser qualitativ unterschiedenen *qi* bekannt, die sich auf den menschlichen Körper förderlich oder nachteilig auswirken können.[12] Unter diesen makro- oder mikrokosmischen *qi* gibt es auch solche, die gegen die Regeln der natürlichen Abläufe verstoßen und daher als pathogene Einflüsse eingestuft werden. Gemäß der Auffassung der chinesischen Medizin ist die harmonische Ausgewogenheit des *qi* im menschlichen Körper und die damit verbundene Möglichkeit zur Abwehr von pathogenen Einflüssen eine Grundvoraussetzung für Gesundheit, Wohlbefinden und langes Leben. Doch außer dem *qi* verfügt der Mensch noch über zwei weitere lebensnotwendige „Energieformen", die als die „Kleinodien" (*bao*) des Menschen bezeichnet werden[13].
"Das *qi* (eines Menschen) bildet seine Wurzeln, das *jing* 精 ist sein Stamm", erläutert Heshang Gong in seinem Han-zeitlichen Kommentar zum 59. Kapitel des *Daodejing*.
Ursprünglich scheint *jing* 精 im Sinne von „Reis verlesen", „auswählen", „raffinieren" und „sortieren" gebraucht worden zu sein, wovon sich die Bedeutung „Quintessenz", „essentiell" ableiten läßt.[14] Wie dies bereits im *Xianger*-Kommentar zum *Daodejing* (Anfang des 3. Jhs.) ausgeführt wird, stellt *jing* „einen anderen Teil des *qi* dar, der sich vom Dao gelöst hat"[15] und nach seinem Eindringen in den Menschen dessen Fundament bzw. Lebens- oder Struktivpotential bildet. *Jing* wird somit aus *qi* abgeleitet, „destilliert" und dem Menschen zur freien Verfügung gestellt. Im Vergleich zum *qi* weist *jing* keine bestimmbare Qualität auf; daher definieren wir *jing* (nach M. Porkert) als „freie Energie", die in kein spekulatives oder konkretes Gefüge eingebaut ist.[16] Von dieser Verfügbarkeit des *jing* zeugt bereits das 15. Kapitel im *Zhuangzi*: „Wenn man die 'freie Energie' *jing* ohne Unterlaß einsetzt, so wird man sich überanstrengen, und Überanstrengung führt unabdingbar zur Erschöpfung."
Wir dürfen nicht außer acht lassen, daß *jing* zugleich auch das Struktivpotential im menschlichen Körper ist und auch „Samenflüssigkeit" bedeuten kann.
Zusammenfassend läßt sich sagen, daß *qi* und *jing* in einem Netz von Wechsel-

wirkungen miteinander verwoben sind, oder wie es im *Suwen* („Unbefangene Fragen", etwa 1. Jh. v. Chr.), Kap 5, 2a, dazu heißt : „Das *qi* kehrt zurück zur 'freien Energie' *jing* ..., (während) die 'freie Energie' jing am *qi* zehrt."[17] Die Möglichkeit, das *qi* in „freie Energie" *jing* umzuwandeln und die „freie Energie" *jing* in *qi* zu transformieren, ist für die Lebenspflege von großer Bedeutung.
Während sowohl die „freie Energie" *jing* wie auch das *qi* keine Eigenpolarität aufweisen, sondern von Kontext, Qualifikativ oder Komplement bestimmt werden, weist *shen* 神 eine polare Festlegung auf. *Shen* bezeichnet zunächst den aktiv organisierenden, verwandelnden, eine Individualprägung verleihenden und erhaltenden Einfluß"[18] und ist daher als die dem *qi* übergeordnete energetische Konstellation zu verstehen. Entsprechend definieren wir *shen* als „konstellierende Kraft". Allerdings geht die Bedeutung dieses Begriffes in daoistischen Traktaten weit über obige Definition hinaus. Eine Andeutung davon finden wir bereits im *Yijing* („Buch der Wandlungen"), wo es heißt: „Was in Yin und Yang nicht auszuloten ist, bezeichnet man als *shen*."[19]
Hier wird die Wirkung der „konstellierenden Kraft" *shen* als unergründlich und zugleich allgegenwärtig charakterisiert und kann auch als dynamischer Aspekt des Spontanen verstanden werden. *Shen* bildet danach den „göttlichen", unauslotbaren Teils des Menschen. Im *Shuowen* wird dazu genauer ausgeführt: „*Shen*, das sind die 'göttlichen Kräfte' des Himmels, die Zehntausend Wesen heranziehen und hervorkommen lassen."
Oftmals erscheint *shen* in den daoistischen Schriften im Gegensatz zu *gui* 鬼, den „Dämonen" bzw. den Yin zugeordneten Gottheiten oder Geistern, und bezeichnet daher „Gottheiten", die Yang entsprechen und im Himmel oder im menschlichen Körper residieren.

1.2 Der Begriff des „Körpers"

Wenn wir nun diese drei „Energieformen" *qi*, *jing* und *shen*, die es als Kostbarkeiten des menschlichen Lebens zu bewahren gilt (s. Abb. 1), im Zusammenhang betrachten, fällt auf, daß der Kosmos wie auch der menschliche Körper als Mikrokosmos, als ein energetisches System von funktionellen Entsprechungen aufgefaßt werden kann, wobei zwischen Stoff bzw. Körper und Geist nicht unterschieden wird. Das chinesische Verständnis von „Körper" ist daher nicht mit unserer westlichen Auffassung von „Körper" gleichzusetzen.
Die verschiedenen Begriffe für „Körper"[20] — *xing* 形 „Gestalt", *shen* 身 „Persönlichkeit" und *ti* 體 im Sinne einer strukturierten, festen Körperlichkeit wie der des Knochenskeletts, deren Verwendung in den Texten der daoistischen Lebenspflege nicht streng terminologisch abzugrenzen ist, weisen darauf hin, daß die „geistigen Fähigkeiten" keineswegs losgelöst von der körperlichen Substanz betrachtet werden. Demnach stellt der „Körper" eine Art „Gefäß" oder „Behausung" sämtlicher „Energien" dar und hat damit an den universellen Wandlungen des Kosmos teil.
Durch die konkrete Ausgestaltung und Differenzierung des Körpers bzw. der „Persönlichkeit" kommen auch negative Folgen für das Leben des Menschen zum

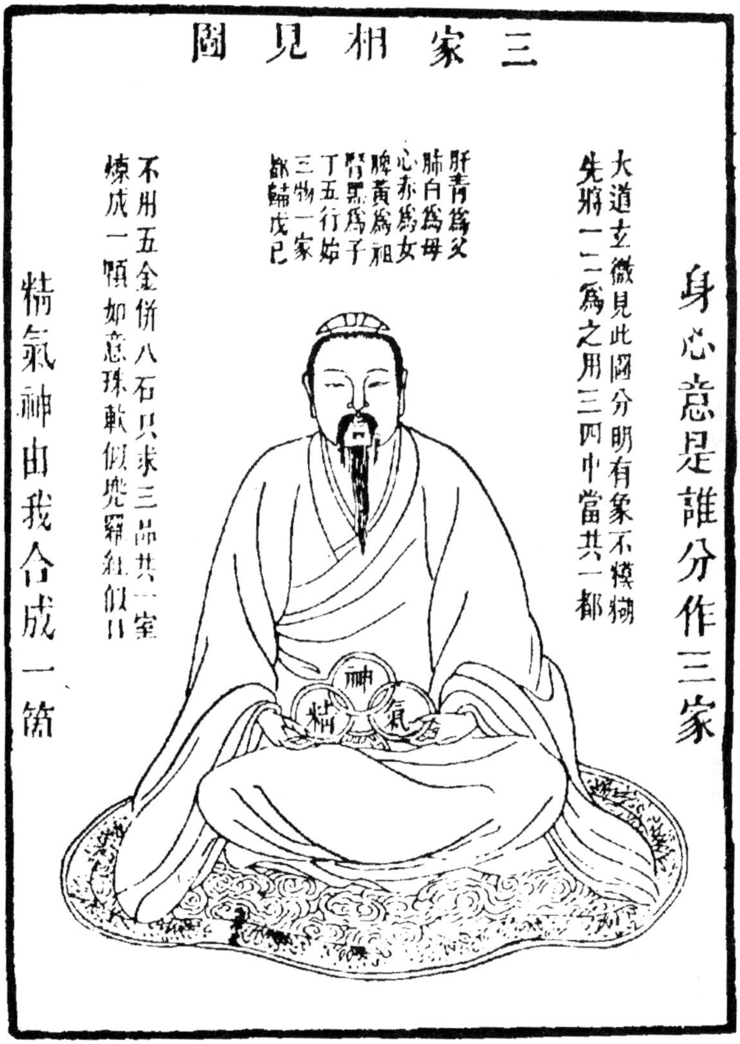

Abb. 1: Ein Adept der „Inneren Alchimie“ bewahrt die drei wesentlichen „Energieformen“ qi, jing und shen unterhalb seines Nabels. Aus Xingming guizhi (dat. 1615) 1/36b.

Tragen, denn sobald der Mensch geboren wird, „beginnt sich seine 'freie Energie' *jing* zu zerstreuen"[21], und der Verfall setzt ein. Mit dem Leben in der „Behausung des Körpers" nehmen auch Übel anderer Art, wie Krankheiten, Sorgen, Erschöpfung der Sinne etc., ihren Anfang[22].
Obgleich der „Körper" dem Verfall des Lebens ausgesetzt ist, stellt er zugleich das wichtigste Instrument zur Kultivierung und Vervollkommnung der eigenen Person dar; er dient als Basis zur „Pflege des Lebens", denn er enthält in sich alle Möglichkeiten, seine „Energien" zu verfeinern und somit seinen „göttlichen" Anteil, die „konstellierende Kraft" *shen*, zu verwirklichen. Mit anderen Worten: Der Körper ist ein Gefäß des Dao.
Wir haben bereits festgestellt, daß die verschiedenen „Energieformen" sowohl den menschlichen Körper als auch den Kosmos erfüllen. Die Analogie zwischen Körper und Kosmos geht aber viel weiter, denn der Körper des Menschen stellt ein genaues Abbild des Kosmos dar, weshalb seine verschiedenen Bestandteile umgekehrt wieder in der äußeren Welt ihre Entsprechungen finden. Die Analogie zwischen Körper und Universum wird in den Ausführungen im 7. Kapitel des *Huainanzi* (2. Jh. v. Chr.) besonders deutlich: Die runde Form des Kopfes entspricht dem Himmel; die eckige Grundfläche der Füße entspricht der Erde. Das Jahr ist in vier Jahreszeiten von je drei Monaten unterteilt; der Mensch hat vier Gliedmaßen mit je drei Gliedern. Die 366 Tage entsprechen den 366 Gelenken; Ohren und Augen entsprechen Sonne und Mond; „Blut" (*xue*)[23] und *qi* entsprechen Wind und Regen. Die neun Himmelsschichten weisen neun Tore auf, wie der Mensch neun Körperöffnungen hat. Die Fünf Wandlungsphasen (*wuxing* 五行) finden ihre Entsprechungen in den Fünf Orbes[24] im menschlichen Körper.
Im Daoismus der ersten nachchristlichen Jahrhunderte wurden diese Vorstellungen weiter ausgebaut: Das Innere des Körpers ist von derselben Anzahl von „Gottheiten" bewohnt, die im Makrokosmos existieren. Es bedarf spezieller Praktiken, um die „Gottheiten" (*shen* 神) im Körper, die demnach auch als konkretisierte „konstellierende Kraft" *shen* 神 aufgefaßt werden können, zu visualisieren, sie anzurufen und zum Bleiben im Körper zu veranlassen. Durch diesen Kontakt mit den „Körpergottheiten" stellt der Adept zugleich eine Verbindung zwischen seinen Körperteilen und den entsprechenden Regionen des Universums her.
Ob nun die „Lebenskräfte" (*qi*, *jing* und *shen*) bewahrt oder die „Gottheiten" visualisiert werden sollen, der erste Schritt auf diesem Weg zur Verwirklichung des Dao ist für den Adepten das „Nähren der Gestalt" (*yangxing* 養形)[25], das „Nähren des Lebens" (*yangsheng* 養生) und die „Pflege der Persönlichkeit" (*xiushen* 修身).

2. Die Qi-Übungen

2.1 Ihre Herkunft

Die Praktiken zur Lebenspflege sind entgegen vielfach geäußerter Auffassung nicht dem Daoismus entsprungen. Zwar finden wir zahlreiche Ausführungen über diese Techniken sowohl in frühen daoistischen Grundwerken wie *Zhuangzi* (4? - 2. Jh. v. Chr.), *Laozi* (3. Jh. v. Chr.) und *Liezi* (Ende 3. Jh. n. Chr.), die bereits Maspero eingehend untersucht hat,[26] als auch in dem Gedicht „In der Ferne wandern" („Yuanyou") aus den „Elegien von Chu" (*Chuci* 3. Jh. v. Chr.), wo diese Praktiken poetisch umschrieben werden, aber alle diese Quellen scheinen dabei auf damals allgemein verbreitete Techniken zurückgegriffen zu haben. Der früheste archäologische Fund, der bereits erwähnte Nephritgegenstand mit einer Inschrift über eine Atem- bzw. Qi-Technik, läßt keinerlei Rückschlüsse zu, ob besagter, wohl ritueller Gegenstand daoistischen, konfuzianistischen oder anderen religiösen Richtungen zuzuordnen ist.[27]

So hat z. B. auch Mengzi, der sicherlich nicht als „Daoist" zu bezeichnen ist, solche vermeintlich „daoistischen" Atemübungen praktiziert. Seine Erfahrungen auf diesem Gebiet lassen sich in folgendem berühmten Satz zusammenfassen: „Ich verstehe mich darauf, mich von meinem allumfassenden *qi* zu ernähren."[28]

Offensichtlich fanden die Praktiken zur Lebenspflege nicht nur in den Kreisen von Schriftgelehrten regen Zuspruch, sondern sie waren auch von alters her ein wesentlicher Bestandteil der chinesischen Medizin. Davon zeugt bereits der Klasssiker der chinesischen Medizin die „Unbefangenen Fragen des Klassikers des Gelben Fürsten" (*Huangdi neijing suwen* oder nur *Suwen* aus dem 3./2. Jh. v. Chr.), der an verschiedenen Stellen auf diese Techniken Bezug nimmt.

Auch hier finden wir Hinweise, daß diese Praktiken möglicherweise auf eine noch ältere Tradition zurückblicken: „Die Mustergültigen des Altertums setzten ihre 'freie Energie' *jing* und ihre 'konstellierende Kraft' *shen* ein, nahmen das *qi* des Himmels auf und durchdrangen dabei die 'Göttlichkeit' "[29] (*Suwen* 3, 10a).

Es erweist sich also als äußerst schwieriges, wenn nicht sogar als unmögliches Unterfangen, in dieser frühen Zeit eine deutliche Unterscheidung zwischen den Praktiken der konfuzianischen Schriftgelehrten, den „Rezeptkundigen" (*fangshi*), den Ärzten und den Daoisten zu treffen. Die Kunst, das „Leben zu nähren", die sexuellen Praktiken, die Einnahme von Drogen, die Aufnahme „kosmischer *qi*", die Diätetik und die gymnastischen Übungen waren nicht nur auf bestimmte Gesellschaftsgruppen oder Glaubensrichtungen beschränkt. Davon zeugt auch die offizielle Geschichtsschreibung, wie z. B. in den Biographien der „Rezeptkundigen" (*fangshi*) im 112. Kapitel des *Hou Hanshu*, in denen die *fangshi* gleichzeitig als Heilkundige, Magier und daoistische Eremiten geschildert werden.[30]

Wie aus den Arbeiten von M. Strickmann und I. Robinet hervorgeht, wurden viele dieser Praktiken zur Lebenspflege bei der Gründung der Shangqing-Schule (4./5. Jh. n. Chr.) in deren neues System integriert. Die Shangqing-Schule hat demnach die Techniken zur Lebenspflege nicht selbst entwickelt, sondern konnte bereits auf einen umfangreichen Fundus an Übungen zurückgreifen, die meist keiner bestimmten religiösen Richtung zuzuordnen sind. Wenn wir später die Tradition einzelner dieser Techniken der Shangqing behandeln, werden wir versuchen, die Herkunft der jeweiligen Praktiken so weit wie möglich zurückzuverfolgen. Erst mit der Integration der Praktiken zur Lebenspflege in das Übungssystem der Shangqing oder anderer daoistischer Strömungen erscheint die Bezeichnung „daoistisch" für diese Praktiken gerechtfertigt.

2.2 Zielsetzung der Übungen

Die Praktiken zur Lebenspflege werden auch Techniken zur Erlangung langen Lebens oder der „Unsterblichkeit" genannt. Allerdings müssen wir auch hier differenzieren. In der chinesischen Medizin gelten die Erhaltung der Gesundheit, allgemeines Wohlbefinden und langes Leben als vorrangiges Ziel. In philosophischen Traktaten und vor allem in Biographien von Personen, die die Kunst der Lebenspflege zur Perfektion gebracht haben, kommen sehr früh Elemente zum Tragen, die in bildhafter Weise auf eine Erlangung der „Unsterblichkeit" hinweisen. Im Rahmen unserer Beschäftigung mit Hagiographien werden wir darauf noch detaillierter eingehen. Es bleibt zu betonen, daß dabei, wie aus der chinesischen Auffassung von „Körper" ersichtlich wird, eine physische und zugleich kosmische „Unsterblichkeit" angestrebt wurde. Der daoistische Adept versucht seinen substantiellen, grobstofflichen Körper (Tao Hongjing [456-536] bezeichnet ihn als *zhixing* 質形, s. *Zhengao* 6/11b) so zu läutern und umzuwandeln, daß ein „göttlicher" bzw. ganz aus „konstellierender Kraft" *shen* bestehender Körper (nach Tao Hongjing *shenxing* 神形) entsteht.

Innerhalb der Shangqing-Schule, welche die traditionellen Techniken zur Lebenspflege übernommen hat, haben sich im Laufe der Zeit scheinbar widersprüchliche Auffassungen über die „Unsterblichkeit" herausgebildet. Der Adept der Shangqing-Schule strebte sowohl nach einer Auflösung in der Einheit des Kosmos als auch nach einer Verschmelzung mit einer oder mehreren Gottheiten. Einerseits wurden Leben und Tod als natürlicher Wandel (im Sinne von *Zhuangzi*) aufgefaßt, zum anderen bemühte sich der Adept um ein langes Leben, wobei die ihm zugemessene Spanne von seinen Verdiensten bzw. Vergehen abhängig war. Obgleich einige Adepten für die Erlangung der „Unsterblichkeit" prädestiniert waren, blieb dennoch für jeden dieser Auserwählten die Notwendigkeit bestehen, sich in den Techniken zur Lebenspflege zu üben[31].

Bringt man die ausufernden, bildreichen Umschreibungen über die Erlangung der „Unsterblichkeit" auf den kleinsten gemeinsamen Nenner, gelangt man wohl am ehesten zu dem Schluß, der von N. Sivin gezogen wurde: „Man könnte sagen, daß die Praktiken und Glaubensanschauungen des Daoismus (einschließlich der Überlieferung zur „Unsterblichkeit") die Vorstellungen konditioniert und somit das Individuum in die Lage versetzt haben, die vollkommene Ordnung zu verkörpern, welche das Dao impliziert."[32]

Da die Qi-Übungen, mit denen wir uns im Rahmen vorliegender Arbeit genauer beschäftigen wollen, an der Basis dieser weitreichenden Zielsetzung anzusiedeln sind, wollen wir nicht weiter als unbedingt nötig auf dieses komplexe Thema der „Unsterblichkeit" eingehen. Um noch einmal die konkrete Ausrichtung der Praktiken zur Lebenspflege, nämlich die Verwirklichung der im Kosmos immanenten Ordnung im menschlichen Körper, zu verdeutlichen, eignet sich vor allem ein Zitat aus dem *Baopuzi*, das gleich einem Leitmotiv die Texte zur Lebenspflege durchzieht: „Mein Geschick liegt in mir selbst und nicht im Himmel."[33]

2.3 Die verschiedenen Praktiken

Sowohl der Bedeutungsumfang des Begriffes *qi* als auch die weitreichende Zielsetzung der Praktiken als erste Stufe zur Verwirklichung des Dao lassen auf eine Vielfalt der Übungen schließen. Tatsächlich hat sich im Laufe der Jahrhunderte ein mannigfaltiges Spektrum von unterschiedlichen Techniken zur Lebenspflege herausgebildet, die wir rein äußerlich in folgende Gruppen einteilen können:

1. Methoden der Atemfühung
2. Aufnahme von kosmischem *qi* (auch klimatherapeutische Methode genannt)
3. gymnastische Übungen
4. sexuelle Techniken
5. pharmazeutische und alchimistische Verfahren
6. diätetische Maßnahmen.

Wenn wir diese grobe Unterteilung jedoch unter dem Gesichtspunkt oben beschriebener Vorstellungen von *qi* betrachten, werden diese Kategorien wieder relativiert. Wie wir gehört haben, ist die Atmung nur ein fragmentarischer Teilaspekt von *qi*, das der Mensch sich in Form von Emanationen der Gestirne oder z. B. in Form von *qi*, das den fünf Himmelsrichtungen (unter Einbeziehung der Mitte) bzw. Fünf Wandlungsphasen zugeordnet ist, durch Visualisation und Atmung einverleiben kann.[34] Auch die gymnastischen Übungen, „Übungen zum Leiten und Dehnen" (*daoyin*)[35] genannt, dienen im wesentlichen dazu, Stauungen und Blockaden im menschlichen Körper zu beseitigen, damit der *qi*-Fluß den gesamten Körper durchdringen kann. Den umfangreichen sexuellen Techniken, die wir im Rahmen dieser Arbeit nicht behandeln werden, liegt ebenfalls das Konzept des Bewahrens der Lebenskräfte (und somit des *qi*) zugrunde. Bei den pharmazeutischen, alchimistischen und diätetischen Verfahren geht es im wesentlichen darum, die irdische, grobstoffliche Nahrung durch feinstoffliches *qi* zu ersetzen.

Es ist anzunehmen, daß sich bereits sehr früh ein breiteres Spektrum dieser Praktiken zur Lebenspflege entwickelt hat. Wang Chong (27-97 n. Chr.), der sich im 7. Kapitel des *Lun Heng* mit den Techniken zur Lebenspflege kritisch auseinandersetzt, verzeichnet nicht weniger als fünf grundlegende Kategorien dieser Übungen (1. Methoden zum „Nähren der 'freien Energie' *jing* und zur Schonung des *qi*" 養精愛氣, 2. „Abbruch des Getreidegenusses" 辟穀, 3. „Essen des *qi*" 食氣, 4. „Übungen zum Leiten und Dehnen" 導引, 5. „Einnahme von Drogen" 藥物之服食).[36]

Als unabdingbare Voraussetzung für die nutzbringende Anwendung dieser Praktiken werden von dem Adepten die Enthaltsamkeit gegenüber dem Getreide und die Heilung sämtlicher Krankheiten verlangt.[37] Als unterstützende Verfahren bieten sich außerdem Moxibustion, Akupunktur oder Anwendung von Talismanen an.[38] Darüberhinaus gibt es bestimmte begleitende Übungen wie „Schlucken" von *qi* bzw. Speichel, „Zähneklappern" (*kouchi*, vgl. Glossar), das „Ballen der Hände zu Fäusten" (*wogu*, vgl. Glossar) und Rezitationen von Zaubersprüchen. Auf der

Basis dieser genannten Praktiken haben sich mit der Zeit viele weitere Formen entwickelt, wie z. B. die „Innere Alchimie“ (*neidan*), die wir aber hier nicht behandeln.[39]

Wie bereits Maspero klargelegt hat, sind diese Praktiken im Rahmen des Daoismus nie losgelöst vom religiösen Kontext zu betrachten. Die Übungen könnten nur dann Früchte tragen, wenn sich der Adept ihrer würdig erwies. Es bedurfte dazu eines Meisters, der ihn zwar auch in den Techniken zur Lebenspflege unterwies, ihm aber vor allem bei seiner religiösen und sittlichen Entwicklung zur Seite stand.[40] Bei einigen daoistischen Bewegungen, wie den „Gelben Turbanen“ und den „Himmlischen Meistern“, scheint in ihrem Streben nach einem langen Leben die sittliche Vervollkommnung eindeutig Vorrang gehabt zu haben.[41]

Wie kommen nun die verschiedenen Praktiken zur Lebenspflege konkret zur Anwendung?

Xi Kang (223-262) äußert sich dazu in seiner „Abhandlung zur Pflege des Lebens“ (*Yangsheng lun*):

“Der gewöhnliche Mensch, der nicht gleich eine Wirkung (bei der Pflege des Lebens) erzielt, versucht es gar nicht weiter; derjenige, der sich weiterhin bemüht, ohne sich (den Übungen) gänzlich zu widmen, wird nur seine Arbeit verlieren. Der Einseitige, der (die Praktiken) nicht im Zusammenhang anwendet, wird keinen Erfolg verzeichnen können. Wer (stur) die Methoden befolgt, wird sich auf diese Weise selbst Schaden zufügen. Von Zehntausend, die wie diese (ihr Leben pflegen) wollen, wird wohl kein einziger Erfolg haben.“[42]

Aus Xi Kangs Ausführungen geht hervor, daß diese Praktiken stets im Zusammenhang ausgeübt werden sollten. Das System der Praktiken zur Lebenspflege, in dem je nach daoistischer Schule und individuellen Bedürfnissen Schwerpunkte gesetzt werden konnten, baute sich nicht streng in Stufen auf. Das Ineinandergreifen der Übungen in diesem System ist vielmehr analog zum Aufbau des Universums bzw. des daoistischen Pantheons zu verstehen, das sich aus konzentrischen Kreisen zusammensetzt, von denen jeder in sich ein Abbild des Ganzen darstellt.

2.4 Aktuelle Bezüge

Die Qi-Übungen sind für uns auch deshalb von besonderem Interesse, da sie im heutigen China noch rege Anwendung finden.

Allerdings bezeichnet man sie nicht mehr explizit als „Praktiken zur Lebenspflege“, sondern als *qigong* 氣功, was soviel heißt wie „Arbeit am *qi*“ oder einfach „Qi-Übungen“. Der Bedeutungsumfang des Begriffes *gong* erstreckt sich von „Erfolg“, „Wirkung“, „Arbeit“, „Disziplin“ bis hin zu „verdienstvoller Handlung“, die nach daoistischer Vorstellung als „moralisch gute Tat“ bei der Beurteilung des betreffenden Adepten von der „himmlischen Bürokratie“ genauestens registriert wird.

Der Begriff *qigong* selbst ist wohl nicht vor der Song-Zeit aufgekommen und erscheint dann in daoistischem Kontext meistens im Sinne von „Wirkkraft des *qi*“[43]. Seit der Qing-Dynastie ist der Begriff *qigong* als Synonym für den Terminus *tuna* 吐納 „Auswerfen und Assimilieren" gebräuchlich, der auf das berühmte Zitat aus dem 15. Kapitel *Zhuangzi* zurückgeht: „das Alte auswerfen, um das Neue zu assimilieren" (吐古納新); *tuna* ist eine allgemeine Bezeichnung für Atemtechniken.[44]

Die moderne Praxis der Qi-Übungen findet, aus dem religiösen Kontext weitgehend herausgelöst, in Sanatorien, Krankenhäusern und auf privater Basis statt. Man unterscheidet die sogenannten „weichen Qi-Übungen" von den „harten Qi-Übungen", die dem Kampfsport zuzuordnen sind. Die „weichen Qi-Übungen", unter die zahlreiche Methoden wie z. B. das Taiji quan fallen, werden heute als therapeutische Verfahren zur Verhütung und Behandlung von zumeist chronischen Krankheiten und zur Erhaltung der Gesundheit praktiziert. Bei der modernen Anwendung dieser Übungen, die bereits in den dreißiger Jahren in der Volksrepublik ihren Anfang nahm und dann entscheidend von Ärzten wie Dr. Liu Guizhen geprägt wurde,[45] lassen sich rein äußerlich drei Komponenten unterscheiden:

1. spezielle Atemführung
2. („verweilende") Konzentration, mit der physiologische Vorgänge „aktualisiert"[46] werden können (=meditative Aspekte)
3. bestimmte Bewegungen bzw. spezielle Positionen, die während der Übungen einzunehmen sind.

Bei den Praktiken versucht man, das *qi* wahrzunehmen, es zu aktivieren und es mit Hilfe der „Vorstellungskraft" (*yi*)[47] durch den Körper zu leiten. Das *qi* kann im Körper in speziellen Leitbahnen zum Kreisen gebracht und an die von einer Erkrankung befallene Stelle des Körpers gelenkt werden, um auf dies Weise der Krankheit entgegenzuwirken. Weiterhin läßt sich der *qi*-Fluß durch Massage an speziellen Akupunkturpunkten beeinflussen. Die moderne Praxis der Qi-Übungen, die im wesentlichen auf die reiche Tradition der Praktiken zur Lebenspflege zurückgreift, steht dieser in ihrer Vielfalt in nichts nach.

Wenn wir uns in vorliegender Arbeit an verschiedenen Stellen kurz mit der modernen Praxis der Qi-Übungen befassen, so tun wir dies in der Hoffnung, damit zu deren besserem Verständnis beizutragen und vielleicht den Anstoß zu geben für weitere Arbeiten, die ausführlicher auf die Parallelen zwischen den traditionellen Praktiken zur Lebenspflege und der modernen Anwendung der Qi-Übungen eingehen werden.

3. Zur Konzeption der Arbeit

In Henri Masperos berühmtem Artikel „Les procédés de 'nourrir le principe vital'", der 1937 zum ersten Mal publiziert wurde, finden sich folgende Zeilen:

"Alle diese Praktiken, die ich mich aufgrund der Notwendigkeiten einer deutlichen Darstellung getrennt hintereinanderzureihen gezwungen sah, sind im daoistischen religiösen Leben nie in diesem Maße voneinander abgesondert gewesen. Ganz im Gegenteil die 'embryonale Atmung',[48] das 'Sperren' und das 'Auswerfen'

des *qi*,[49] die Aufnahme der *qi* der Sonne, die Gymnastik und auch der 'Abbruch des Getreidegenusses' sowie diätetische Maßnahmen, Gebete, 'Zähneklappern', Meditation, Übungen der inneren Visualisation, magische Formeln, Anwendung von Talismanen und noch viele andere Praktiken wurden gleichzeitig und in komplexen Übungssystemen vollzogen, wobei die Adepten die Auswahl der einzelnen Übungselemente entsprechend der von ihnen angestrebten Resultate trafen; sie kombinierten die einzelnen Elemente gemäß den von berühmten 'Unsterblichen' überlieferten Methoden wie ein Arzt, der aus verschiedenen Ingredienzen ein Medikament zusammenstellt. Wenn man sich das Leben eines Anhängers des Daoismus aus der Zeit der Han und der Sechs Dynastien vorstellen will, so muß man sich diese Übungskomplexe vor Augen führen und nicht eine lose Aneinanderreihung einzelner Praktiken."[50]
Wir versuchen an diese Aussagen von Henri Maspero, der sich als erster ausführlich mit diesen Praktiken befaßt hat, anzuknüpfen und anhand eines bestimmten Textes das konkrete Ineinandergreifen der einzelnen Techniken innerhalb eines komplexen Übungssystems zu beschreiben.
Für dieses Unterfangen, das - unseres Wissens nach - in dieser Weise bisher noch nicht unternommen wurde, war es notwendig, einen authentischen, systematisch aufgebauten Text zu finden, der zudem möglichst aus einem bereits weitgehend erforschten religiösen Umfeld stammen sollte. Die systematische Konzeption, die breite Auswahl der Übungselemente, die verhältnismäßig frühe Datierung und die eindeutige Zuschreibung des Textes haben uns dazu veranlaßt, den Tang-zeitlichen Text „Abhandlung über die essentielle Bedeutung der Aufnahme des *qi*" (*Fuqi jingyi lun* 服氣精義論) von *Sima Chengzhen* 司馬承禎 (647-735) als Grundlage für diese Arbeit heranzuziehen[51]. Der Autor des Textes Sima Chengzhen war überdies der 12. Patriarch der Shangqing-Schule, was uns einerseits ermöglichte, auf die bedeutenden Arbeiten von M. Strickmann und I. Robinet über diese Schule zurückzugreifen, und was zum anderen den Praktiken einen strengen, eindeutig dem „Daoismus" zuzuordnenden Rahmen verlieh. Hinter die kurze Einführung in das Thema haben wir einen allgemeinen Teil gestellt, der sich mit dem Autor Sima Chengzhen und seinen Biographien beschäftigt und den Leser, soweit es in diesem begrenzten Rahmen möglich ist, mit dem Leben des Tang-zeitlichen Patriarchen vertraut machen soll. Im dritten Teil, wo wir uns mit dem Text und der Tradition der einzelnen Praktiken befassen, haben wir die Aufteilung des Textes in neun Abschnitte (einzelne „Abhandlungen") übernommen, um die ursprüngliche Struktur des Textes beizubehalten und ein möglichst authentisches Bild dieses Übungssystems wiederzugeben.

TEIL 2

Der Autor und seine Biographie

1. Einige allgemeine Betrachtungen zu chinesischen Hagiographien

Sima Chengzhen (647-735) war ordinierter daoistischer Priester und 12. Patriarch der Shangqing-Schule, weshalb seine Biographien in der Tradition der „Biographien von Unsterblichen" stehen, beziehungsweise in den biographischen Kapiteln der amtlichen Geschichtswerke unter den biographischen Texten über Eremiten im weitesten Sinne des Wortes erscheinen.[1] Der Ausdruck „Unsterblicher" ist eine sehr unzulängliche Übersetzung für den chinesischen Begriff *xian*. Das chinesische Zeichen *xian* hat zwei Schreibungen, einmal 僊, d.h. „die Fähigkeit sich in die Lüfte zu erheben" und zum anderen 仙, „ein Mensch, der auf einem Berg lebt".[2] Diese letzte Schreibung des Zeichens *xian* leitet sich etymologisch von *shan* 山, „der Berg", ab.
Auch der Begriff der Biographie *zhuan* 傳 ist nicht streng in unserem Sinne einer „historischen Lebensbeschreibung" zu fassen. *Zhuan* bedeutet vielmehr die zur Person gehörige Geschichte oder Geschichten, welche die Begründung für den besonderen Rang der betreffenden Person liefern.[3]
Die Tradition biographischer Texte über derartige unkonventionelle Persönlichkeiten reicht bis in die Han-Zeit zurück. Als frühestes Sammelwerk solcher Biographien ist uns das *Liexian zhuan* 列仙傳 bekannt, das Liu Xiang (77-6 v. Chr.) zugeschrieben wird. Es umfaßt 70 Biographien, die wohl ursprünglich bildlichen Darstellungen der betreffenden Persönlichkeiten als Kommentare beigefügt waren.[4]
Etwas ausführlicher und farbiger ausgestaltet finden wir die Biographien in der Sammlung *Shenxian zhuan* 神仙傳, die wohl von Ge Hong (um 283-343) verfaßt wurde.[5] Auch hier wird jede Biographie mit einem Bild der charakterisierten Person illustriert.
Als literarische Gattung haben sich diese Sammlungen von Hagiographien bis in die Qing-Zeit erhalten.[6]
Ganz gleich, welcher Dynastie diese Art von Biographien entstammen, stets ist ihnen eine starke Standardisierung gemein, die sich sowohl auf den gesamten Ablauf der Lebensbeschreibung erstreckt, als auch auf darin enthaltene Einzelmotive, sogenannte Topoi. Wir haben es bei den chinesischen Hagiographien zumeist mit wundersamen Geschichten zu tun, die den Betreffenden charakterisieren sollen. Die genannten Geschichten oder Topoi stehen jedoch meist weniger in Zusammenhang mit der historischen Person als mit dem Gedeihen eines Kultes um einen „Unsterblichen". Der historische Kern nimmt innerhalb solcher biographischer Texte einen geringen Stellenwert ein. Die zahlreichen angelagerten Geschichten tragen weniger der historischen Persönlichkeit

Rechnung, als daß sie ein schillerndes, oft sehr lebendiges Bild des Betreffenden entwerfen, das eher als Ausdruck der jeweils zeitgemäßen Vorstellung von einem „Unsterblichen“ zu verstehen ist.
Wie Anna Seidel in ihrer Analyse der Legendenbildung um Zhang Sanfeng für die Ming-Zeit belegt hat, ist die Entwicklung einer Legende im allgemeinen grob in drei Phasen zu unterteilen:

1 Ein daoistischer Meister, oftmals nur seinen Schülern bekannt, erlangt durch besondere Taten oder Eigenschaften Berühmtheit.
2. Darauf wird seine Lebensgeschichte von seinen Anhängern mit den traditionellen Topoi eines Unsterblichen versehen.
3 Die dritte Phase ist durch eine Ausweitung des Kultes um eine zum „Unsterblichen“ erhobene Persönlichkeit gekennzeichnet: sie wird zum Patron bestimmter daoistischer Techniken oder religiöser Schulen erkoren; auf der Ebene der volkstümlichen Religion kann ein solcher „Unsterblicher“ auch zur Gottheit werden.[7]

Wenden wir uns nun den für unseren Autor relevanten, in der frühen Tang-Zeit gebräuchlichen Standardmotiven in diesen Biographien zu. Nathan Sivin hat im Rahmen seiner Arbeit über die Biographie von Sun Simo die Topoi für die Eremiten aus den biographischen Kapiteln der „Alten und Neuen Geschichte der Tang“ (*Jiu Tangshu*, JTS, *Xin Tangshu*, XTS) untersucht und aufgelistet.
Eines der beliebtesten Standardmotive für die Charakterisierung der Eremiten in der Tang-Zeit war, daß der Adept Ehren und hohe Ämter ablehnt. Auch nach kaiserlichem Erlaß zögert er, in die Hauptstadt zu kommen; ebenso häufig wird davon berichtet, daß der Adept aus Ämtern und Würden entlassen wird. Hohes Alter und erlangte „Unsterblichkeit“ sind selbstverständliche Standardtopoi in diesen Kapiteln der Dynastiegeschichte der Tang.[8] Sivin weist auch darauf hin, daß es gewisse Überschneidungen dieser Topoi mit jenen Motiven gibt, mit denen die Biographien konfuzianischer Beamter ausgeschmückt werden.[9]
In den Biographien von Sima Chengzhen sind ebenfalls einige markante Elemente dieser Art auszumachen: Er galt bereits in seiner frühesten Jugend als sehr gelehrt.[10] Gemäß den verschiedenen schriftlichen Quellen hat er ein hohes Alter erreicht (meistens 89 Jahre); zugleich gibt es verschiedene Versionen, wie er die „Unsterblichkeit“ erlangt haben soll.[11] Auch das zögernde Verhalten des Shangqing-Patriarchen, nicht sofort die Erlasse der Kaiser zu befolgen und in die Hauptstadt zu kommen, weist ihn ebenfalls als idealtypische daoistische Persönlichkeit aus.[12]
Betrachtet man nun, wie diese einzelnen Motive innerhalb einer solchen Hagiographie zusammengestellt werden, so lassen sich über die verschiedenen Epochen der chinesischen Geschichte hinweg bemerkenswerte Veränderungen in der Komposition erkennen.
Die Biographien der frühen Sammelwerke wie *Liexian zhuan* oder *Shenxian zhuan* berichten von einzelnen hervorragenden, meist wundersamen Begebenheiten, die dem betreffenden „Unsterblichem“ begegneten oder die er initiierte.

Diese Einzelgeschichten werden volksnah erzählt und zielen keineswegs auf eine lückenlose Darstellung des Lebenslaufs oder Werdegangs des Adepten ab. Mit den Biographien, die Yang Xi (330-?) neben anderen Schriften offenbart wurden und die später den Korpus der Shangqing-Texte bildeten, änderte sich diese Ausrichtung. Obgleich den Hagiographien der Shangqing nicht die Bedeutung ihrer „kanonischen Schriften" (*jing* 經) zukam, die als direkte Manifestationen „göttlicher Kräfte" verstanden wurden,[13] trugen die biographischen Texte der Shangqing-Offenbarungen doch wesentlich zur Verbreitung der Schule bei.[14] Nach der Analyse von Isabelle Robinet[15] kamen den Biographien innerhalb der offenbarten Texte eine doppelte Funktion zu:
Einmal sollten sie dem Anhänger der neu gegründeten daoistischen Schule den idealtypischen Werdegang eines „Echten der Shangqing" vor Augen führen. Zum anderen konnten die bereits vor den Shangqing-Offenbarungen existierenden Praktiken zur Lebenspflege in diese biographischen Beschreibungen einfließen, wodurch die überkommenen Techniken problemlos in das neue System des Maoshan-Daoismus eingefügt werden konnten.
Kehren wir nun zu der initiatorischen Entwicklung des betreffenden „Unsterblichen" zurück, die seit den Offenbarungen der Shangqing in den Hagiographien in stringentem Zusammenhang dargestellt wird. Wie bereits angedeutet, standen nun nicht mehr einzelne wundersame Begebenheiten im Vordergrund; vielmehr sollten die Bemühungen des zukünftigen „Unsterblichen", sich durch angemessene Ausbildung in den Shangqing-Methoden zu vervollkommnen, dem Anhänger dieser daoistischen Schulrichtung als Vorbild dienen. Von der Gründung des Shangqing-Daoismus bis Anfang der Tang-Zeit läßt sich für die Biographien grob folgender schematischer Lebenslauf skizzieren:

Der Adept - er stammt oft aus einer hohen Beamtenfamilie - erhält eine gute Erziehung und zeigt frühzeitig einen besonderen Hang zum Daoismus. In jungen Jahren zieht er sich aus der Welt zurück, um die Techniken der rituellen Reinigung, diätetische und meditative Methoden etc. zu praktizieren. Zugleich entwickelt er langsam wieder einen gewissen Bezug zur Gesellschaft, etwa durch das Spenden von Almosen im Verborgenen. Er gelangt nun zu seinem ersten Meister, zumeist einem „irdischen Unsterblichen"[16]. Standardmotive wie alchimistische Rezepte und Techniken zur Drogeneinnahme werden eingeflochten. Der erste Meister schickt seinen Schüler wieder fort, damit er bei anderen „Unsterblichen" auf den „namhaften Bergen"[17] weitere Erfahrungen sammeln kann. Während der folgenden Wanderschaft erlernt er durch langjährige Meditation, „Gottheiten" zu visualisieren, wobei diese Reise oft als eine Art „spirituelle Reise" angelegt ist[18]. Von nun an geleiten ihn die „Gottheiten": Sie weisen ihm z. B. den für ihn auserwählten Wohnort auf einem der „namhaften Berge" zu. Aber erst nach weiterer, langer Praxis in den Techniken zur Lebenspflege und mit Hilfe von „göttlich inspirierten" Schriften vermag der Adept nun, als „Unsterblicher" „bei hellichtem Tag zum Himmel emporzusteigen".[19]

Diese Art, die einzelnen Elemente der Biographie zusammenzustellen, ist kenn-

zeichnend für die Hagiographien vom 4. Jahrhundert bis zum Beginn der Tang-Zeit.
Wenn wir die oben skizzierte Komposition einer frühen Hagiographie mit einer Tang-zeitlichen, z. B. der von Sima Chengzhen, vergleichen, fällt auf, daß die Zeit der Wanderschaft, die Praktiken, die er erlernt, die Rezepturen zur Drogeneinnahme und die Begegnungen mit anderen „Unsterblichen“ sehr sparsam ausgestaltet werden. Mehr Raum hingegen wird lobenden Ausführungen über seinen einzigartigen Rang als daoistischer Meister und Patriarch gewidmet.[20] Das Hauptgewicht in den biographischen Texten über unseren Autor liegt jedoch auf seinen Begegnungen mit den Tang-Kaisern.[21]
Entsprechend zeichnet sich in den Biographien der Shangqing-Schule während des Zeitraums vom 4. bis zum 7./8. Jahrhundert ein Wandel ab: Die frühen biographischen Darstellungen betonten den Werdegang eines idealtypischen „Echten der Shangqing“, wobei überkommene und z.T. volkstümliche Praktiken darin aufgegangen sind. In der Tang-Zeit hingegen stehen in den biographischen Texten die Bezeugungen der Machtfülle der daoistischen Schule und das Lob für den jeweiligen hochgestellten Daoisten im Vordergrund. Seiner religiösen Ausbildung, wie z. B. in den daoistischen Praktiken zur Lebenspflege, wird keine besondere Aufmerksamkeit geschenkt, sondern sie nimmt nur die Funktion von schmückendem Beiwerk ein. Erst in seinen Gesprächen mit dem Kaiser stellt der Daoist seine umfassende Weisheit und seine profunde Kenntnis über das Dao unter Beweis.
Folglich hat die Funktion der Shangqing-Biographien mit der Zeit eine Änderung erfahren. Zu Beginn, als diese Schule auf dem Maoshan gegründet wurde, waren Maßnahmen zur Konsolidierung notwendig, so mußten die traditionellen Techniken in das neue offenbarte System aufgenommen werden[22] und der idealtypische Werdegang eines „Echten“ dieser daoistischen Schule als Vorbild für die zu gewinnenden Anhänger dargestellt werden. Solche Maßnahmen waren in der Tang-Zeit nicht mehr erforderlich, da die Shangqing-Schule offizielle Anerkennung und Protektion des Kaiserhofes genoß und eine nie zuvor gekannte Machtfülle erlangte.[23] Davon zeugt auch die Biographie von Sima Chengzhen.

2. Die Quellenlage der Biographien

Die Biographien von Sima Chengzhen setzen sich aus Einzelanekdoten und Einzelaussagen, häufig Standardmotiven, zusammen. Wir können davon ausgehen, daß diese Anekdoten z.T. bereits zu seinen Lebzeiten mündlich kursierten und etwas später als früheste Quellen niedergelegt wurden. Um den Autor Sima Chengzhen vor dem Hintergrund seiner Zeit betrachten zu können, sollen hier nur die heterogenen Gesamtbiographien untersucht werden und die Spuren separater Einzelgeschichten über ihn weitgehend außer acht gelassen werden. Obwohl es mangels früher authentischer Aufzeichnungen unmöglich erscheint, genau zu rekonstruieren, wie und aus welchen Quellen die wohl früheste Biographie kompiliert wurde, so lassen sich doch durch eine Untersuchung des vorhandenen

Quellenmaterials einige wesentliche Schichten in der Struktur und der möglichen Entstehung der Biographien erkennen.

Die frühesten biographischen Angaben zu Sima Chengzhens Person finden sich in einer Steleninschrift auf der sogenannten „Stele des Tongbo-Kosters" (*Tongbo guan bei* 桐柏觀碑), die auf das Jahr 742 (ca. sieben Jahre nach Chengzhens Tod) zurückgeht.[24] In dieser Inschrift wird Sima Chengzhen von dem Verfasser, einem gewissen Fan Huiqu 範惠趋,[25] als „mein geläuterter Meister" (我尊師) bezeichnet. Fan Huiqu, der offensichtlich ein Schüler Chengzhens war, führt zunächst Chengzhens Namen (子微 sein Beiname: 天台白雲) an und berichtet dann ausführlich über die Herkunft des Meisters, wobei die Fakten weitgehend mit den Angaben der späteren Quellen übereinstimmen.[26] Lediglich der Hinweis, daß sich Chengzhen erst nach dem Verlust seines Lehens dem Studium des Daoismus zuwandte, ist ausschließlich in dieser Quelle zu finden. Die lange, pathetische Inschrift ist voll des Lobes für den Shangqing-Patriarchen und zeugt von Chengzhens Vollkommenheit in der Verwirklichung des Dao. Weiterhin enthält der Text einige biographische Daten (z. B. über ein Gespräch mit dem Kaiser Ruizong), die in späteren Zeiten anekdotisch ausgeschmückt wurden. In der Steleninschrift wird weder das Todesdatum des Meisters erwähnt, noch finden sich darin andere Lebensdaten.

Im *Daozang* ist eine zweite Steleninschrift überliefert, die zu Ehren Sima Chengzhens von einem Anhänger mit Namen Wei Sheng 衛阩, einem „Kanzleibeamten der Linken Kaiserlichen Garde" (左威衛錄事參軍),[27] verfaßt wurde.[28] Nach Angaben des *Jigu lumu* (集古錄目 3/15a) von Ouyang Fei aus dem Jahre 1069[29] stammt diese Inschrift von einem gewissen Wei Feng 衛馮, ebenfalls einem „Kanzleibeamten der Linken Kaiserlichen Garde"; daraus schließen wir, daß der im DZ erwähnte Inschriftenverfasser Wei Sheng mit Wei Feng identisch ist. Im *Jinshi lu* (金石錄) von Chao Mingcheng (1081-1129)[30] findet sich ein Hinweis, daß diese Stele im Jahre 747 auf dem Wangwu-Berg im Norden von Luoyang errichtet wurde.[31]

Die legendenhafte Ausschmückung des Lebens Chengzhens, der von dem Verfasser als „mein verehrter Meister" (我尊師) bezeichnet wird, seiner Pflege des Dao und seiner Einzigartigkeit als daoistischer Meister überwiegt in diesem Text. Anekdoten oder gar historische Anhaltspunkte sind kaum zu finden.

Die angeführten Lebensdaten erschöpfen sich in den Angaben:

1. Im Jahre 724 empfängt Kaiser Xuanzong von Chengzhen die Shangqing-Register, woraufhin Xuanzong das Edikt erläßt, das Yangtai-Kloster auf dem Wangwu-Berg zu Ehren des berühmten Daoisten zu errichten.[32]
2. Das Datum seines Todes wird in diesem Text auf den 18. Tag des 6. Monats im Jahre 735 festgelegt.

Weiterhin wird berichtet, daß Chengzhen seinen Schülern sein Ableben, d.h. sein „Emporsteigen in die himmlischen Gefilde", ankündigt, das ihm lange Zeit zuvor in einem Turm seine „Unsterblichkeit" prophezeit wurde.

Ein Text, auf den viele spätere Quellen aufbauten, ist das *Zhenxi (zhuan)* 真系(傳), das etwa um das Jahr 805 von Li Po 李渤[33] verfaßt wurde.[34] Hier wird zum

ersten Mal das in den Steleninschriften nur andeutungsweise enthaltene Material zu Anekdoten über Chengzhens Gespräche mit den jeweiligen Tang-Kaisern ausgeweitet, die das Rückgrat der späteren Biographien bilden werden.
Es kann davon ausgegangen werden, daß die Monographie über den Wangwu-Berg, die in der späten Tang-Zeit von dem Daoisten Du Guangting (850-933) verfaßt wurde,[35] teilweise auf den Steleninschriften zu Ehren Chengzhens basiert. Diese Monographie besteht hauptsächlich aus geographischen Beschreibungen der Gegend um den Wangwu-Berg nördlich von Luoyang, in die der Autor zahlreiche Geschichten aus der Mythologie einfließen läßt. Für das Leben Chengzhens ist dabei eine genaue Beschreibung des Gebäudekomplexes des Yangtai-Klosters auf dem Wangwu-Berg bedeutsam.[36] Darüber hinaus erstellt Du Guangting auf den hinteren Seiten der Monographie eine chronologische Abfolge der von Kaiser Ruizong im Jahre 711 erlassenen Edikte, mit denen er Chengzhen veranlassen wollte, an den Hof zu kommen.[37]
Außer der Steleninschrift scheinen dem Autor der Monographie auch andere frühe Quellen vorgelegen zu haben, möglicherweise auch eine unbekannte, dem *Zhenxi* vorangehende Quelle. Denn es gibt einige, wenn auch wenige Übereinstimmungen zwischen der Monographie und dem *Zhenxi*, wie z. B. die Erwähnung des besonderen Stiles der Kalligraphie, den Chengzhen entwickelte.[38] Dennoch klaffen die Aussagen beider Texte in einem wesentlichen Punkt weit auseinander, nämlich bei der Angabe des Todesdatums von Sima Chengzhen, das in der Monographie in das Jahr 727 fällt. Diese Jahreszahl weicht erheblich von den Angaben der Steleninschrift des Wangwu-Berges und des *Zhenxi* ab, nach denen Chengzhen im Jahre 735 diese Welt verläßt. Diese faktische Abweichung und die wenigen Entsprechungen lassen uns zu der Annahme gelangen, daß Du Guangting die Steleninschriften kannte und zugleich aus anderen frühen, heute nicht mehr erhaltenen Quellen schöpfen konnte, ohne aber mit dem *Zhenxi* selbst vertraut zu sein.
Obgleich das *Xuxian zhuan* 續仙傳 nicht exakt datierbar ist, läßt sich jedoch belegen, daß sein Autor Shen Fen 沈汾 zwischen den Jahren 923-936 unter der „Späteren Tang-Dynastie" (923-934) beamtet war.[39] Unter dem Titel *Xuxian zhuan* werden uns zwei verschiedene Versionen der Biographie Chengzhens überliefert:

1. im DZ Nr. 295, f. 138, S. 1a-2b
2. im YJQQ Kap. 113, S. 787

Aus einem Textvergleich beider Versionen ist nicht eindeutig ersichtlich, welcher der beiden Texte als der frühere anzusehen ist. Beide Quellen basieren ohne Zweifel auf dem *Zhenxi*, dessen Anekdoten z.T. wörtlich oder leicht verkürzt übernommen wurden. Zugleich werden sowohl in der YJQQ- als auch in der DZ-Version zusätzliche, teilweise in beiden Texten voneinander abweichende Geschichten um Chengzhen angelagert. So erscheint in beiden Versionen des *Xuxian zhuan* zum ersten Mal die Geschichte über Chengzhens Begegnung mit dem „falschen" Daoisten Lu Zangyong.[40] Da beide Versionen des *Xuxian zhuan* den Gipfel des Tiantai-Gebirges, wo sich Chengzhen in frühen Jahren aufhält, anders benennen als die Monographie von Du Guangting und da das *Baiyunji*

白雲記 im *Xuxian zhuan* als Gedichtesammlung zu Ehren Chengzhens erwähnt wird, während es in besagter Monographie als von Chengzhen selbst verfaßtes Werk bezeichnet wird, ist davon auszugehen, daß Shen Fen, dem Autor des *Xuxian zhuan,* das von Du Guangting verfaßte monographische Werk wahrscheinlich nicht vorlag. Diese Annahme wird auch durch das unterschiedliche Todesdatum gestützt. Chengzhens Tod wird im *Xuxian zhuan* mit einer neuen Akzentuierung dargestellt. Seine Wandlung soll der Metamorphose einer Zikade geglichen haben, und statt seiner sterblichen Überreste konnten seine Schüler einzig sein Gewand und seine Kappe bestatten.[41] Weiterhin bleibt erwähnenswert, daß viele legendenhafte Anekdoten über Chengzhen, die zum ersten Mal im *Xuxian zhuan* in Erscheinung treten, von den späteren Biographien aufgegriffen werden.[42]

Die YJQQ-Version des *Xuxian zhuan* fand in stark geraffter Form Eingang in das 21. Kapitel des *Taiping guangji*[43], der berühmten Anekdotensammlung aus dem Jahre 977.

Wenn wir das *Xuxian zhuan* als legendäre Ausformung des *Zhenxi* betrachten, so können wir Sima Chengzhens Biographie in der „Alten Geschichte der Tang“[44] (945 datiert) als eine verkürzte, nüchterne und offizielle Fassung des *Zhenxi* bezeichnen.

Außer dem *Xuxian zhuan* kommt als weitere Quelle des JTS die Monographie von Du Guangting in Betracht, da nur in diesen beiden Biographien von einer Tochter des Kaisers Ruizong berichtet wird, die Schülerin von Chengzhen war.

Die offizielle Biographie Chengzhens in der „Neuen Geschichte der Tang-Dynastie“[45] aus dem Jahre 1060 übernimmt die Aussagen der „Alten Geschichte“ in verkürzter Form und fügt ihnen lediglich eine allgemeine, abwertende Bemerkung über Daoisten wie Sima Chengzhen bei.

Aus dem bisher untersuchten Quellenmaterial ergibt sich folgende grafische Übersicht:

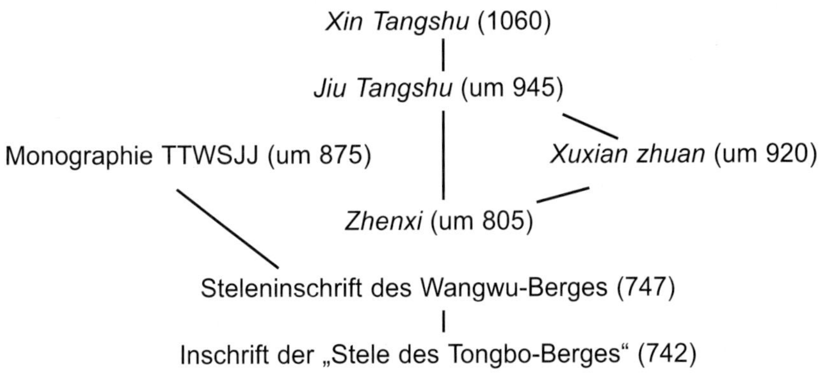

Zwei im DZ enthaltene Sammlungen von Biographien berühmter „Unsterblicher“, die beide auf das frühe 12. Jahrhundert zurückgehen, umfassen auch Biographien unseres Autors. Der biographische Text in dem umfangreichen hagiographischen Kompendium *Lishi zhenxian tidao tongjian* 歷世真仙體道通鑑[46] (LSZXTJ) von Chao Daoyi 趙道一 fußt weitgehend auf der im DZ enthaltenen Version des *Xuxian zhuan*. Zudem wurden wohl die offiziellen Biographien aus dem JTS und XTS herangezogen. Trotz der Ellipsen des vorangehenden Quellenmaterials wächst die Biographie Chengzhens in diesem Kompendium zu beträchtlichem Umfang an, da sie mit neugefaßten Lobreden des Kaisers auf Chengzhen angereichert wird. Darüber hinaus fügt der Autor des Sammelwerkes einige Aussagen hinzu, die einzig in dieser Quelle zu finden sind.[47] Man könnte sagen, daß die Legendenbildung um Chengzhen mit diesem Werk ihren Höhepunkt erreicht hat.

Das von Chen Baoguang 陳葆光 um das Jahr 1154 erstellte Sammelwerk von Wundergeschichten, das *Sandong qunxian lu* 三洞群仙錄 (SDQXL),[48] enthält eine äußerst knapp gehaltene Zusammenfassung des ersten Teils von Chengzhens Biographie aus dem *Xuxian zhuan*. Zu Beginn dieser Kurzbiographie wird das *Shenxian zhuan* als Quelle angegeben. Es wird aber aus dem *Xuxian zhuan* zitiert, das auch unter der Bezeichnung *Xu shenxian zhuan* 續神仙傳 bekannt ist.[49]

Das hagiographische Kompendium *Xuanpin lu* 玄品錄 (XPL) finden wir ebenfalls im DZ;[50] es soll von den Daoisten Zhang Tianyü 張天雨 aus der Yuan-Zeit (um 1300) kompiliert worden sein. Zhang hat sich bei der Erstellung von Chengzhens Biographie wohl ausschließlich nach der offiziellen Version im JTS gerichtet und nur eine Anekdote aus dem *Xuxian zhuan* zusätzlich eingefügt.[51]

Auch in den „Chroniken des Maoshan" *Maoshan zhi* 茅山志 (MSZ)[52] durfte eine Biographie des 12. Patriarchen der Shangqing nicht fehlen. Das Vorwort dieser Chronik ist auf das Jahr 1328 datiert, und wurde von Liu Dapin 劉大彬 verfaßt. Der Text selbst geht auf Zhang Yü 張雨 (1279-1350) zurück.[53] Zhang Yü scheint bei der Kompilation dieser Biographie ausschließlich aus der Steleninschrift des Wangwu-Berges geschöpft zu haben, wobei er diese stark verkürzt wiedergibt.[54]

Zuletzt sei noch die Ming-zeitliche Biographiensammlung *Xiaoyao xujing* 逍遙墟經 erwähnt, die nach Chen Guofu auf Hong Zicheng 洪自誠[55] zurückgehen soll. Diese elliptische Fassung der Biographie Sima Chengzhens besteht in ihrer ersten Hälfte aus einer Kurzfassung des JTS-Textes. Die zweite Hälfte hingegen greift die legendäre Anekdoten des *Xuxian zhuan* aus der DZ-Version in verkürzter Form auf.

Insgesamt ergibt sich aus dieser Quellenlage eine Fülle von Material über die Person Sima Chengzhens. Wenn wir nun das Leben Chengzhens vor dem Hintergrund des ausgewerteten Quellenmaterials im Zusammenhang betrachten wollen, dürfen wir nicht außer acht lassen, daß auch bei diesem hochgeehrten daoistischen Patriarchen der Shangqing der historischen Kern einen geringen Stellenwert innerhalb seiner Biographien einnimmt; vielmehr setzt sich der Hauptteil seiner Lebensbeschreibung aus Standardtopoi und idealtypischen Anekdoten zusammen. Trotzdem wollen wir, auch auf die Gefahr mangelnder Historizität hin, versuchen, die Einzelaussagen über den Autor unseres Textes zu einem Bild zusammenzufügen, um vor diesem Hintergrund vielleicht seine schriftlichen Äußerungen über die daoistischen Praktiken zur Lebenspflege besser verstehen zu können.

3. Tabellarische Übersicht

Tab. I

Zeitraum	Daten	Anekdoten
647	geboren in Henan	
um 668	wird von Pan Shizheng auf dem Songshan unterrichtet Wanderschaft	erlernt daoistische Techniken zur Lebenspflege (vgl. S.33 ff.)
684	Chengzhen wird 12. Patriarch der Shangqing, läßt sich im Tiantai-Gebirge nieder.	nennt sich Tiantai baiyunzi 天台白雲子 „Herr der weißen Wolken des Tiantai-Gebirges"
um 686	Ruf von Kaiserin Wu, in die Hauptstadt zu kommen	enger Kontakt mit Dichtern und Malern seiner Zeit (vgl. S. 37 ff.)
711	Am Hofe bei Kaiser Ruizong; Ruizong läßt für Chengzhen das Tongbo-Kloster im Tiantai-Gebirge errichten.	Gespräch mit Kaiser Ruizong über die ideale Regierung (vgl. S. 44) Begegnung mit Lu Zangyong (vgl. S. 38)
721-724	Von Kaiser Xuanzong in die Hauptstadt gerufen, um dem Kaiser die Shangqing-Register zu übergeben; zu Ehren Chengzhens wird auf dem Wangwu-Berg ein Kloster (Yangtai guan) erbaut (nach TWMJ im Jahre 724, im JTS fälschlich 727 angegeben).	
727	nochmals am Hofe bei Kaiser Xuanzong auf Geheiß des Kaisers kopiert er das *Daodejing* verehrt dem Thron ein selbstgegossenes Bronzeschwert und Bronzespiegel (vgl. S. 36)	Gespräch mit Xuanzong über die Situation auf den „Fünf heiligen Bergen" (vgl. S. 44) ist ausgezeichnet in Kalligraphie (vgl. S. 36)

Zeitraum	Daten
735	residiert auf dem Wangwu-Berg bis zu seinem Tode (nach TTWS-JJ stirbt er im Jahre 727) viele Ehrungen und Verleihungen von Titeln durch Xuanzong; sein posthumer Ehrentitel: Zhenyi xiansheng 真一先生(in manchen Quellen als Zhengyi xiansheng 正一先生 zu finden) sein Nachfolger wird Li Hanguang 李含光 (683-769)

4. Die Darstellung des Lebens von Sima Chengzhen

Wie wir bereits bei der Untersuchung der Quellenlage von Chengzhens Biographien festgestellt haben, sind die authentischen biographischen Angaben zur Person unseres Autors äußerst rar. Durch das ständige Anwachsen und die Überlagerung von Anekdoten und Standardmotiven zur Förderung des Kultes um seine Person erscheint es fast unmöglich, den echten historischen Kern herausschälen zu wollen. Es kann bei diesen heterogenen biographischen Texten eigentlich nur darum gehen, durch Abwägen jedes möglichen Nachweises einer Einzelaussage, sich langsam an die historischen Tatsachen heranzutasten.[56]
Im Rahmen dieser Arbeit jedoch, die sich nicht ausschließlich mit der Person Sima Chengzhens, sondern hauptsächlich mit der Tradition eines seiner Texte befaßt, würde eine solche genaue Untersuchung nach historischen Anhaltspunkten zu weit führen und wäre auch wenig sinnvoll.
Um einen Eindruck von dem 12. Patriarchen der Shangqing im religiösen und historischen Gesamtzusammenhang zu bekommen, erscheint es uns erforderlich, die legendenhaften Geschichten und idealtypischen Charakterisierungen um den Autor zu berücksichtigen. Wir stellen hier die z.T. wenig genauen Einzelangaben zu seinem Leben aus den Biographien mosaikartig zusammen, wobei in Betracht zu ziehen ist, daß den größten Teil der Biographien Chengzhens Begegnungen mit den Kaisern einnehmen, die wir gesondert behandeln werden. Bei diesem Versuch, einen Überblick über sein Leben zu gewinnen, werden wir die Aussagen über seine Praxis in den daoistischen Übungen zur Lebenspflege besonders her-

ausstellen. Hierzu werden nicht nur die biographischen Quellen herangezogen, sondern auch Texte von Schülern und Dichtern, die damals der Shangqing-Schule nahestanden und sich somit im Umfeld Sima Chengzhens bewegten.
Speziell bei der Darstellung der Praktiken eröffnet sich ein weiteres Problem: Wie Sivin am Beispiel des „Alchimisten Ge Hong" nachgewiesen hat, führt eine unvorbedachte sinologische Textbetrachtung zu dem häufigen Mißverständnis, einen Autor, der über gewisse daoistische Techniken geschrieben hat, gleichzeitig für einen anerkannten Meister zu halten, der diese Praktiken selbst zur Vollendung geführt haben soll.[57] Auch bei den wenigen biographischen Angaben über Chengzhens Praxis in den Techniken zur Lebenspflege ist eine gewisse Vorsicht auf diesem Gebiet angebracht. Anhand des erhaltenen Quellenmaterials erscheint es uns aussichtslos, gesichert festzustellen, ob Sima Chengzhen sich tatsächlich in diesen oder jenen Praktiken geübt hat. Wir können nur versuchen, das Umfeld der erwähnten Praktiken abzustecken, das einige Tendenzen der damaligen Übungspraxis aufzeigt. Damit wird vielleicht der Zugang zu Chengzhens Beschreibung der einzelnen Methoden in dem zu behandelnden Text erleichtert.

4.1 Chengzhens Vorfahren

Wenden wir uns nun zunächst Chengzhens Abstammung und seinen Vorfahren zu. Sima Chengzhen wurde in der heutigen Provinz Henan, Kreis Wen 溫[58], d. h. nordöstlich von Luoyang geboren. Er war ein Nachkomme des Jin-zeitlichen Prinzen von Pengcheng 彭城, dessen Lehensgebiet der heutigen Präfektur Xuzhou 徐州 im Nordwesten von Jiangsu entspricht.[59] Der Prinz hieß Sima Quan 司馬權[60] und lebte zur westlichen Jin-Zeit (265-313); er war ein jüngerer Bruder des Begründers des späteren Kaiserhauses der Jin, Gaozu xuandi 高祖宣帝 (179-251), der die Familie Cao 249 zu Fall brachte und zunächst die Wei-Dynastie weiterregierte.[61] Weiterhin wird Chengzhen als Urenkel des Herzogs von Langye 瑯琊 im heutigen Shandong,[62] einem hohen Präfekten mit Namen Sima Yi 司馬裔 unter der nördlichen Zhou-Dynastie (558-580) ausgewiesen.[63]
Wie Zürcher in seinem Werk über den Buddhismus in China nachgewiesen hat, waren die oben genannten Gebiete um Langye (Shandong) und Pengcheng (Jiangsu) bereits seit der Han-Zeit wichtige Zentren des Buddhismus.[64] Die probuddhistische Tradition wurde von dem Kaiserhaus der Jin-Dynastie, der Familie Sima, fortgesetzt,[65] auch als das Kaiserhaus zu Beginn der östlichen Jin-Zeit (317-419) gezwungen war, in das Gebiet um die Stadt Jianye 建業 (heutiges Nanjing) in Jiangsu überzusiedeln. Darüber hinaus lassen sich im Gebiet von Langye seit der zweiten Hälfte des 3. Jahrhunderts starke Einflüsse der Himmlischen Meister nachweisen, denen die Herzöge von Langye anhingen.[66]
Wie sein Großvater Sima Sheng 司馬晟, der als Großgeneralgouverneur[67] unter der Sui-Dynastie (581-618) diente, bekleidete auch sein Vater Sima Renzui 司馬仁最 hohe Verwaltungsposten unter den frühen Tang.[68]
Hier erschöpfen sich bereits die Angaben über Chengzhens Vorfahren in den biographischen Quellen; sie lassen jedoch einige wichtige Schlüsse zu: Sima

Chengzhen entstammte einer Familie hoher Beamter, die unter der Jin-Dynastie sogar das Herrscherhaus stellten. Demgemäß weist Chengzhens Anhänger Wei Sheng bzw. Wei Feng in der von ihm verfaßten Steleninschrift des Wangwu-Berges darauf hin, daß sich Chengzhen bereits aufgrund der Loyalität und Verdienste seiner Vorfahren von anderen Menschen unterschied.[69] Ähnlich wie Strickmann es für Xu Mi und seine Familie im Rahmen der Offenbarungen der Shangqing nachgewiesen hat[70], scheinen zu Chengzhens exponierter Stellung als Patriarch der Shangqing nicht nur seine eigenen persönlichen Verdienste beigetragen zu haben, sondern erst die Anhäufung der Verdienste durch seine Vorfahren, von den „Himmlischen Behörden" genau registriert, konnte Chengzhen zu seiner Vollendung als „Echter" verhelfen. Weiterhin lassen sich die beiden Kerngebiete des Werdegangs von Chengzhen und somit der Entfaltung des Shangqing-Daoismus unter den frühen Tang bereits an seiner Ahnenreihe ablesen:

1. Seine Familie stammt aus dem Gebiet um Luoyang; Kaiser Xuanzong läßt zu Ehren Chengzhens im Jahre 724 ein Kloster auf dem Wangwu-Berg, ganz in der Nähe der Tang-Hauptstadt Luoyang, errichten, in dem Chengzhen den Rest seines Lebens verbringt.
2. Zu Beginn des 4. Jahrhunderts mußte das Kaiserhaus der Jin, die Familie Sima, in die Jiangnan-Gegend in Jiangsu umsiedeln und gelangte auf diese Weise in das Gebiet, von dem aus die Shangqing-Offenbarungen verbreitet wurden. Die Verbindungen der Familie Sima zu der Familie Xu, den Trägern der Offenbarungen der Shangqing, wollen wir anschließend beleuchten. Doch auch Chengzhen selbst war in dem Jiangnan-Gebiet verwurzelt, denn als 12. Patriarch der Shangqing läßt er sich im Jahre 684 zunächst in dem Tiantai-Gebirge nieder, wo er sich die längste Zeit seines Lebens aufhält.

Die engen Bande zwischen der Herrscherfamilie der östlichen Jin und der Familie Xu der Jiangnan-Gegend nehmen bereits kurz nach der Ankunft von Sima Rui 司馬睿 (276-322) im Jahre 307 in der Hauptstadt Jianye 建業 ihren Anfang.[71] Im Jahre 318 besteigt Sima Rui als Yuandi 元帝, erster Kaiser der östlichen Jin, den Thron; er steht in direktem Verwandtschaftsverhältnis zu unserem Autor.[72] Der Vater von Xu Mi 許謐 (303-373), Xu Fu 許副, eroberte als Militärberater von Sima Rui nach erfolgreicher Befriedung des Ostens (seit 307) schließlich den Norden.[73] Entsprechend wurde Xu Fu mit Belehnungen und Titeln geehrt.
In der Jiangnan-Gegend trafen, wie von Strickmann dargelegt wird, nicht nur die Familie Xu mit dem Kaiserhaus der östlichen Jin zusammen, sondern es kam auch zu engen verwandtschaftlichen Verknüpfungen der Familie Ge (von Ge Hong 葛洪 283-343) und der Familie Tao (von Tao Hongjing 陶弘景 456-536) mit der Familie Xu.[74] Die Jiangnan-Gegend wurde somit zu einem Schmelztiegel verschiedener religiöser und philosophischer Strömungen, in dem sich die alten Traditionen der Han-Zeit[75] mit den südlichen Lokalkulturen vermischten und sich aus den Shangqing-Offenbarungen die mächtige daoistische Schule der Shangqing entwickelte.

Zur Zeit der Shangqing-Offenbarungen stand außer Yang Xi, dem direkten Vermittler der Offenbarungen, auch Xu Mi in den Diensten des Jin-Hofes. Xu Mi wurde von dem Marionettenkaiser Sima Yu 司馬昱 (320-372), einem Anhänger des Buddhismus, protegiert.[76] Die Frage nach den möglichen Beweggründen von Xu Mi, die Offenbarungen der Shangqing umfassend zu fördern, beantwortet Strickmann u.a. mit dem Anliegen von Xu Mi, seinem Gönner Sima Yu eine Biographiensammlung von „Unsterblichen" zu widmen, die mit einem Ahnherrn der Sima-Familie aus der Han-Zeit beginnt.[77]
Demnach lassen sich die engen Verflechtungen zwischen den Familien Xu und Sima in der Jiangnan-Gegend über 300 Jahre vor der Geburt unseres Autors verfolgen.

4.2 Sein Werdegang und seine besonderen Fähigkeiten

Betrachten wir nun Chengzhens Werdegang. Außergewöhnliche Begebenheiten bei seiner Geburt werden nur in der Steleninschrift des Wangwu-Berges angeführt; angeblich konnte er unmittelbar nach seiner Geburt sprechen.[78] Andere Quellen bezeugen die frühe Gelehrsamkeit von Chengzhen, und daß er bereits im Alter von 21 Jahren Daoist wurde. Als junger Mann weilte Chengzhen auf dem Songshan 嵩山 bei Luoyang[79] und wurde von Pan Shizheng 潘師正 (gest. 684), dem 11. Patriarchen der Shangqing, in den Traditionen der Schule unterwiesen. Von dem daoistischen Meister Pan empfing er Talismane sowie die daoistischen Register; er erlernte von ihm, wie man sich des Getreides enthalten kann,[80] wie man die gymnastischen „Übungen zum Leiten und Dehnen"[81] praktiziert und wie man mit Drogen umgeht.[82] Beim Erlernen dieser Methoden soll sich Chengzhen besonders hervorgetan haben, so daß sein Meister über seine Begabung erfreut bemerkte: „Von Tao Hongjing wurden mir die Methoden der Shangqing[83] überliefert; bis sie nun zu dir gelangten sind vier Generationen vergangen."[84]
Aus diesem Zitat wird deutlich, daß sich Chengzhen streng innerhalb der Tradition von Tao Hongjing bewegte. Denn der Hinweis auf die vergangenen vier Generationen bezieht sich auf die Abfolge der Shangqing-Patriarchen: Tao Hongjing war der 9. Patriarch und Chengzhen sollte zum 12. Patriarchen des Daoismus des Maoshan werden.[85]
Außerdem finden sich innerhalb der biographischen Quellen verstreute Hinweise, daß Chengzhen sich selbst in daoistischen Praktiken zur Lebenspflege geübt hat. In diesem Zusammenhang wird berichtet, daß sich im Tongbo-Kloster, das auf einem Gipfel der Tiantai-Bergkette im Jahre 711 von Kaiser Ruizong ihm zu Ehren als Residenz errichtet wurde, eigens eine „Halle zur Läuterung der Gestalt" 鍊形堂 befunden hat.[86]
Später, als Chengzhen kurz vor seinem Tod von Kaiser Xuanzong wieder einmal reich beschenkt wurde, überbrachten ihm die kaiserlichen Gesandten u.a. fast 1000 m[87] Seidendamast, die als Zahlungsmittel den Bedarf an Drogen und Speisen im Kloster decken sollten.[88] Die einzige genaue Beschreibung, wie Sima Chengzhen selbst eine Technik zur Lebenspflege praktiziert hat, wird uns in einer legendenhaften Anekdote im *Xuxian zhuan* überliefert:

“Unter der Regierungsdevise Kaiyuan (713-742) begaben sich der Meister Wenqing Tianshi[89] und Chengzhen in den „Palast des Langen Lebens“[90] und zelebrierten die Fastenzeremonie zum „Fest der Tausend Herbste“.[91] Gegen Mitternacht beendeten sie die Rituale und legten sich, durch einen mit Wolkenmustern bemalten Stellschirm getrennt, zur Ruhe. Plötzlich hörte Tianshi ein Geräusch; es war, als rezitierte ein kleines Kind einen klassischen Text und als erklängen Glocken aus Nephrit und Gold.[92] Er raffte seine Kleider und schlich näher, um dem Geräusch auf den Grund zu gehen. Da sah er eine kleine Sonne auf der Stirn Chengzhens, die wie eine Münze aussah und hellen Glanz verbreitete. Nun trat er näher heran und hörte zu; das Geräusch kam aus dem Gehirn Chengzhens. Daraufhin zog sich Tianshi zurück und erzählte später seinen Schülern:

“Im *Huangting jing* heißt es: ‘Die neun ‘Echten des Nihuan’[93] besitzen jeder seinen eigenen Raum. Jeder dieser Räume hat die Fläche von einem Zoll im Quadrat; die ‘Echten’ verweilen in der Mitte dieser Fläche’.[94] Weiterhin heißt es: ‘Die Prinzen der ‘linken Schutzgottheit’ sprechen in göttlich inspirierter Sprache[95] Das ist, was der Meister gesagt hat.’[96]

Diese Anekdote, die zum ersten Mal im *Xuxian zhuan* überliefert wird, will uns vor Augen führen, wie Chengzhen die Techniken der Rezitation und Visualisation von „Schutzgottheiten“ im eigenen Körper, gemäß dem „Inneren Klassikers der Gelben Halle“ (*Huangting jing*)[97] zur Vollendung gebracht hat. Das *Huangting neijing*,[98] das im Wesentlichen eine Topographie der Orbes im menschlichen Körper mit den dazugehörigen „Gottheiten“ *shen*[99] entwirft und den Adepten zur Anrufung dieser Gottheiten anleitet, erfuhr unter der Tang-Dynastie eine besondere Aufwertung, indem es von offizieller Seite als Text für die Staatsprüfungen akzeptiert wurde.[100]
In der Geschichte des Daoismus wurde dem *Huangting jing* jedoch nicht immer diese dominante Rolle zugesprochen. Wie Strickmann in seiner Arbeit über den „Daoismus des Maoshan“ ausführt, kam dieser Schrift zur Zeit der Offenbarungen der Shangqing nur die Bedeutung eines „Handbuches zum Nicht-Sterben“ zu.[101] Das bedeutet, daß das esoterische Handbuch *Huangting neijing*[102] der untersten Stufe auf dem Weg zur „Erlangung des Dao“ zugerechnet wurde; es galt als „Mittel, um sich auf weiterführende Praktiken vorzubereiten“.[103] Durch die Rezitation dieses Textes versuchte der Adept sich gegen Krankheiten zu schützen, um sich dann den anstrengenderen und schwierigeren Praktiken zuwenden zu können. Um das 5. Jahrhundert jedoch begann man dem *Huangting jing* allmählich immer größere Kräfte zuzuschreiben, wozu Tao Hongjing wesentlich beigetragen haben soll.[104] Obgleich die Techniken des *Huangting jing* nicht über die Stufe der vorbereitenden Übungen hinausgingen, entstanden bis zur Tang-Zeit (und auch später) eine Unmenge von Methoden, die auf den Übungen des *Huangting jing* basierten und diese grundlegende Schrift entsprechend zitierten.[105] Auch Sima Chengzhen steht mit seiner Abhandlung *Fuqi jingyi lun*, wie wir bei der genaueren Untersuchung des Textes noch belegen werden, in dieser Tradition des *Huangting jing* und bezieht sich in einigen Textstellen darauf.[106] Es

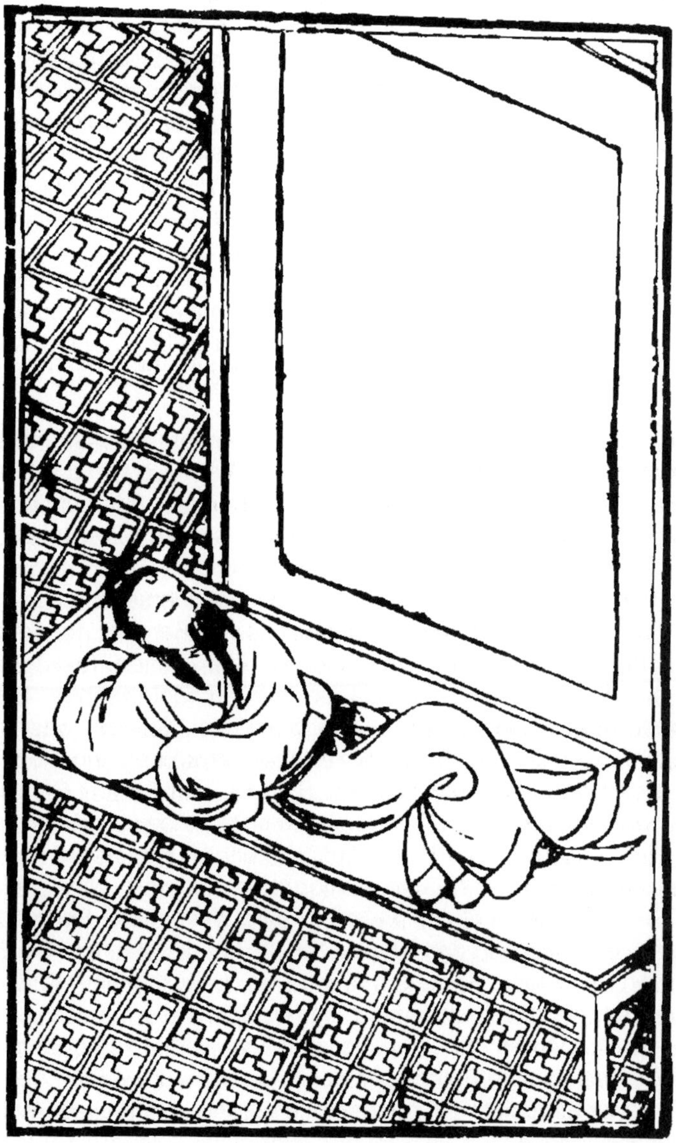

Abb. 2: Eine Darstellung von Sima Chengzhen aus dem Liexian quanzhuan (dat. 1580) 5/33b.

erscheint daher nicht verwunderlich, daß Chengzhen in seinen Biographien, wenn auch in überhöhter Weise, mit diesen Techniken des *Huangting jing* in Verbindung gebracht wurde.
In den biographischen Texten über Chengzhen wird überdies die wesentliche Rolle der Kalligraphie unter den daoistischen Praktiken betont, denn Chengzhen soll sich auf diesem Gebiet als Meister erwiesen haben: „Chengzhen beherrschte die Siegelschrift und die Kanzleischrift ausgezeichnet; zugleich entwickelte er einen eigenen Stil, den man 'die Schrift der goldenen Schere'[107] nannte."[108]
Die Kalligraphie hatte in der Schule der Shangqing ihre Gültigkeit als „kosmische Manifestation ohne jegliche Verunreinigung".[109] Als direkte Emanation der kosmischen *qi* kam der Kalligraphie sowohl beim Schreiben der Talismane als auch bei der Abschrift der „kanonischen Schriften" eine herausragende Stellung zu.[110] Von Tao Hongjing wird überliefert, daß er die Kalligraphie als Kriterium heranzog, um die Authentizität der von ihm bearbeiteten Texte festzustellen.[111] Entsprechend lobte Tao Hongjing die Kalligraphie des Vermittlers der Shangqing-Offenbarungen, des Yang Xi, dessen hohe Schriftkunst er im *Zhengao* sogar mit der Kalligraphie des großen Schriftkünstlers Wang Xizhi 王羲之 (321-371) auf eine Stufe stellte.[112]
Das *Xuxian zhuan*[113] berichtet noch von einer anderen Kunstfertigkeit des 12. Shangqing-Patriarchen: Er goß aus Bronze selbst ein Schwert und einen Spiegel, die er dem Kaiser Xuanzong zusammen mit einer erklärenden Schrift als Geschenk darbrachte. Der Text, der mit Abbildungen im DZ erhalten ist,[114] weist das Bronzeschwert und den Spiegel als kosmologische Gegenstände aus. In seinem Artikel über daoistische Schwerter und Spiegel übersetzt Fukunaga Mitsuji[115] den Text Sima Chengzhens ins Japanische. Außerdem untersucht er die Aussagen Chengzhens anhand von anderen klassischen Textstellen und vergleicht Chengzhens Bronzegegenstände mit archäologischen Schwert- und Spiegelfunden. Der Spiegel, von Chengzhen als „Spiegel des verborgenen Abbildes" (*Hanxiang jian* 含象鑒) bezeichnet, verkörpert ein Abbild des Kosmos.[116] Das Schwert, mit dem Namen „Schwert des lichten Glanzes und des Donners" (*Jingzhen jian* 景震劍) vereinigt in sich die beiden Polaritäten Yin und Yang: Der „lichte Glanz" (*jing*)[117] als Verkörperung des Yang ziert eine Seite der Klinge; die andere Seite wird entsprechend dem „Donner" (*zhen*), d.h. Yin zugeordnet.[118] Dem Schwert kommt weiterhin eine besondere Bedeutung bei der „Lösung vom Vergänglichen des Körpers" zu,[119] bei der statt des Leichnams häufig ein Schwert, ein Stock, Schuhe o.ä. im Grab zurückbleiben. Wie wir aus dem *Zhengao* wissen, war die Erschaffung eines solchen mit magischen Wirkkräften ausgestatteten Schwertes mit einem vollständigen Ritual verbunden.[120]
Sowohl der kosmologische Spiegel als auch das Schwert werden dem Kaiser von Chengzhen als apotropäische Gegenstände verehrt. Sie stellen Verkörperungen des Dao dar, die Chengzhen als ranghöchster Daoist seiner Zeit dem Kaiser als höchstem Repräsentanten der weltlichen Macht zu dessen Stärkung übergibt. Wenn wir die Begegnungen Chengzhens mit den Kaisern genauer betrachten, werden wir auf die Komplementarität des Kaisers und des daoistischen weisen Ratgebers, die hier durch die Gabe des Daoisten manifestiert wird, zurückkommen.

Mit diesen Geschenken, die seine Kunstfertigkeit im Bronzeguß unter Beweis stellen, steht Chengzhen in der Tradition von Tao Hongjing, der ebenfalls ein mit besonderen Wirkkräften ausgestattetes Schwert für den Kaiser Wudi der Liang anfertigte.[121] Tao Hongjing war es auch, der auf die Verbindung dieser wirkkräftigen Schwerter mit den Qi-Übungen hinwies. In Taos Werk, den „Aufzeichnungen über Messer und Schwerter"[122] erklärte er, wie der Adept, indem er den wirkkräftigen Glanz des Schwertes aufnimmt,[123] Dämonen austreiben und sich von den durch sie hervorgerufenen Heteropathien heilen kann.[124] Chengzhens Text, den er Schwert und Spiegel beifügte, wird nochmals kurz zu erwähnen sein, wenn wir uns mit Chengzhens Werken genauer beschäftigen werden.
Die Biographien über Sima Chengzhen erwecken leicht den Eindruck, als hätte sich Chengzhen ausschließlich der reinen Lehre der Shangqing-Schule gewidmet, ohne buddhistische oder andere philosophische Entwicklungen seiner Zeit zu berücksichtigen. Tatsächlich wissen wir, daß bereits seit dem Jahre 517 auf dem Maoshan in einem zweitägigen Wechselrythmus sowohl buddhistische als auch daoistische Riten abgehalten wurden.[125] Chengzhens Hang zum Buddhismus wird nicht in den biographischen Texten über ihn Rechnung getragen, vielmehr kommt sein Bemühen um eine Synthese beider Glaubensrichtungen vor allem in seinen Werken zum Ausdruck.

4.3 Chengzhens Aufenthaltsorte

Wie wir aus den biographischen Quellen erfahren, unternahm Chengzhen als Patriarch der Shangqing-Schule häufig Reisen, die ihn auf „namhafte Berge" führten, wie z. B. den Maoshan in Südjiangsu, den Hengshan in Hunan u.a. Er bereiste gleichsam den Einflußbereich der Shangqing, der eine bis dahin unerreichte Ausdehnung erfahren hatte. Chengzhen selbst residierte zunächst auf einem Gipfel des Tiantai-Gebirges in Zhejiang, „dem Ort der ersten Propagierung der Shangqing-Schriften Anfang des 5. Jahrhunderts"[126]. Später ließ Kaiser Xuanzong ein Kloster für den berühmten Daoisten auf dem Wangwu-Berg in der Nähe der Hauptstadt Luoyang errichten. Der Wangwu-Berg besaß für die Shangqing ebenfalls eine besondere Bedeutung, da sich nach Angaben der Shangqing-Schriften dort der erste der großen „Grottenhimmel" befand.[127] Demnach weisen uns die beiden Orte beziehungsweise Berge, wo Chengzhen die meiste Zeit seines Lebens verbrachte, auf die enge Verqickung hin, die unter der frühen Tang-Dynastie zwischen dem traditionellen Verbreitungsgebiet der Shangqing, der Jiangnan-Gegend, und dem Umfeld der Hauptstadt Luoyang bestand, auf das sich die politische Macht konzentrierte. Diese Verquickung spiegelt sich, wie anhand von Chengzhens Begegnung mit den Kaisern noch genauer zu untersuchen ist, auch auf anderen Bereichen seines Lebens wider.

4.4 Sein Umgang mit Dichtern und anderen Daoisten seiner Zeit

Als berühmter Daoist seiner Zeit pflegte Chengzhen häufigen Umgang mit hochrangigen Beamten, berühmten Dichtern und Musikern. Davon zeugen nicht nur seine Biographien,[128] sondern auch Gedichte, die in den Anthologien der Tang-Zeit erhalten sind.[129] In zweien dieser Gedichte, die Chengzhen zu Ehren verfaßt wurden, finden sich Hinweise auf daoistische Praktiken, die Chengzhen an seine Schüler überliefert haben soll.

Zhang Jiuling 張九齡 (673-740), ein Dichter und Beamter unter der ersten Regierungsperiode von Kaiser Xuanzong, erwähnt in seinem Gedicht[130] die Technik, „die 'freie Energie' *jing* 精 einzuatmen",[131] und die Methode der „Läuterung durch Drogen".[132] In diesen beiden Techniken der Lebenspflege ist Zhang Jiuling, trotz der Anleitung durch Chengzhen wohl nicht weit gediehen, denn bedauernd stellt er am Ende des Gedichtes seine Mißerfolge bei der Ausübung der Praktiken fest, und blickt zugleich bewundernd zu seinem Meister Sima Chengzhen auf.

Ein Gedicht von Song Zhiwen 宋之問 (650-712) führt die Methode an, „sich am Glanz der Morgenröte zu laben" (*canxia* 餐霞), die Chengzhen offensichtlich gut beherrscht haben soll.[133] Diese Übung wird bereits im *Zhengao*[134] beschrieben, wo sie Yang Xi durch die „Echte" Jiu Hua[135] offenbart wird. Bei dieser Technik geht es im wesentlichen darum, die „Energien" der Sonne in ihrem Entstehen aufzunehmen, da ihre Kräfte sich zu dieser Zeit „in voller Entfaltung"[136] befinden. Durch diese Methode der Shangqing vermag der Adept, gemäß des *Zhengao*, seinem Körper den Glanz von Nephrit zu verleihen. Die Technik „sich am Glanz der Morgenröte zu laben" erwähnt Chengzhen in anderer Form in der Einleitung seiner Abhandlung *Fuqi jingyi lun.*[137]

Aus dem Kreis der Poeten um die Shangqing-Schule ist außer ihrem berühmtesten Vertreter Li Bo 李白 (701-762)[138] auch sein Freund Wu Yun 吳筠 (gest. 778) zu nennen. Aus Wu Yuns Biographien geht hervor, daß er wie Chengzhen als Schüler von Pan Shizheng auf dem Songshan weilte.[139]

Eine letzte Anekdote aus Chengzhens Biographie scheint erwähnenswert, da sie in humorvoller Weise das Spannungsverhältnis zwischen „echten" und „unechten" daoistischen Einsiedlern jener Zeit beleuchtet.[140] Nach seiner Audienz bei Kaiser Ruizong im Jahre 711 traf Chengzhen auf dem Heimweg ins Tiantai-Gebirge auf den Daoisten Lu Zangyong.[141] Zangyong hatte sich, nachdem er durch die Staatsprüfungen gefallen war, auf dem Zhongnan shan 終南山 südlich von Xi'an[142] zurückgezogen, und befand sich gerade in der geheimen Hoffnung, einen Beamtenposten zu erlangen, auf dem Wege in die Hauptstadt. Im Gespräch mit dem Shangqing-Patriarchen zeigte Lu Zangyong mit dem Finger in die Richtung seines klösterlichen Berges, lobte ihn außerordentlich und forderte Chengzhen zur Konkurrenz heraus, indem er einen Vergleich zur „Heiligkeit" des Tiantai-Berges provozierte.

Chengzhen entgegnete daraufhin gelassen: „Wenn ich ihn (den Berg) betrachte, so erscheint er mir als eine Abkürzung für Staatsdiener."[143] Diese Antwort beschämte Zangyong zutiefst; denn sie entlarvte seine Taktik, sich trotz seiner Mißerfolge bei den offiziellen Staatsprüfungen, einen hohen Staatsposten sichern zu wollen, indem er sich zunächst als daoistischer Einsiedler „tarnt", damit seine vermeintliche Berühmtheit endlich bis an den Hof vordringt.[144]

Spätestens seit der Jin-Zeit wandeln sich die Motive des Rückzuges in die Berge.

Ausschlaggebend ist nun nicht mehr der moralische Aspekt, sondern rein pragmatische Überlegungen, die im Widerspruch zum ursprünglichen daoistischen Ideal des einfachen Lebens durch einen unmäßigen Drang nach Ruhm und Ehre geprägt waren.[145] Chengzhen hebt sich jedoch von diesem korrupten Typus des Daoisten wohltuend ab. In seinen biographischen Quellen wird von ihm das Bild eines „echten“ Daoisten entworfen. Auch trotz seiner engen Kontakte zum Kaiserhof scheint er sich davon keine persönlichen Vorteile erhofft zu haben, sondern war einzig darauf bedacht, die religiöse Vormachtstellung der Shangqing weiter auszubauen.

Nachdem nun die wichtigsten Anekdoten um Chengzhen dargestellt wurden, wollen wir, bevor wir uns im nächsten Kapitel mit Sima Chengzhens Begegnungen mit den Kaisern gesondert beschäftigen werden, die verschiedenen Berichte von seinem Ableben in den biographischen Quellen betrachten.

4.5 Die Darstellungen seines Todes

Es muß vorausgeschickt werden, daß, wie in allen Hagiographien, auch bei Chengzhen der Tod des Adepten als Wandel auf höchster Stufe zu verstehen ist. Es war klar, daß „kein Weg zu den übernatürlichen Sphären am Tod vorbeiführte, den der Adept erst sterben mußte.“[146] Das Sterben wurde als notwendige Verwandlung begriffen, die zur Erlangung der „Unsterblichkeit“ unerläßlich war.[147] Diese Metamorphose auf höchster Stufe, die am Ende des Lebens eines Adepten erfolgt, und ihm den Zugang zu den „himmlischen Gefilden“ eröffnet, wird im Chinesischen mit dem Begriff *shijie* (尸解) „Lösung vom Vergänglichen des Körpers“ ausgedrückt. In westlichen Sprachen wird dieser Begriff, der seit dem 1. Jahrhundert nachzuweisen ist,[148] oft als „Befreiung vom Leichnam oder Körper“ übersetzt. Da eine solche Übersetzung jedoch die westliche platonische Vorstellung vom „Leib als Gefängnis der Seele“ unterstützt, während mit dem Prozeß des *shijie* eindeutig eine physische Entwicklung zu einer höheren Stufe einhergeht, erscheint es sinnvoller, *shijie* als „Lösung vom Vergänglichen des Körpers“ zu übersetzen. Der Prozeß des *shijie* läßt sich wie folgt vereinfacht darstellen: Der daoistische Adept, der durch Kultivierung seiner Lebenskräfte einen „Embryo der Unsterblichkeit“ in sich selbst erzeugt hat, verläßt bei seinem Tod gleich einer Zikade seine sterbliche Hülle und tritt nun mit einem neuen physischen Körper in ein neues Leben.[149] Die Beschaffenheit der zurückbleibenden Hülle, der Überreste, ist ausschlaggebend für den Rang des zukünftigen „Unsterblichen“. Für Adepten, die nach diesem Wandlungsprozeß Knochen oder gar Fleisch zurücklassen, gilt, daß sie „nicht genügend *qi* und zuviel Fleisch“ haben.[150] Das bedeutet, daß sie ihre Lebenskräfte in ihrer Gesamtheit noch nicht genügend geläutert und verfeinert haben, so daß ihrem Körper noch Vergängliches anhaftet. Mit dieser Art von *shijie* hat der Adept erst die unterste Stufe der Läuterung erreicht.

Angestrebt wird die völlige „Lösung vom Vergänglichen des Körpers“, wobei nur ein Gegenstand aus dem Besitz des Adepten zurückbleibt, wie z. B. seine Schuhe, sein Stock, sein Schwert oder seine Kleider. Dieser jeweilige Gegenstand tritt

symbolisch an die Stelle der vergänglichen Elemente des „Unsterblichen", dessen Vollendung soweit gediehen ist, daß er diesen höchsten Wandlungsprozeß in seiner Gesamtheit zu vollziehen vermag. Doch auch die hinterlassenen Gegenstände geben Anlaß zur Wertung des Lösungsprozesses. Als höchste Stufe wird die „Lösung durch das Schwert" *jianjie* (劍解) betrachtet, wobei zumeist ein kosmologisches oder magisches Schwert zurückbleibt.[151]
Aus den verschiedenen Versionen von Chengzhens Tod in den biographischen Quellen werden gewisse Nuancen in der Bewertung seines Ranges als „Unsterblicher" offenbar. In dem pathetischen Text der Steleninschrift des Wangwu-Berges kündigt Chengzhen am 18. Tag des 6. Monats im Jahre 735 seinem Schüler zunächst an, daß er sterben wird, da er ein Amt bei den „himmlischen Behörden" zu bekleiden hätte. Später, in der Dämmerung des gleichen Tages erhebt er sich, von rötlichen Wolken umgeben und von Panflötenklängen begleitet, „hinauf in die Leere" und ist verschwunden.[152]
Diese Art der Erhebung in die „himmlischen Gefilde" wurde offensichtlich höher bewertet als der Prozeß der „Lösung vom Vergänglichen des Körpers". Denn der Adept braucht in diesem Fall nicht durch Riten oder Herstellung des zurückbleibenden Gegenstandes einen Lösungsprozeß einzuleiten. Er vermag willkürlich die Zeit seines Ablebens in der Welt zu bestimmen und kann sich direkt in die anderen Gefilde begeben.[153]
In der Monographie über den Wangwu shan datiert Du Guangting Chengzhens Tod früher, nämlich auf den 15. Tag des 8. Monats des Jahres 727. Das Ereignis kündigt sich mit Kranichen und weißen Wolken an.[154] Während der Klang von Panflöten erschallt, vollzieht Chengzhen den Wandlungsprozeß, der den Abschluß seines irdischen Lebens bildet.[155] Weiterhin wird erwähnt, daß Chengzhen nach seinem Ableben unter Regierungsdevise Tianbao 天寶 (742-756) den loyalen General Guo Ziyi 郭子儀 (697-781) im Kampf gegen An Lushan unterstützt hat, indem er mit „Schattenwaffen" (*yinbing* 陰兵) gegen den Rebellenführer vorging. Für seine Hilfe in dieser siegreichen Schlacht wurde Chengzhen nochmals mit hohen Titeln geehrt.
Das *Xuxian zhuan* berichtet, daß Chengzhen seinen Schülern im Jahre 735 ankündigt, daß er im daoistischen Paradies Penglai erwartet wird. Anschließend „verwandelt er sich und verschwindet gleich einer Zikade, die aus ihrer Hülle schlüpft. Seine Schüler begraben sein Gewand und seine Kappe."[156]
Aus der Gegenüberstellung der verschiedenen Darstellungen seines Todes wird ersichtlich, daß Chengzhens Rang als „Unsterblicher" scheinbar um so höher bewertet wird, je weiter die biographische Quelle zurückreicht. Weiterhin bleibt zu bedenken, daß die biographischen Quellen keine historischen Darstellungen des Todes wiedergeben, sondern auf metaphorische Standardtopoi zurückgreifen, um den Rang des betreffenden „Unsterblichen" zu begründen.

5. Chengzhens Stellung zu den Tang-Kaisern

Wie oben bereits bemerkt, nehmen die Beschreibungen der Begegnungen Sima Chengzhens mit den Tang-Kaisern den größten Teil der Biographien ein. Wir wollen hier einen kurzen Abriß der herausragenden Rolle der Shangqing-Schule während der ersten Hälfte der Tang-Dynastie voranstellen und sie anhand der Begebenheiten in den Biographien Chengzhens dann näher ausführen.
Bereits zur Sui-Zeit wurden von den Kaisern enge Bande zur Shangqing-Schule geknüpft. So erging z. B. von den Sui-Kaisern der Erlaß, daß Wang Yuanzhi 王遠知 (gest. 635), Schüler von Tao Hongjing und 10. Patriarch der Shangqing, die Riten auf dem Songshan in der Nähe der Sui-Hauptstadt Luoyang zelebrieren sollte.[157] Unter den Tang konnte die Shangqing-Schule ihre hervorragende Stellung noch weiter ausbauen. Da sich die Kaiserfamilie der Tang, namens Li auf Laozi als ihren Vorfahren beriefen, lag für sie eine enge Bindung an den Daoismus nahe, das heißt an die damals bestorganisierte Schule, nämlich die Shangqing. Entsprechend empfing der künftige Kaiser Taizong (565-635) im Jahre 620 von Wang Yuanzhi die „Register der drei Grotten“ (*Sandonglu* 三洞錄) und wurde somit zum prominentesten Anhänger der Shangqing-Schule seiner Zeit. Dies trug wiederum stark zur Legitimierung der Dynastie als weltliche Macht bei, so daß in vielen Texten der Tang-Zeit die Kaiser anstatt mit der gebräuchlichen Anrede für „Ihre Majestät“ mit dem Titel *sheng* 聖, der „Mustergültige“, bezeichnet wurden.[158]
Die gesamte Tang-Zeit hindurch waren die Kaiser bestrebt, sich in ihrer weltlichen Macht durch die Shanqing-Schule bestätigen zu lassen. So wurde auch Sima Chengzhen im Jahre 724 von Kaiser Xuanzong in die Hauptstadt gerufen, um von dem 12. Patriarchen der Shangqing die Register persönlich zu empfangen. Chengzhen wird für diese Tat auch entsprechend reich belohnt.[159]
Später, um das Jahr 730, erteilt Xuanzong dem Patriarchen den Auftrag, den Text des *Daodejing* in drei Schriftstilen zu schreiben, ihn zu interpungieren und als Standardtext (in Platten) schneiden zu lassen.[160] In der Tang-Zeit war es häufiger Brauch, den Text des *Daodejing* von herausragenden Persönlichkeiten des religiösen Lebens kopieren zu lassen - eine Tradition, die sich bis zurück in die Han-Zeit belegen läßt.[161] Da sich die Kaiserfamilie auf Laozi als Vorfahren berief, maßen die Tang-Kaiser diesem von ihm verfaßten Text besondere Bedeutung bei.[162] Unter der Regierung von Kaiser Xuanzong findet die Verehrung Laozis ihren damaligen Höhepunkt. 735 soll Xuanzong selbst einen Kommentar zum *Daodejing* verfaßt haben; weiterhin vergibt er um das Jahr 738 mehrere Aufträge, das Buch in daoistischen Tempeln gravieren zu lassen.[163] Zu dieser Vorliebe, das *Daodejing* kopieren zu lassen, führt Anna Seidel aus: „Von einem Quietisten für den Herrscher geschrieben, vereinte es Lebenskunst und Staatsweisheit und eignete sich wie kein anderes dazu, die Orthodoxie zu beschwichtigen, anzusprechen und zum Sammelpunkt aller daoistischen Tendenzen zu werden.“[164]
Die Berufung auf Laozi als Vorfahren und Patron des Kaiserhauses geht sogar so weit, daß von Kaiser Xuanzong drei Träume überliefert werden, in denen ihm Laozi erscheint.[165]
Trotz der stark buddhistischen Tendenzen aller Tang-Kaiser, insbesondere der

Kaiserin Wu, blieb der Daoismus zur Legitimation ihrer kaiserlichen Macht unerläßlich. Die zeigt sich darin, daß der Daoismus des Maoshan während der ersten Hälfte der Tang-Dynastie, das einzige Mal in der chinesischen Geschichte, die offizielle Religion war.[166] Auch die räumliche Ausdehnung der Shangqing-Schule nahm nie gekannte Ausmaße an. So erstreckte sich ihr Verbreitungsgebiet über den Maoshan und die Berge um Luoyang hinaus auf das Tiantai-Gebirge in Zhejiang bis hin zum Berg Luofu in Guandong.[167] Erst die Revolte von An Lushan (693-757) um das Jahr 755 setzte der Machtentfaltung der Shangqing ein Ende.
Das Verhältnis zwischen Kaiser und weisem Ratgeber spielt die gesamte chinesische Geschichte hindurch eine wesentliche Rolle. Bereits von den messianischen Bewegungen der Han-Zeit wurde diese Wechselbeziehung als politisches Machtmittel eingesetzt.[168] Dieses Verhältnis von Kaiser und Ratgeber gleicht der Manifestation der beiden polaren Wirkkräfte, die einander bedingen wie Yin und Yang: auf der einen Seite der Kaiser als Verkörperung der weltlichen Macht, auf der anderen Seite der daoistische Ratgeber als Verwirklichung des Dao. „Der Kaiser und der Weise gehören unterschiedlichen mythologischen Kategorien an; ihnen kommen nicht identische sondern komplementäre Funktionen zu."[169]
Die ideale Staatsform, die seit der „Zeit der Streitenden Reiche" auch als „Großer Friede" *Taiping* bezeichnet wird,[170] läßt sich nur verwirklichen, wenn der Kaiser als aktiv handelnder Repräsentant der weltlichen Macht im Einklang mit dem weisen Ratgeber steht, der das Ideal des in sich ruhenden Dao vertritt.
Das *Taipingjing*, ein Text, den Kaltenmark auf das 2. Jahrhundert n. Chr. datiert, beschäftigt sich ausschließlich mit Vorstellungen, wie eine solche perfekte Staatsform des „Großen Friedens" *Taiping* verwirklicht werden kann. Innerhalb des *Taipingjing* gilt als wesentliche Voraussetzung für die Harmonisierung der Regierung, das *„qi* des *Taiping*" zu entwickeln[171] - eine Eigenschaft, die nur den Herrschern des hohen Altertums selbstverständlich zu eigen war. Im *Taipingjing* heißt es dazu: „Im Altertum aßen und tranken die Weisen *qi* und regierten dabei."[172]
In späterer Zeit bemühten sich die Herrscher immer wieder, Eremiten und Weise an ihren Hof zu ziehen, um einen vermeintlich idealen Regierungszustand herbeizuführen. Das Auftauchen eines Weisen bei Hofe steht häufig in Zusammenhang mit der Gründung einer neuen Dynastie.[173] Das in sich ruhende Dao, verkörpert durch den Daoisten bzw. Einsiedler, ist dem Kaiser als Sinnbild für die aktive Wirkkraft des Dao (*de*) in solchen Begegnungen meist überlegen. Dies wird von dem an den Hof gerufenen Daoisten dem Kaiser nur zu gerne vor Augen geführt. Denn bei diesem Zusammentreffen des komplementären Paares, dem idealtypischen Kaiser und dem idealtypischen Weisen, hat es der Kaiser als aktive Komponente eindeutig schwerer und steht oft der profunden Weisheit des Meisters hilflos gegenüber.[174] Ein markantes Merkmal des weisen Ratgebers ist, daß er auf direkte Fragen des Kaisers gemäß des 2. Kapitels des *Daodejing* mit „Feiner Unterweisung ohne Worte"[175] antwortet. In der Tang-Zeit, in der der Daoismus eng mit der weltlichen Macht verbunden ist, tritt sowohl der Typus des „schweigenden", weisen Ratgebers auf, der sich nicht herabläßt, klare Antworten zu geben, als auch der Typus des Weisen, der konkrete Handlungsanweisungen

gibt. Auch Chengzhen erscheint, wie wir noch sehen werden, in beiden dieser Rollen.

Doch wollen wir nun das Schema der Einladung des Daoisten an den Hof, seines Aufenthaltes bei Hofe und seiner (un) aufhaltsamen Rückkehr genauer untersuchen, das formelhaft die Biographien berühmter Daoisten durchzieht.[176]

Insgesamt wird Sima Chengzhen viermal an den Hof gerufen, davon einmal von Kaiserin Wu (um 686), einmal von Kaiser Ruizong (im Jahre 711) und zweimal von Kaiser Xuanzong (im Jahre 724 und 727).

Wenn man von der Dreiteilung des obengenannten Schemas ausgeht, läßt sich feststellen:

1. Die Einladung
   Um den hochgerühmten Daoisten an den Hof zu „locken", müssen die Kaiser zu drastischen Mitteln greifen:
   Kaiserin Wu läßt sich herab, eigenhändig einen Erlaß zu verfassen, worin sie Chengzhen auf das höchste preist.[177] Ruizong versucht durch Chengzhens älteren Bruder, den Patriarchen dazu zu bewegen, sich in die Hauptstadt zu begeben.[178]
   Kaiser Xuanzongs Einladungen erfolgen durch Boten.[179]

2. Der Aufenthalt bei Hofe und die Gespräche mit den Kaisern
   Nur von Kaiserin Wu wird kein Gespräch mit Chengzhen überliefert, was bei ihrer umstrittenen Stellung in der chinesischen orthodoxen Geschichtsschreibung auch nicht verwundert.
   Die anderen Gespräche werden in den Biographien in der schematischen Form von Frage- und Antwortspiel überliefert.

3. Die Rückkehr des Daoisten
   Chengzhen bleibt trotz der großen Vergünstigungen, die ihm der Aufenthalt bei Hof bietet, nie länger als unbedingt notwendig in der Hauptstadt. Dieses Losreißen vom weltlichen Prunk am Kaiserhof wird häufig in den Biographien in spezielle Termini gefaßt.[180] Bei unserem Autor erfolgt die Rückkehr entsprechend mit einem „entschlossenen Abschied" (*guci* 固辭).

Die reichen Geschenke, die Chengzhen von den Kaisern empfängt, sind oft persönlicher Art, wie z. B. zwei von Xuanzong verfaßte Gedichte,[181] oder eine Votivtafel, die Xuanzong selbst für Chengzhens Kloster auf dem Wangwu-Berg schrieb.[182]

Die Rückkehr des Daoisten bietet außerdem hohen Würdenträgern des Hofes Anlaß, zu Ehren des scheidenden Gastes Abschiedsgedichte zu verfassen.[183]

Trotz der schematischen Darstellung dieser Besuche am Kaiserhof, die den umfangreichsten Teil in den Biographien von Chengzhen ausmachen, kann man u. a. aufgrund der historisch belegten Bedeutung der Shangqing-Schule in der Tang-Zeit davon ausgehen, daß die enge Verbindung des Shangqing-Patriarchen zur kaiserlichen Macht auf historischen Tatsachen fußt. Zur Erhärtung dieses Sachverhaltes trägt bei, daß die Kaiser zu Chengzhens Ehren zwei Klöster errichten ließen:

Ruizong erläßt nach Chengzhens Besuch 711 den Befehl, auf einem Gipfel des Tiantai-Gebirges des Tongbo-Kloster als seine Residenz zu erbauen.[184]
Auf diese Weise würdigt der Kaiser die Shangqing-Tradition in besonderem Maße, da Wang Ziqiao 王子喬, einer der übernatürlichen Besucher, der Yang Xi die Schriften der Shangqing offenbarte, an diesem Ort in einer Grotte gelebt haben soll.[185] Chengzhen erweist sich dieser Tradition als nicht weniger verhaftet, indem er an jenem ihm vom Kaiser zugedachten Ort einen Kommentar zu einer Bilderfolge schreibt, welche die historischen Erscheinungen des Wang Ziqiao in 11 Abbildungen darstellt.[186]
Auch Kaiser Xuanzong ehrt Chengzhen, indem er ihm ein neues Domizil errichten läßt. Chengzhen darf auf kaiserlichen Erlaß hin im Jahre 724 selbst einen geeigneten Ort für sein Kloster mit Namen Yangtai guan[187] wählen. Durch diese Maßnahme hält sich der Shangqing-Patriarch in größerer Nähe zur Hauptstadt auf, was ganz im Interesse von Kaiser Xuanzong gelegen haben mag.
Unter der Regierung von Li Longji (Kaiser Xuanzong reg. 712-755) zeichnet sich insgesamt der Höhepunkt der Machtverknüpfung zwischen dem Daoismus der Shangqing und dem Kaiserhaus ab.[188]
So kommt es auch zu dem aufschlußreichen Gespräch zwischen Chengzhen und Kaiser Xuanzong im Jahre 727, in dessen Verlauf Xuanzong den daoistischen Meister nach der Situation auf den „Fünf heiligen Bergen“ fragt. Chengzhens Antwort lautet: „Die Opferschreine der Gottheiten auf den fünf heiligen Bergen sind heute alle von Berg- und Waldgeistern bewohnt und nicht von den ‘rechtmäßigen’, echten Gottheiten.“[189] Während des Gespräches gelingt es Chengzhen, den Kaiser davon zu überzeugen, daß er um der Ordnung seines Reiches willen auf jedem der „Fünf heiligen Berge“ Opferschreine zu Ehren der „echten Gottheiten“ des Pantheons der Shangqing errichten sollte. Tatsächlich wurde vom Kaiser noch im gleichen Jahr eine entsprechende Anordnung erlassen. Chengzhen selbst soll Anweisungen zur Herstellung der Statuen der „Echten“ und zur Ausführung der entsprechenden Riten gegeben haben, wobei er sich nach den Angaben der „kanonischen Schriften“ der Shangqing richtete.[190]
Im Gegensatz zur Tradition der „Unterweisung ohne Worte“ erteilt Chengzhen in diesem Fall dem Kaiser sehr konkrete Ratschläge und bewirkt für die Shangqing eine noch nie gekannte Machtentfaltung über die „Fünf heiligen Berge“, die im chinesischen Altertum als Stützen des Himmelszeltes, d.h. des gesamten Universums, galten.[191]
Noch ein anderes Gespräch Chengzhens mit Kaiser Ruizong im Jahre 711 erscheint erwähnenswert.
Als Kaiser Ruizong den Patriarchen über Polarität und divinatorische Zahlenkunde befragt, antwortet Chengzhen mit den Worten:

“Das Dao zu verwirklichen, bedeutet, sich täglich zu vermindern;[192] durch stete Verminderung gelangt man in das Stadium des ‘nicht absichtsvollen Handelns’ *wuwei*.[193] Was man überdies mit dem Bewußtsein erkennt und mit den Augen wahrnimmt, wird trotz jeder Verminderung niemals zu einem Ende gelangen. Wie ist es da möglich, weiterhin am falschen Ende anzugreifen,[194] um seine (hinderli-

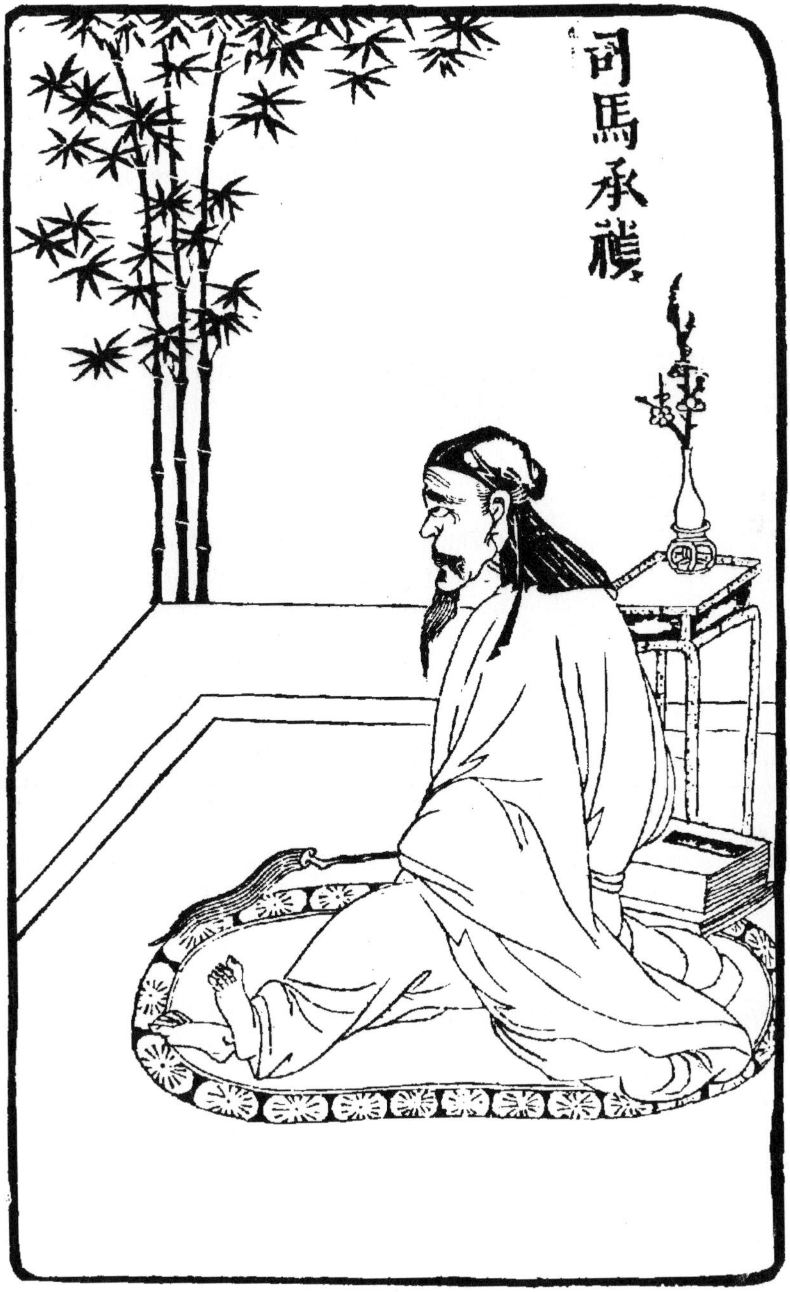

Abb. 3: Eine Darstellung von Sima Chengzhen, dem Autor des Fuqi jingyi lun, aus dem Sancai tuhui (dat. 1607).

che Art von) Wissen und Besorgtheit zu mehren?“ Der Kaiser: „Die Persönlichkeit in Ordnung zu bringen und dabei nicht absichtsvoll zu handeln, ist rein und erhaben; aber wie steht es damit das Land in Ordnung zu bringen und dabei nicht absichtsvoll zu handeln?“ Antwort: „Das Land ist wie deine Persönlichkeit.[195] Laß dein Bewußtsein im Unbestimmten treiben, vereinige dein *qi* im Unbekümmerten. Folge der Spontanität der Wesen ohne Selbstsucht, und bringe auf diese Weise 'alles unter dem Himmel' in Ordnung.“[196] Ruizong bleibt nach dieser Ausführung nichts anderes übrig, als seufzend zu gestehen: „Genau das ist der Sinn der Worte von Guangcheng.“[197]

Der Kaiser muß nach diesem Gespräch resigniert feststellen, daß die Kluft zwischen ihm selbst und dem idealen Herrscher wie z. B. Huang Di noch unendlich groß ist. Denn Guangchengzi, auf den bei dieser Art von daoistischen Unterweisungen besonders gern Bezug genommen wird,[198] ist der Lehrer von Huang Di, dem „Gelben Fürsten“. Im Buch *Zhuangzi* Kap. 11 erscheint Huang Di in der Rolle des ewigen Schülers, der von dem daoistischen Meister Guangchengzi zunächst mehrere Male als Schüler abgelehnt wird. Erst nachdem Huang Di sein Reich aufgegeben und sich ganz aus dem weltlichen Geschehen zurückgezogen hat, eröffnet ihm Guangchengzi Einblick in Natur, Kosmologie und Dao.
Zumindest seit dem *Taipingjing* besteht die Vorstellung, daß die perfekte Regierung *Taiping* durch eine Harmonisierung der verschiedenen *qi* des Herrschers verwirklicht werden kann.[199] Dazu muß der Herrscher bei sich selbst als Mikrokosmos mit entsprechenden Praktiken beginnen, erst dann vermag er die Haltung des „nicht absichtsvollen Handelns“ *wuwei* einzunehmen. Nur auf diese Weise kann der gesamte Staat als Makrokosmos in einen harmonischen Gesamtorganismus verwandelt werden und allen Menschen zum Wohl gereichen. Die Grundvoraussetzung für ein solches Gelingen findet sich in der Einsicht des Herrschers. Er muß wie Huang Di erkennen, daß er, bevor er sein Land überhaupt zu regieren vermag, seine Persönlichkeit, seinen Körper in Ordnung bringen muß. Einen wesentlichen Bestandteil innerhalb dieses Bestrebens stellen die Qi-Übungen dar.

6. Die Werke von Sima Chengzhen

Von Sima Chengzhen sind uns die Titel von 15 Werken überliefert, von denen neun[200] bis auf den heutigen Tag erhalten sind.[201] Zunächst listen wir die sechs Titel der nicht mehr erhaltenen Werke auf:

1. *Xiuzhen bizhi* 修真祕旨

“Der geheime Sinn der Pflege des Echten“
Gemäß der Steleninschrift des Wangwu-Berges von Wei Shen bzw. Wei Feng hat Chengzhen diese Schrift als Ergänzungswerk zu dem *Dengzhen yinjue* (登真隱訣 „Verborgene Lehrformel zum Emporsteigen zu den Echten“) von Tao Hongjing

verfaßt, das nachweislich bereits seit dem 8. Jahrhundert nur noch in Fragmenten erhalten war.[202] Aus dieser Steleninschrift erfahren wir weiter, daß Chengzhen dieses in 12 Abschnitte gegliederte Werk in jungen Jahren geschrieben hat, als er sich aus der Welt in die Einsamkeit zurückzog.[203]

2. *Xiuzhen bizhi shi muli* 修真祕旨事目歷

"Katalog in chronologischer Folge zum Geheimen Sinn der Pflege des Echten" Dieses Werk, das ein Kapitel umfaßt haben soll, stellt einen Katalog zu dem an erster Stelle genannten Text dar.

3. *Caifu songye deng fa* 採服松葉等法

"Über das Pflücken und die Einnahme von Kiefernnadeln und andere Methoden" Hierbei dürfte es sich um ein Traktat über diätetische Methoden handeln. Die Einnahme von Kiefernnadeln zur Verlängerung des Lebens ist uns bereits aus dem *Liexian zhuan* bekannt.[204]

4. *Dongxuan lingbao wuyue mingshan chaoyijing* 洞玄靈寶五嶽名山朝儀經

"Kanonische Schrift über das rituelle Zeremoniell der Aufwartung auf den 'Fünf heiligen Bergen'"
Dieses nicht mehr erhaltenen Traktat steht möglicherweise in Zusammenhang mit dem Erlaß von Kaiser Xuanzong aus dem Jahre 727, in dem er auf Anraten Chengzhens anordnet, auf den „Fünf heiligen Bergen" Opferschreine zu Ehren der „echten Gottheiten der Shangqing" zu errichten. Chengzhen selbst soll gemäß den Shangqing-Schriften die entsprechenden Riten entwickelt haben.[205]

5. *Taishang shengxuan jing zhu* 太上昇玄經注

"Kommentar zu dem Klassiker des Aufstiegs in das Obskure"
Die Tatsache, daß Chengzhen einen Kommentar zu diesem „Klassiker des Aufstieges in das Obskure"[206] verfaßt haben soll, ist besonders interessant im Zusammenhang mit dem heute noch existierenden Werk von Sima Chengzhen *Zuowanglun* „Abhandlung über das Sitzen und Vergessen". Livia Köhn geht in ihrem Artikel über das *Zuowanglun* davon aus, daß diese Abhandlung in der Tradition des *Shengxuanjing* („Klassiker des Aufstieges in das Obskure") und des *Xishengjing* (西昇經) steht, das Chengzhen im *Zuowanglun* häufig zitiert.[207]

6. *Dengzhen xi* 登真系

"Aufreihung der emporgestiegenen Echten"
Es ist anzunehmen, daß es sich hierbei um ein biographisches Werk über „Unsterbliche" handelt.
Die Mehrzahl dieser heute leider nicht mehr erhaltenen Schriften von Sima

Chengzhen scheinen sich mit Techniken zur Lebenspflege befaßt zu haben. Die Auswahl der Titel zeugt von Chengzhens Kompetenz auf diesem Gebiet und weist ihn als würdigen Nachfolger Tao Hongjings aus.
Die neun erhaltenen Werke von Sima Chengzhen lassen sich in fünf Gruppen einteilen:

A) Geographische Werke

Shangqing tiandi gongfu tujing 上清天地宮府圖經

"Illustrierter Klassiker der Himmels- und Erdpaläste der Shangqing"
(YJQQ, Kap. 27)

In der kurzen Einführung des in drei Abschnitte gegliederten Textes legt Chengzhen dar, wie die „Grottenhimmel" und ihre Paläste aufgrund der Differenzierung von Yin und Yang entstanden sind. Bei genauer Befolgung der Shangqing-Schriften stellt Chengzhen den Shangqing-Adepten in Aussicht, selbst mit den „echten Gottheiten" und „Unsterblichen" dieser „Grottenhimmel" zu kommunizieren und sich sogar in diese unterirdischen Bereiche zu begeben. Allgemein ist die Grotte als unterirdischer Bereich zu verstehen, der durch Tunnelgänge mit anderen sakralen Orten verbunden ist. Das Schriftzeichen für „Grotte" *dong* 洞 wird in alten Quellen oft mit dem Zeichen *tong* 通 „kommunizieren, hindurchgelangen, durchdringen" gleichgesetzt.[208] Demnach ist die Grotte für den Uneingeweihten unsichtbar, aber für den Adepten, der zu ihr vordringt, kann sie ein initiatischer Übergang zu den „anderen Gefilden" sein. Die Grotte ist eine Miniaturwelt mit Flüssen, Bergen, Tieren etc. in den Tiefen des Berges; der Weg in die Tiefe führt in die „himmlischen Gefilde", analog einer Rückkehr in den Mutterschoß zur Erneuerung des Lebens.
Im ersten Abschnitt listet Chengzhen kurz die „Zehn großen Grottenhimmel" auf. An erster Stelle nennt er den Grottenhimmel auf dem Wangwu-Berg, wo Chengzhen selbst in einem Kloster residierte und somit die Tradition dieses für die Shangqing-Schule außerordentlich wichtigen Ortes[209] fortsetzte (s. Abb. 4).
Die Angaben über die Grottenhimmel erschöpfen sich in einer knappen Beschreibung, wo die Grotte zu suchen ist und welche Gottheit darin herrscht. Im zweiten Abschnitt gibt Chengzhen eine Aufstellung der „36 kleinen Grottenhimmel"[210], ebenfalls in Form einer kurzen Lagebeschreibung, welcher der Name des jeweiligen dort ansässigen „Echten" folgt. Der letzte und dritte Teil des Textes nennt die „72 Gegenden der Beglückung", das heißt segensreichen Orte, die sich in den Ebenen und auf Hügeln zwischen den „heiligen Bergen" befinden und von den „Echten" der Shangqing verwaltet werden. Chengzhen hält sich auch bei den Beschreibungen der „72 Gegenden der Beglückung" an das knapp gefaßte obige Schema.

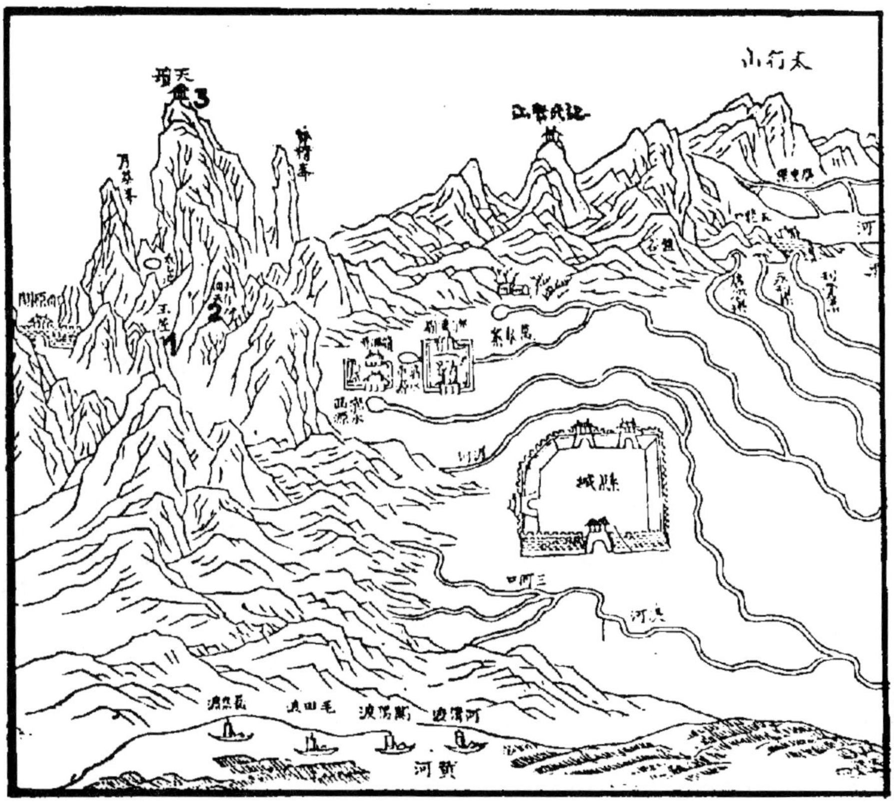

Abb. 4: Karte der Umgegend des Wangwu-Berges in Henan: 1. Wangwu-Berg 2. Der erste der „Zehn Grottenhimmel“ 3. Tiantan-Berg (Aus Chavannes, 1919, S. 93).

B) Biographische Werke

1. *Shangqing Shidi chen tongbo zhenren zhentucan* 上清侍帝晨桐柏真人真圖讚

“Lobgesang und ‘‘echte’ Abbildung über den ‘Echten” Shidi chen des Tongbo-Berges der Shangqing“
(DZ Nr. 612, f. 334 in einem Kapitel)

Dieses Werk, das mit elf kunstvollen Abbildungen illustriert ist, beschreibt das Leben und die historischen Erscheinungen des berühmten, populären „Unsterblichen“ Wang Ziqiao 王子喬. Seine Legende geht auf das Ende der Zhou-Zeit zurück; Wang Ziqiao war Sohn des Königs Ling der Zhou (571-545 v. Chr.) und galt als Meister auf der Mundorgel *sheng*, die den Ruf des Phönix nachahmte.
Sima Chengzhen beginnt seinen Text mit einem Überblick über die Biographie des Wang Ziqiao, wobei er wörtlich das *Liexianzhuan* zitiert.[211] Darauf folgen elf kurze Anekdoten über das Leben des berühmten „Unsterblichen“ und über seine historischen Erscheinungen. An jede Anekdote schließt sich jeweils eine kurze Beschreibung der Abbildung an, und vor der Abbildung selbst wird jeweils ein kurzes preisendes Gedicht eingefügt.
Die vier ersten Abbildungen mit den entsprechenden Anekdoten geben Einblicke in das Leben des Wang Ziqiao während der Zhou-Zeit. Im Hinblick auf die enge Verbindung Sima Chengzhens zur kaiserlichen Macht ist es interessant, welche Abfolge er bei der Darstellung der ersten vier Anekdoten gewählt hat: Chengzhen stellt die Anekdote, in der Wang Ziqiao als Ratgeber seines Vaters, König Ling der Zhou, fungiert, den Anekdoten voran, die chronologisch früher einzuordnen wären. Durch diese Wahl in der Abfolge der illustrierten Anekdoten betont Chengzhen die Funktion des „Unsterblichen“ als weiser Ratgeber des Herrschers.
Wang Ziqiaos Leben in der „Welt der Unsterblichen“ setzt mit der fünften Abbildung ein: Dreißig Jahre nach seinem Irdischen Ableben beruft er seine Familie auf den Goushi-Berg, um sich von ihnen zu verabschieden und dann auf einem weißen Kranich davonzureiten. In der Folge werden ihm am Fuße des Goushi-Berges und auf dem Gipfel des Songshan mehrere Kultstätten errichtet. Die achte Abbildung zeigt Wang Ziqiao auf dem Weg zum Tongbo-Berg, wo er, wie in der neunten Abbildung dargestellt, einen „Grottenpalast“ eröffnet, der gewöhnlich als 27. der 36 Grottenhimmel bezeichnet wird. An dieser Stelle sei daran erinnert, daß Sima Chengzhen selbst die längste Zeit seines Lebens auf dem Tongbo-Berg im Tiantai-Gebirge verbrachte und wahrscheinlich diesen Text dort verfaßt hat.[212]
Die Abbildung zehn illustriert, wie Zhou Ziyang von Wang Ziqiao den „Zinnobertalisman *Suzou*“ (*Suzou danfu* 素奏丹符) empfängt.[213] Die Reihe der Abbildungen schließt mit der Erscheinung Wang Ziqiaos im Jahre 366 auf dem Maoshan, wo er Yang Xi, dem Vermittler der Shangqing-Offenbarungen erscheint. Von dieser Begegnung wird im ersten Kapitel des *Zhengao* berichtet.
Die Anschaulichkeit der Abbildungen wird noch zusätzlich durch die genauen Beschreibungen von seiten Chengzhens ergänzt, in denen er z. B. die Attribute der jeweiligen „Unsterblichen“ und die Farben ihrer Gewänder schildert.

2. *Maoshan zhenbai xiansheng beiyinji* 茅山真白先生碑陰記

“Steleninschrift zu Ehren des Herrn Zhenbai des Maoshan“

Die Steleninschrift zu Ehren Tao Hongjings findet sich im Anschluß an die Biographie für Tao Hongjing, die von Jia Song 賈嵩 aus der Tang-Zeit verfaßt wurde.[214] Zugleich wurde sie in die „Chronik des Maoshan“ *Maoshan zhi* [215] aufgenommen und erscheint, wie fast alle Texte Chengzhens, im *Quan Tangwen* Kap. 924.[216]
Die von Sima Chengzhen verfaßte Steleninschrift zu Ehren Tao Hongjings zeugt von der Erhabenheit des 9. Patriarchen der Shangqing und ist voll des Lobes für ihn. Am Ende der Inschrift berichtet Chengzhen, daß er sich zeitweise auf dem Maoshan niederließ, als er sich auf dem Weg zum Hengshan in Hunan befand. Auf dem Maoshan beriet er sich mit den Angehörigen des Klosters, wie die Steinstele zu Ehren Tao Hongjings am besten zu gestalten sei, bis sie schließlich im Jahre 724 fertiggestellt wurde.
Die besondere Verehrung Sima Chengzhens für Tao Hongjing, die bereits in den biographischen Darstellungen seines Lebens deutlich hervortrat, spiegelt sich nun auch in seinen erhaltenen Werken wider.

C) Werke über magische Gegenstände und Beschwörungen

1. *Shangqing hanxian jianjian tu* 上清含象劍鑑圖

“Darstellungen zu Schwert und Spiegel mit verborgenen Abbildern der Shangqing“
(DZ Nr. 431, f. 196)

Dieser Text Chengzhens, den wir bereits bei der Beschreibung seines Lebens erwähnten,[217] war einem Schwert und einem Spiegel beigefügt, die Chengzhen Kaiser Xuanzong als Geschenk darbrachte. Er soll die beiden magischen Gegenstände aus Bronze selbst gegossen haben. Fukunaga Mitsuji hat diese Schrift Chengzhens bearbeitet[218] und die Gegenstände mit archäologischen Funden verglichen.
Der Text gliedert sich in das „Vorwort zu dem ‘Spiegel des verborgenen Abbildes’“, worauf die Inschrift des Spiegels mit Erklärungen und drei Abbildungen des Spiegels folgen. Daran schließt sich das „Vorwort zu dem ‘Schwert des lichten Glanzes und des Donners’“ mit den entsprechenden Darstellungen der beiden jeweils Yin oder Yang verkörpernden Schwertseiten an.
Dem im *Daozang* erhaltenen Text folgt nun ein von Kaiser Xuanzong verfaßtes Gedicht als dankende Erwiderung auf das Geschenk.[219] Aus diesem Gedicht wird ersichtlich, daß sich der Kaiser des Wertes dieser kostbaren Gegenstände als Verkörperung der kosmischen Kräfte wie Yin und Yang, Sterne, Berge und Flüsse bewußt war.[220]
Die anschließenden kurzen Erläuterungen zu Chengzhens Text stammen wahrscheinlich von Chengzhens Schülern. Sie erklären, welchen Symbolgehalt der

Shangqing-Patriarch den kosmologischen Gegenständen beimaß, und wie man den Bronzeguß zu beeinflussen vermag, indem man seine dem Körper innewohnenden „Energien“ läutert und wie dadurch den gegossenen Gegenständen besondere Wirkkräfte verliehen werden.
Der Text schließt mit einem kurzen Traktat über die Legierung und die Gußtechnik, wobei es äußerst interessant wäre, diesen letzten Abschnitt nach archäologischen Gesichtspunkten genauer zu untersuchen.

2. *Taishang shengxuan xiaozai huoming miaojingsong* 太上昇玄消災護命妙經頌

“Lobgesang zum ‘Klassiker zur Anwendung von Unheil und zum Schutz des Geschicks zum Aufstieg in das Obskure’“
(DZ Nr. 312, f. 161)

In seinem Kommentar und der Einführung zu diesem „Klassiker zur Abwendung von Unheil und zum Schutz des Geschickes“[221] stellt Chengzhen zunächst allgemeine Reflexionen an über das Dao, das Ur-Chaos und über das Schicksal des Menschen im Kosmos. Dabei wird sowohl Chengzhens Nähe zum Buddhismus (genauer Madhyāmika) offenbar als auch seine Affinität zur Chongxuan-Schule, „der Schule des doppelten Obskuren“. Chengzhen bietet dem Anhänger der Shangqing-Schule, der auf dem Weg zur „Erlangung des Dao“ noch nicht weit gediehen ist, eine praktikable Möglichkeit an, sich von den alltäglichen Mühsalen des Lebens loszulösen. Die Rezitationen dienen der meditativen Reinigung, so daß der Adept aus den alltäglichen Geschehnissen herausgelöst in eine höhere Ebene des Bewußtseins gelangt. Indem er die Beschwörungsformeln rezitiert und in „meditativer Betrachtung“[222] verweilt, vermag er Heteropathien und Dämonen zu vertreiben und somit das ihn bedrängende Unheil abzuwenden. Hat sich der Adept aus seinem gewöhnlichen Bewußtseinszustand gelöst, wird er Wesen und Dinge nicht mehr durch Differenzierung voneinander trennen: „Deshalb bin ich zugleich auch Du; deshalb heißt diese wirkkräftige Schrift ‘zum Schutz des Geschicks’.“[223]

D) Theoretische Unterweisungen

Daotilun 道體論

“Abhandlung über die Verkörperung des Dao“[224]
(DZ Nr. 1035, f. 704)

In diesem umfangreichen dreiteiligen Text erklärt und interpretiert Sima Chengzhen für die damalige Anhängerschaft der Shangqing grundlegende philosophische Fragen anhand der daoistischen Klassiker *Daodejing* und *Zhuangzi*. Chengzhen läßt bei seinen Erläuterungen Gedankengut der Chongxuan-Schule, der „Schule des doppelten Obskuren“, und des Buddhismus der Tiantai-Schule

einfließen.[225]
Nach der Einführung folgt eine „Abhandlung über das *Daodejing*", die Chengzhen in ein Frage- und Antwortspiel (insgesamt 24 Fragen) zwischen sich selbst und einem Schüler kleidet. Da der Schüler viele oft einfältige Fragen an Chengzhen stellt, dürfte es sich nicht um einen daoistischen Mönch, sondern um einen Laien handeln. Chengzhen steht geduldig Rede und Antwort, versäumt es aber nicht, dem Schüler ab und zu wegen seiner allzu spitzfindigen Unterscheidungen eine Anwort zu verschlüsseln oder gar zu versagen, um ihm indirekt zu erklären, daß derartige Unterscheidungen sicher nicht förderlich sind für eine „Erlangung des Dao". Es folgt eine „Abhandlung über Fragen, die das Dao betreffen", die wiederum im gleichen Frage-Antwort-Schema mit sieben Fragen verläuft. Der letzte Teil trägt den Titel „Bedeutung des Eingehens (der Verkörperung des Dao) in das Dao", in dem Chengzhen, weiterhin von dem Schüler befragt, das *Daodejing* interpretiert und *Zhuangzi*-Zitate heranzieht (114 Fragen).
Mit dieser Abhandlung erweist sich Chengzhen als theoretischer Lehrmeister, der es sogar auf der Ebene von Laien versteht, unterschiedliche religiöse und philosophische Systeme nahtlos miteinander zu verbinden.

E) Praktische Unterweisungen

Wie wir bereits im ersten Teil dieser Arbeit gehört haben, ist die „Pflege des Dao" im wesentlichen in drei ineinandergreifende Stadien zu unterteilen:

1. Techniken zur Lebenspflege bzw. Qi-Übungen zur Läuterung der „Energien" im menschlichen Körper und als Grundvoraussetzung zu weiterführenden Praktiken.
2. Weitere Ausbildung der „konstellierenden Kraft" (*shen*), die sämtliche „geistige Fähigkeiten" impliziert.
3. Das Stadium der „Erlangung des Dao", wo die „konstellierende Kraft" *shen*, die Gestalt (*xing* 形) und *qi* sich mit dem Dao völlig vereinigen. Der Adept gleicht in seiner Wandelbarkeit dem Dao und wird eins mit dem Kosmos.

Unter dem starken buddhistischen Einfluß während der frühen Tang-Zeit, der sich nun auch auf den zuvor weitgehend ausgesparten Bereich der Techniken zur Lebenspflege erstreckt[226], gelangt das zweite Stadium der „Pflege des Dao", nämlich die „geistige" Ausbildung, stärker in den Vordergrund.
Diese Tendenz ist auch in den Werken Sima Chengzhens zu spüren. Zwar widmete er ein Werk ausschließlich den vorbereitenden Übungen des Körpers und des *qi* - nämlich das *Fuqi jingyi lun*, mit dem wir uns eingehend befassen werden - aber in zwei sehr wichtigen erhaltenen Schriften betont er die „geistige" Ausbildung. Diese Ausrichtung auf die „geistigen" Elemente der „Persönlichkeit" (*shen* 身), die bereits bei *Zhuangzi* angelegt und von Guo Xiang weiter ausgebaut wurde, tritt jedoch nun unter dem buddhistischen Einfluß stärker hervor.[227]

1. *Zuowanglun* 坐忘論

"Abhandlung über das Sitzen und Vergessen"

Dieses Handbuch ist uns in zwei verschiedenen Ausgaben überliefert:

- YJQQ Kap. 94 (die ins *Quan Tangwen* Kap. 924 aufgenommen wurde)
- DZ Nr. 1036, f. 704 (die auch im *DZ jiyao* 5/39a-51a enthalten ist)

Livia Köhn hat diesen Text übersetzt und gründlich bearbeitet.[228] Der Titel von Chengzhens Abhandlung *Zuowang* „Sitzen und Vergessen" bezeichnet einen spezifischen Prozeß der Meditation, der bereits im *Zhuangzi* erwähnt wird.[229] Dieser Vorgang gipfelt in einer völligen Auflösung des Individuums im Kosmos, die einem totalen, todesähnlichen „Vergessen" gleicht. Sima Chengzhen beschreibt diesen Prozeß in einer höchst systematischen Weise, indem er - auch für die Laien unter den Shangqing-Anhängern verständlich - eine schrittweise Annäherung an das Dao in sieben Stufen darlegt. Innerhalb seines Textes zitiert Chengzhen häufig *Zhuangzi* mit dem Kommentar von Guo Xiang aus dem frühen 4. Jahrhundert, was auf die große Bedeutung dieses Kommentars in der damaligen Zeit schließen läßt; er setzte die metaphorischen und populären Teile des *Zhuangzi* begrifflich um und präzisierte die oft vagen Aussagen des Zhuang Zhou.[230] Sima Chengzhen übernimmt einige Grundbegriffe und Konzepte von Guo Xiang, ohne jedoch sein gesamtes philosophisches System zu integrieren.[231]
Livia Köhn weist bei der Untersuchung des *Zuowanglun* auch Einflüsse der buddhistischen Tiantai-Schule nach und stellt Vergleiche mit berühmten literarischen Vorläufern des *Zuowanglun* an, wie mit dem *Xishengjing* 西昇經 („Klassiker zum westlichen Aufstieg") und dem *Neiguanjing* 內觀經 („Klassiker der inneren Betrachtung"), die aus dem 5. Jahrhundert bzw. dem frühen 7. Jahrhundert stammen sollen.[232]
In unserem Zusammenhang ist der Vergleich der sieben Stufen im *Zuowanglun* mit den fünf Stufen und sieben Phasen der „Inschrift zur Aktualisierung von *shen* und Läuterung des *qi*" (*Cunshen lianqi ming* 存神鏈氣銘)[233] von Sun Simo (581 oder 601-682) von besonderem Interesse. Letzteren Text hat Livia Köhn ebenfalls übersetzt.[234] Sun Simo betont in dieser Inschrift die Notwendigkeit von körperlichen Techniken wie Diätetik etc. als Grundvoraussetzung zur „Erlangung des Dao"; die nun folgenden fünf Stufen beschreiben die Entwicklung der „geistigen" Kräfte; während der anschließenden sieben Phasen läutert der Adept schrittweise seine gesamte „Persönlichkeit", so daß diese zu *qi* verfeinert wird. Das ist das Stadium des „Echten" (*zhenren* 真人). Durch die Läuterung des *qi* zu *shen*, der „konstellierenden Kraft" zeichnet sich der *shenren* (神人) aus; der „an das Ziel gelangte Mensch" (*zhiren* 至人) vereinigt sein *shen* mit dem Dao.
Aus dem Vergleich zwischen Chengzhens *Zuowanglun* mit dieser Inschrift von Sun Simo wird deutlich, daß Chengzhen diesen etwas früheren Text gekannt haben muß und wesentlich darauf aufgebaut hat.[235]
Allerdings scheint Chengzhen das Hauptgewicht in seiner Abhandlung auf die Entwicklung der „geistigen" Fähigkeiten zu legen. Erst in der siebten und letzten Stufe der „Erlangung des Dao" führt er aus, daß sich nur die gesamte „Persön-

lichkeit“ mit dem Dao zu vereinen vermag; die gesamte „Persönlichkeit“ umfaßt sowohl die geistigen Komponenten, das *qi*, als auch die wandelbare Gestalt, der nichts Vergängliches mehr anhaftet.[236]
Es folgt eine kurze Auflistung der sieben Stufen des *Zuowanglun*, die bei Livia Köhn genauer ausgeführt werden:[237]

I. „Verehrung und Glaube“ (*jingxin* 敬信)
Grundvoraussetzung zur Pflege des Dao: Glaube an die Wichtigkeit der Techniken, Verehrung des Meisters und der „Echten“, Entschlossenheit und Ausdauer.

II. „Unterbrechung des Karma“ (*duanyuan* 斷緣)
bedeutet, die Nichtigkeit der Geschäftigkeit des Alltags zu erkennen.

III. „Das Bewußtsein zähmen“ (*shouxin* 收心)
das Bewußtsein beruhigen und konzentrieren.

IV. „Loslösung von weltlichen Dingen“ (*jianshi* 簡事)
bedeutet, sich nicht mehr in weltliche Dinge verstricken zu lassen, die der weiteren Pflege des Dao schaden könnten.

V. „Echte Betrachtung“ (*zhenguan* 真觀)
beinhaltet eine fortschreitende Verfeinerung des Bewußtseins, so daß schließlich Leben und Tod als Wandel akzeptiert werden.

VI. „Äußerste Konzentration“ (*taiding* 泰定)[238]
beschreibt einen perfekten Zustand der Ruhe und der Weisheit, wobei die Weisheit nicht eingesetzt wird.

VII. „Erlangung des Dao“ (*dedao* 得道)
Die „konstellierende Kraft“ *shen*, als Gesamtheit aller geistigen Kräfte, die Gestalt (*xing*) und das *qi* werden eins mit dem Dao, wobei die Gestalt derart geläutert ist, daß sie sich im Einklang mit dem Dao zu wandeln vermag.

2. *Tianyinzi* 天隱子

(DZ Nr. 1026, f. 672)

Auch in diesem Werk beschreibt Chengzhen einen stufenweisen Prozeß der „geistigen“ Läuterung,[239] wobei er in einigen Abschnitten dem Leser sehr konkrete Anweisungen z. B. zur Diätetik oder zur Einrichtung des Meditationsraumes erteilt. Tianyinzi repräsentiert einen mustergültigen Meister, der diesen Prozeß vollzieht. Er soll, gemäß dem Vorwort, bereits der Familie Xu, den Trägern der Shangqing-Offenbarungen, bekannt gewesen sein.
Der Text ist in acht Abschnitte gegliedert; die ersten drei sind allgemeinen Inhalts und behandeln die Möglichkeiten des Menschen, ein „Unsterblicher“ zu werden,

wobei Chengzhen als Grundvoraussetzung die Rückkehr des Menschen zur Schlichtheit (*yijian* 易簡) nennt. Der letzte dieser allgemeinen Abschnitte erklärt die „Pforten des allmählichen Fortschritts“ (*jianmen* 漸門) in Anlehnung an das Hexagramm 53 des *Yijing*. Nun führt Chengzhen diese „fünf Pforten„ als stufenweisen Prozeß zur „Unsterblichkeit“ (*shenxian* 神仙) in den fünf folgenden Abschnitten aus:

I. „Fasten und Enthaltsamkeit“ (*zhaijie* 齋戒)
Anweisungen zur Diätetik und Enthaltsamkeit, um „die Persönlichkeit zu reinigen und das Bewußtsein zu neutralisieren“.

II. „In Ruhe verharren“ (*anchu* 安處)
“profunde Praxis im Meditationsraum“ (*jingshi* 靜室) und Beschreibung, wie dieser gestaltet sein soll.

III. „In Konzentration verweilen“ (*cunxiang* 存想)
“Das Bewußtsein zähmen und die Wesensnatur wiederherstellen.“

IV. „Sitzen und Vergessen“ (*zuowang* 坐忘)
“die Gestalt hinter sich zurücklassen und sich selbst völlig vergessen.“

V. „Loslösung des *shen*“ (*shenjie* 神解)
“*Shen* durchdringt die 10.000 Dharmas.“

Wenn wir nun die Werke Sima Chengzhens in ihrer Gesamtheit betrachten, so fällt zunächst die Praxisnähe seiner Schriften auf. Weiterhin ist Chengzhens Verdienst als Systematiker unverkennbar; er brachte buddhistische und überkommene daoistische Elemente nahtlos zur Synthese. Chengzhen weist auf sein Anliegen der Erneuerung des Übungssystems selbst hin, wenn er im *Zuowanglun* schreibt:

“Neuerdings wurde es üblich, die umfassenden Teile der Lehre zu ignorieren; man hörte einzig von dem ‘Dao des Wegwerfens der Gestalt’[240] und gelangte nie dahin, mit der gesamten ‘Persönlichkeit’ (身) die wunderbare Wirkkraft des Dao zu erfahren.“[241]

Vor diesem Hintergrund ist auch sein Werk *Fuqi jingyi lun* zu sehen.

Teil 3

„Die Abhandlung über die essentielle Bedeutung der Aufnahme des Qi" (*Fuqi jingyi lun*): Der Text und die Tradition der Techniken zur Lebenspflege

I. Der Text des *Fuqi jingyi lun*

1. Quellenlage

Zum ersten Mal finden wir das *Fuqi jingyi lun* („Abhandlung über die essentielle Bedeutung der Aufnahme des *qi*") im *Shiyao erya* („Synonymlexikon mineralischer Drogen") von Mei Biao 梅彪 erwähnt. Der nur ein paar Seiten lange Text, dessen Vorwort auf das Jahr 806 datiert ist, ist für die Rekonstruktion der frühen chinesischen Alchimie von besonderer Bedeutung.[1] In diesem pragmatisch ausgerichteten Handbuch der Alchimie führt Mei Biao zunächst mehrere Listen mit verschiedenen Elixieren, ihren unterschiedlichen Bezeichnungen und Ingredienzen auf; daran schließt sich eine „Aufstellung von klassischen und interpretativen Werken, Gesängen und Lehrformeln" (叙諸經傳歌訣名目) an, in der auch das Werk *Jingyi lun* 精儀論 von Sima Lianshi 司馬鍊師 aufgeführt wird.[2] Wie wir bereits aus der 742 entstandenen Steleninschrift des Tongbo guan wissen, wurde Sima Chengzhen auch Sima Lianshi, „der geläuterte Meister Sima", genannt.[3]

Es scheint, daß das *Fuqi jingyi lun*, bevor es um das Jahr 1025[4] in das *Yunji qiqian* (YJQQ) („Sieben Täfelchen in einer wolkenverzierten Buchhülle") aufgenommen wurde, nicht weit verbreitet war, da es von der Tang-Zeit an in den Bibliographien der offiziellen Geschichtswerke nicht erwähnt wurde. Erst als nach der Plünderung von Kaifeng durch die Jurchen im Jahre 1127 damit begonnen wurde, den Katalog der kaiserlichen Bibliothek zu rekonstruieren und die durch den Jurchen-Einfall verlorengegangenen Bücher zu verzeichnen, wurde Sima Chengzhens *Fuqi jingyi lun*, allerdings als „fehlend", in den offiziellen Katalog aufgenommen.[5] Weiterhin findet sich in den bibliographischen Kapiteln der offiziellen Geschichte der Song (datiert 1345) der Hinweis, daß das Werk ein Kapitel umfaßte.[6] In beiden kaiserlichen Bibliographien wird Chengzhen mit seinem Beinamen (*hao*) „Herr der weißen Wolken des Tiantai-Gebirges" (Tiantai baiyun xiansheng) als Autor des Textes aufgeführt.[7]

Heute sind uns zwei Versionen des *Fuqi jingyi lun* erhalten: Eine Version ist in dem um das Jahr 1025 von Zhang Junfang fertiggestellten YJQQ enthalten, das uns jedoch heute nur in zwei später entstandenen Editionen überliefert ist.[8] Im YJQQ, „einem Kompendium von Techniken des Langen Lebens",[9] in dem die Texte der Shangqing-Schule eindeutig dominieren, bildet das *Fuqi jingyi lun* von Sima Chengzhen (hier auch Tiantai baiyun genannt) das 57. Kapitel; es gehört somit zum mittleren der drei großen Teile des YJQQ, welcher allgemein praktisch orientiert ist[10] und wird den „Qi-Methoden verschiedener Meister" („*Zhujia qifa*") zugeordnet.[11] Diese im YJQQ erhaltene Version des *Fuqi jingyi lun* umfaßt eine Einführung und neun einzelne „Abhandlungen" (*lun*), die sich um das zentrale Thema der „Aufnahme des *qi*" (*fuqi*)[12] gruppieren.

Die zweite Version der „Abhandlung über die essentielle Bedeutung der Aufnahme des *qi*" (*Fuqi jingyi lun*) ist im *Daozang*, dem um das Jahr 1447 erschienenen „Daoistischen Kanon", in zwei Teilen erhalten. Der erste Teil (DZ Nr. 830) trägt den Titel *Fuqi jingyi lun* und umfaßt die Einführung und die ersten beiden „Abhandlungen". Der zweite Teil, der wie der erste Tiantai baiyun, also Sima Chengzhen, zugeschrieben wird, beinhaltet die restlichen sieben „Abhandlungen" (vgl. Tab.II) und erscheint im *Daozang* (DZ Nr. 277) unter dem Titel „Verschiedene Abhandlungen über die essentielle Bedeutung der Pflege des Echten" (*Xiuzhen jingyi zalun* 修真精義雜論). Wie bereits Chen Guofu vermutet hat,[13] ist es möglich, daß obiger Titel sich an die „Lehrformel zum Nähren des *qi* und zur Pflege des Echten" (*Xiuzhen yangqi jue* 修真養氣訣) anlehnt, eine Schrift, die ebenfalls Sima Chengzhen zugeschrieben wird und das erste Mal in der „Neuen Geschichte der Tang-Dynastie" (1060 datiert) als ein ein Kapitel umfassender Text verzeichnet wird,[14] während sie im *Chongwen zongmu* von 1144 als „fehlend" deklariert wird.[15]

Da sowohl die im YJQQ als auch die im *Daozang* (DZ) erhaltene Version des *Fuqi jingyi lun* zahlreiche Lakunen und Fehler aufweisen, haben wir uns bei der Bearbeitung des Textes auf beide Versionen gestützt und Unterschiede bei der Übersetzung kenntlich gemacht.

Um zu zeigen, daß das *Fuqi jingyi lun* sich wohl ursprünglich aus neun „Abhandlungen" zusammengesetzt hat und daß Chengzhens Werk im DZ ohne ersichtlichen Grund in zwei Teile zerlegt wurde, vergleichen wir kurz beide Text-Versionen:

Bereits die Einleitung des Textes ist in der DZ-Version unvollständig, da der letzte Satz fehlt, der gemäß dem YJQQ besagt, daß der Text aus neun „Abhandlungen" besteht[16].

In der „Abhandlung über die Aufnahme des *qi*" („Fuqi lun") wird sowohl im Zusammenhang mit der Einnahme von Arzneien als auch bei den „Übungen zum Leiten und Dehnen" (*daoyin*) ausdrücklich auf die nachfolgenden „Abhandlungen" des Textes verwiesen[17].

Die Rezitationstexte des „Bittgesuches des zentralen Elixiers der fünffachen reaktiven Wirkkraft" (*Wuling xindan zhang*) und die Erklärungen zu ihrer Anwendung fehlen in der DZ-Version völlig.[18]

In der YJQQ-Version enthält das Kapitel „Daoyin lun" nur eine „Übung zum Leiten

Tab. II: *Aufstellung der neun „Abhandlungen" in den zwei Versionen des Fuqi jingyi lun.*

„Abhandlungen" (*lun*)	YJQQ Kap. 57	*Fuqi jingyi lun* DZ Nr. 830	*Xiuzhen jingyi zalun* DZ Nr. 277
1.	*Wuya lun* 五牙論 „Abhandlung über die fünf Keime"	Wuya lun	
2.	*Fuqi lun* 服氣論 „Abhandlung" über die Aufnahme des *qi*	Fuqi lun	
3.	*Daoyin lun* 導引論 „Abhandlung über die Übungen zum Leiten und Dehnen"		Daoyin lun
4.	*Fushui lun* 符水論 „Abhandlung über Talisman-Wasser"		Fushui lun
5.	*Fuyao lun* 服藥論 „Abhandlung über Drogeneinnahme"		Fuyao lun
6.	*Shenji lun* 慎忌論 „Abhandlung über zu meidende Begleitumstände"		Shenji lun
7.	*Wuzang lun* 五臟論 „Abhandlung über die Fünf Orbes"		Wuzang lun
8.	*Fuqi liaobing lun* 服氣療病論 „Abhandlung über die Behandlung von Krankheiten durch Aufnahme des *qi*"		Liaobing lun
9.	*Binghou lun* 病候論 „Abhandlung über die Anzeichen von Krankheiten"		Binghou lun

und Dehnen“ (der Kommentar kennzeichnet diese Auslassung mit *yunyun* „usw.“), während die DZ-Version 16 weitere Übungen aufführt (diese weisen allerdings stilistisch und terminologisch erhebliche Unterschiede zur ersten Übung auf).[19]
Auch die „Abhandlung über Talisman-Wasser“ („Fushui lun“) ist im YJQQ verkürzt wiedergegeben. Wie schon im „Fuqi lun“ enthält die YJQQ-Version keine Abbildungen von Talismanen, welche die DZ-Version in reichem Maße bietet. Es bestehen allerdings aufgrund ihrer Heterogenität und ihrer stilistischen Abweichungen berechtigte Zweifel, ob die in der DZ-Version erhaltene Sammlung von Talismanen tatsächlich der Feder Chengzhens entstammt.[20]
Die letzte einschneidende Abweichung zwischen beiden Versionen des *Fuqi jingyi lun* finden wir in der „Abhandlung über die Drogeneinnahme“ („Fuyao lun“). Nach der Einführung gibt die YJQQ-Version nur zwei „Rezepte der Shangqing“ an, während der DZ vier Rezepturen aufführt, auf die bereits im „Fuqi lun“ hingewiesen wurde.[21]
Zusammenfassend läßt sich sagen, daß die im 57. Kapitel des YJQQ erhaltene Version des *Fuqi jingyi lun* im Vergleich zur DZ-Version sowohl dem Aufbau wie dem Inhalt nach die authentischere zu sein scheint, auch wenn sie in verkürzter Form wiedergegeben wurde. In der in zwei Teile getrennten DZ-Version fehlen verschiedene im YJQQ erhaltene Abschnitte (wie das *Wuling xindan zhang* im „Fuqi lun“); sie scheint, wenn auch in geringem Umfang, (wie bei den beiden zusätzlichen Rezepturen im „Fuyao lun“) auf authentisches Material zurückzugreifen und lagert zugleich zweifelhaftes Textmaterial an (vor allem im „Fushui lun“). Deshalb sollte die heterogene DZ-Version des *Fuqi jingyi lun* stets in Gegenüberstellung mit der im YJQQ erhaltenen Fassung dieses Textes von Sima Chengzhen betrachtet werden.
Sowohl die angeführten Zitate (Chengzhen zitiert vor allem aus dem *Zhengao* und dem *Suwen*) als auch die Terminologie belegen eindeutig, daß der Text auf die Shangqing-Schule zurückgeht, deren zwölfter Patriarch Sima Chengzhen war. Gewisse stilistische Inkohärenzen treten nur in den zweifelhaften Abschnitten der DZ-Version auf. Dies deutet offensichtlich darauf hin, daß der Text einem einzigen Autor, in diesem Falle Sima Chengzhen, zuzuschreiben ist.

2. Die Struktur des Textes

Die neun einzelnen „Abhandlungen“, aus denen sich das *Fuqi jingyi lun* zusammensetzt, sind im wesentlichen ähnlich aufgebaut: Nach den offensichtlich von ihm selbst verfaßten Einführungen zu den jeweiligen Abhandlungen zieht Chengzhen Übungsanleitungen, Rezepturen oder theoretische Erklärungen aus anderen überlieferten Texten heran, die er z.T. noch mit einer abschließenden Bemerkung versieht. Am deutlichsten tritt dieses Schema im „Shenji lun“, im „Wuzang lun“ und im „Binghou lun“ hervor, wo Chengzhen nach einem einführenden Abschnitt ausschließlich Passus aus dem *Suwen* zitiert.
Eine Ausnahme bildet hier lediglich die „Abhandlung über die Aufnahme des *qi*“

(„Fuqi lun"). Wie bereits der Titel des Textes zu erkennen gibt, ist die „Aufnahme des *qi*" das zentrale Thema der gesamten Abhandlung und nimmt auch deutlich den größten Umfang des Textes ein. Es ist anzunehmen, daß Chengzhen die Übungsanleitungen zur „Aufnahme des *qi*" selbst verfaßt hat, da erst durch diese Ausführungen die in den anderen Abhandlungen dargelegten Techniken in einem sinnvollen Zusammenhang erscheinen. Erst durch diese konkrete Anleitung von Chengzhen wird es für den Adepten möglich, das komplexe Übungssystem der „Aufnahme des *qi*" zu begreifen und entsprechend die zahlreichen zusätzlichen Methoden nach Bedarf sinnvoll anzuwenden. Die einzelnen „Abhandlungen" des Textes stellen demnach keine Stufen auf dem Weg zur Verwirklichung des Dao dar, sondern zeigen das synchrone Ineinandergreifen der verschiedenen grundlegenden Techniken zur Lebenspflege, deren gleichzeitige Ausübung die Voraussetzung jeder weiteren Vervollkommnung bildet.
Die klare Konzeption dieses Textes scheint für die damalige Zeit einzigartig zu sein, da die sonstigen uns bekannten Schriften zu diesem Thema meistens verschiedene Übungen aneinanderreihen, ohne sie in einem derart stringenten Zusammenhang darzustellen. Aus diesem Grund haben wir uns darauf verlegt, bei der Erörterung der einzelnen „Abhandlungen" des *Fuqi jingyi lun* vergleichbare Texte, die sich ebenfalls mit diesen Techniken auseinandersetzen, heranzuziehen, um auf diese Weise die Tradition der von Chengzhen dargelegten Praktiken zur Lebenspflege darzustellen.
Um der Struktur des Textes möglichst gerecht zu werden, haben wir den Aufbau der neun „Abhandlungen" des *Fuqi jingyi lun* beibehalten und jeder z.T. auszugsweisen Übersetzung einen Kommentar beigefügt, in dem wir auf die Tradition der dargelegten Praktiken eingehen. Die Einführung, die Chengzhen den neun „Abhandlungen" vorangestellt hat, geben wir in der Übersetzung ohne Kommentar wieder, da sie den Leser mit der reichen Bildwelt der Shangqing-Schule in einer Weise bekannt macht, die unseres Erachtens nach keiner weiteren Erklärung bedarf.

II. Der Text

Übersetzung der Einleitung von Sima Chengzhen

Das *qi* ist die keimende Wirksamkeit und das Subtile[22] des Dao. Als keimende Wirksamkeit setzt es in Bewegung, als Subtiles wirkt es prägend; also bringt es die Einheit allen Lebens hervor.[23] In der Folge wird das Urchaos[24] in der Phase der „Großen Wandlung"[25] vollkommen. Diese Einheit ist zugleich konkrete und neutrale[26] Erscheinungsform des Dao. In seiner neutralen Form wandelt es sich; in seiner konkreten bildet es heran; also bringt es die Zweiheit alles Lebens hervor.[27]
In der Folge teilen sich Himmel und Erde in der Phase des *taiji*.[28] Dadurch tritt das Gestaltete in Erscheinung und die 10 000 Wesen teilen mit dem Dao dieselben

natürlichen Anlagen; nun manifestieren sich die „freie Energie“ *jing* und die „konstellierende Kraft“ *shen.*[29] Die 10 000 Wesen sind mit dem Dao ebenbürtig begabt. Unter den Gestalten der Wesen ist nur der Mensch echt.[30] Was die „freie Energie“ *jing* der Erscheinungsbilder[31] betrifft, ist nur der Mensch mit „reaktiver Wirkkraft“ (*ling*)[32] ausgestattet.[33] Neben *qian* und *kun*[34] kommt ihm (dem Menschen) die (dritte) Position innerhalb der „Drei Potenzen“[35] zu.
Vereinigt mit Yin und Yang, gehört er zu dem Erlesensten der Fünf Wandlungsphasen.[36]
Deshalb vermag er das Obskure zu durchdringen,[37] die Mustergültigen herabsteigen zu lassen, seine Substanz zu läutern[38] und als „Unsterblicher“ aufzusteigen. Er verbirgt seinen lichten Glanz,[39] begibt sich in das Zentrum der Neutralität[40] und erreicht das Glück der spontanen Verwirklichung (*miao*).
Dringt man in die Methoden zum Aufstieg als „Unsterblicher“ ein, so ist dies auf vielen Wegen zu erlernen. Gelangt man erst zum Glück der spontanen Verwirklichung (*miao*), so führt alles auf ein Prinzip zurück, ob man nun den Saft des „fliegenden Zinnobers“[41] anwendet und, sowie die Droge ihre Wirkung zeigt, man sich emporhebt; oder ob man rituelles Fasten und meditative Pflege (der Persönlichkeit) übt. Ist die verdienstvolle Handlung[42] erst vollendet, verwandelt man sich in einen Gefiederten[43]. Allerdings sind die Drogen aus Edelmetallen und Mineralien mit hohen Kosten verbunden[44] und schwer zu erlangen.[45]
Die „verdienstvolle Handlung“, dies zu erlernen, erstreckt sich über Jahre, währenddessen ist es leicht möglich, sich (von seinem ursprünglichen Vorhaben) zu entfernen. Falls man einen raschen Erfolg anstrebt, zielt man nur auf eine siegreiche Vollendung ab. Doch nur dessen *qi* kann spontan verwirklicht werden (*miao*), der die Neutralität mit seinem Dao vereinigt und die „reaktive Wirkkraft“ und die „konstellierende Kraft“ *shen* mit seiner Gestaltungskraft[46] in Einklang bringt. Der Gelbe Fürst:[47] „Wer Getreide ißt, verfügt über Wissen und stirbt früh. Wer *qi* ißt, entwickelt seine ‘konstellierende Kraft’ *shen* und hat ein langes Leben. Wer nicht ißt, stirbt nicht.“
Der ‘Echte’:[48] „Wer sein Leben nährt, vermag lange Zeit in seinem Dao zu verharren. Wer das *qi* assimiliert,[49] vermag dauerhaft im Dao umherzuschweifen. Ist das *qi* vollkommen, so hat das Leben Bestand. Nun kann der Adept das Streben der Persönlichkeit[50] nähren. Wenn er das Streben der Persönlichkeit genährt hat, vermag er sich mit den ‘Echten’ zu vereinen. Nun kann er unbegrenzt lange hinaufsteigen in den Bereich des lebendigen *qi*.“[51]
Wie sollte man sich da nicht bemühen? Dieses Unterfangen erfordert die Kenntnis, wie man die Morgenröte unter Einatmen heranzieht, wie man sich den Mund mit dem Reif des Windes[52] spült[53], wie man sich von dem Glanz[54] der „freien Energie“ *jing* in den Fünf Orbes nährt und wie man die Bau- und Wehrenergie[55] durch die hundert Gelenke leitet.
Erst nachdem durch die Befriedung der Gestalt alle Krankheiten ausgetrieben sind, wird man wieder Harmonie verbreiten und sich eines langen Lebens erfreuen können.
Man „sperrt“[56] das Sehen und Hören, um die „embryonale Atmung“ zu vollziehen.[57] Man kehrt zeitweise zu Schwäche und Verfall zurück, um ein jugendliches

Antlitz zu erlangen. Das Weite nimmt man vom Himmel an, das Nahe verschafft man sich von sich selbst.[58] Ist das Bewußtsein erschöpft, versucht man, sich anzupassen und den Körper[59] im nicht absichtsvollen Handeln (*wuwei*) umherwandern zu lassen.
Wenn man auf diese Weise hundert Jahre freudig umhergeschweift ist und in Vollkommenheit gelebt hat, so kommt es plötzlich dazu, daß man sich leicht über alle Künste erhebt und die Feinheit des Echten, Klaren und Neutralen erreicht. Falls die Berufung zur „Pflege der Echtheit" mit der verdienstvollen Handlung des läuternden Wandels zusammentrifft,[60] so vermag man Wolkenwagen anzuhalten,[61] in kürzester Zeit auf einem Federwagen davonzugaloppieren und über die Weite zu spotten.
Überblickt man die klassischen Schriften über das „Aufnehmen des *qi*",[62] so gibt es viele Bände, die entweder in den verschiedenen Sektionen (der Werke) verstreut sind oder deren Herkunft nicht zu klären ist. Wer sie betrachtet, wird ohne genügende Weite (im Denken) zu Zweifeln gelangen. Wer sie praktiziert, wird ohne tiefgreifende Erfahrungen keine Wirkung erzielen.
Deshalb habe ich die Bücher in Kategorien gesammelt, sie mit entsprechenden Titeln versehen, sie genauestens untersucht und zu den Quellen zurückverfolgt. Dies alles führte dazu, daß (die Einzelteile) meiner Arbeit sich gegenseitig unterstützen gleich den Sommerzikaden.[63]
Wie wäre es da möglich, daß sich einzig Schildkröten und Drachen[64] daran erfreuten! Alles habe ich wie folgt in 9 Abschnitte geteilt.[65] (YJQQ Kap. 57, S. 1a-2b)

1. Abhandlung über die „Fünf Keime" („Wuya lun" 五牙論)

1.1 Übersetzung

Wessen Gestalt vollkommen ist, der wurzelt in den Orbes.[66] Wessen „konstellierende Kraft" *shen* ruhig ist, dessen Substanz schöpft aus der „freien Energie" (*jing*) und dem *qi*. Die natürlichen Anlagen nehmen in den „fünf Shen-Gottheiten"[67] Gestalt an. Sobald sich ihr Abbild konkretisiert, wird der Körper zunehmend geschwächt, das *qi* vermindert, und der Verfall setzt ein.
Deshalb ist es angebracht, die „Wolkenkeime"[68] zu assimilieren, dabei die Säfte zum Fließen zu bringen und den „lichten Glanz der Morgenröte"[69] einzuatmen, um mit der „reaktiven Wirkkraft" (*ling*) schwanger zu gehen, durch die Bau- und Wehrenergie[70] seine Reinheit[71] zu bewahren und den Verfall seiner Gesichtszüge aufzuhalten.
Man wirkt vermehrend, indem man lange Zeit übt, um das Glück der spontanen Verwirklichung (*miao*) zu vollenden. Bei fortschreitender Ansammlung (der Energien und Säfte) spürt man, wie die „konstellierende Kraft" *shen* durchdrungen wird; der Adept wird mit den „Fünf Alten"[72] ebenbürtig und steigt auf. Gemeinsam mit den „Neun Echten"[73] nimmt er den gleichen Rang ein.
Die klassischen Texte geben Aufschluß, wie man die Wege der Säfte zu betrach-

ten hat. Was bei der Kultivierung und beim Lernen zu beachten ist, wird hier genauestens aufgeschlüsselt:
Die Methode, die „echten fünf Keime“ aufzunehmen. An jedem klaren Sonnenaufgang soll man heimlich die Zauberformel aufsagen.

Komm: Der klassische Text spricht nicht davon, in welche Richtung das Gesicht sich wenden sollte. Daher sollte man in jede (der fünf) Richtungen blicken. Zunächst „sitzt man ausgewogen“ (*pingzuo*),[74] „ballt die Fäuste“ (*wogu*),[75] schließt die Augen, klappert dreimal mit den Zähnen (*kouchi*)[76] und rezitiert. Zuerst zur Mitte hin, anschließend in die vier Himmelsrichtungen.

Der Osten entspricht dem „Grünen Keim“; bei der Aufnahme des grünen Keimes trinkt man von der „Blüte des Morgens“.[77] Ist das Gebet beendet,[78] spielt[79] man mit der Zunge außen an der oberen Zahnreihe und leckt seine Lippen. Man spült den Mund (mit Speichel), und ist er gefüllt, schluckt man dreimal.
Der Süden entspricht dem Zinnober; bei der Aufnahme des Zinnobers trinkt man aus dem „Zinnoberteich“.[80] Ist das Gebet beendet, spielt man mit der Zunge außen an der unteren Zahnreihe und leckt seine Lippen. Man spült den Mund (mit Speichel), und ist er gefüllt, schluckt man dreimal.
Die *wu* und *ji* der Mitte entsprechen dem hohen Berg Taishan;[81] bei der Aufnahme der „freien Energie“ *jing* und des *qi* trinkt man von der „Quelle der Flüssigkeit“.[82] Ist das Gebet beendet, spielt man mit der Zunge oben an der „dunklen Brust“[83] und holt das „Jadewasser“[84] herbei. Man leckt seine Lippen , spült den Mund (mit Speichel), und ist er gefüllt, schluckt man dreimal.
Der Westen entspricht dem „hellen Stein“;[85] bei der Aufnahme des hellen Steines trinkt man von dem „wirkkräftigen Saft“.[86] Ist das Gebet beendet, spielt man mit der Zunge innen an der oberen Zahnreihe. Man leckt seine Lippen, spült den Mund (mit Speichel), und ist er gefüllt, schluckt man dreimal.
Der Norden entspricht der „dunklen Feuchtigkeit“;[87] bei der Aufnahme der dunklen Feuchtigkeit trinkt man von dem „Jadesirup“.[88] Ist das Gebet beendet, spielt man mit der Zunge unten an der inneren Zahnreihe. Man leckt die Lippen, spült den Mund (mit Speichel), und ist er gefüllt, schluckt man dreimal.
Ist diese Übungsfolge beendet, nimmt man das *qi* durch die Nase so tief wie möglich in sich auf und läßt es allmählich wieder hinaus. Wenn man dies mehr als fünfmal vollzogen hat, ist der „echte Weg“ vollendet.

Komm:[89] Die Vorstellungskraft *yi*[90] muß mit den Himmelsrichtungen übereinstimmen; deshalb ist es notwendig, die *qi* jeweils in der ihnen zugeordneten Zahl aufzunehmen: im Osten neunmal, im Süden dreimal, in der Mitte zwölfmal, im Westen siebenmal und im Norden fünfmal.[91]

Weiterhin gibt es den „Zauberspruch über die Quelle der Flüssigkeit der Mitte“ des Meisters Yi:[92] Steile Abgänge aus weißem Gestein möchte ich überschreiten, um in die sprudelnden Tiefen der Jadebrei-Quellen[93] zu gelangen. Ich trinke davon, auf daß mir langes Leben zuteil werden möchte!“[94]

Komm:[95] Wenn man dies rezitiert hat, fährt man wie folgt fort. Gemäß des Originaltextes darf man sich dabei nicht abmühen.[96]

Dies ist eine Methode aus dem „Klassiker der Fünf Talismane der wirkkräftigen Kleinode".[97] In dem „Klassiker der Oberen Reinheit (Shangqing)"[98] gibt es außerdem eine Methode der „Wolkenkeime der vier Extreme".[99] Dieses Verfahren ist äußerst geheim und nicht leicht darzulegen. Allgemein ist es das Beste, bei der Aufnahme des *qi* zuerst nach der Methode der Fünf Keime zu verfahren, um die Orbes zu durchdringen und sich anschließend der gewöhnlichen Methoden zu bedienen.

Die grüne Farbe des Ostens tritt ein, durchdringt den Orbis hepaticus, eröffnet die Öffnungen in den Augen und manifestiert sich in den Leitbahnen.[100] Die zinnoberrote Farbe des Südens tritt ein und durchdringt den Orbis cardialis, eröffnet die Öffnungen in der Zunge und manifestiert sich im „Blut" *xue*.[101]

Die gelbe Farbe der Mitte tritt ein und durchdringt den Orbis lienalis, eröffnet die Öffnungen im Mund und manifestiert sich im „Fleisch". Die weiße Farbe des Westens tritt ein und durchdringt den Orbis pulmonalis, eröffnet die Öffnungen in der Nase und manifestiert sich in der Haut.[102] Die schwarze Farbe des Nordens tritt ein und durchdringt den Orbis renalis, eröffnet die Öffnungen in den Ohren und manifestiert sich in den Knochen.[103]

...

Alle, die das *qi* der „Fünf Keime" aufnehmen, sollten sich auf den jeweiligen Orbis konzentrieren, damit die (jeweils dem Orbis zugeordneten) Säfte sich verteilen und durchdringend wirken können. Je nachdem, auf welchen Orbis man sich dabei konzentriert, kann man (Säfte und *qi*) im Körper zum Zirkulieren bringen und auf diese Weise Krankheiten bekämpfen und heilen.

Zum Beispiel: Wer den „Grünen Keim" aufnehmen will, richtet seine Gedanken darauf, daß das *qi* in den Orbis hepaticus eintritt; daraufhin sieht man das grüne *qi* und die grünen Säfte, die jeweils klar und deutlich zu unterscheiden sind. Bei längerer Übung sieht man das *qi* auf dem Akupunkturpunkt (Foramen) *dadui*[104] am Fuß zirkulieren; man nimmt es auf, läßt es in der Leitbahn zusammenströmen und sich auf alle Leitbahnen verteilen, bis schließlich die Übung spontan und selbsttätig durchführbar wird. Anschließend nimmt man analog (das *qi*) aller Richtungen auf. Nach der Uhrzeit *chou* (1.00 - 3.00 Uhr morgens) wäscht man sich, reinigt die Kleider, geht in ein anderes Zimmer, verbrennt Räucherwerk, setzt sich, das Gesicht in die bestimmte Richtung gewendet, beruhigt seine Gedanken, klärt sein Bewußtsein, konzentriert sich und vollzieht es. (YJQQ, Kap. 57, S. 2b, 4a, 5a)

1.2 Kommentar

1.2.1 Allgemeine Betrachtungen über die Aufnahme der Fünf Keime

Nach chinesischer Vorstellung besteht der Kosmos aus fünf raum-zeitlichen Bereichen, den Vier Himmelsrichtungen als Entsprechungen der Vier Jahreszeiten und dem Zentrum in der Mitte. Diesen fünf durch Farbembleme qualifizierten Bereichen entsprechen die Fünf Wandlungsphasen, die „Fünf Heiligen Berge“ und die „Fünf Planeten“.[105] Im Menschen, dessen Körper dem Kosmos entspricht, werden diese fünf Bereiche durch die fünf „Speicherorbes“ (*wuzang*)[106] verkörpert. Die Fünf Orbes werden von den *qi* der Fünf Wandlungsphasen erhalten, und zwar jeweils durch jenes *qi*, das dem einzelnen Orbis zugeordnet ist bzw. ihm aufgrund der Jahreszeit etc. entspricht.

Es gibt also eine Art Kodex, nach dem das Leben des Makrokosmos mit dem des Mikrokosmos in Einklang gebracht werden kann.

Da der Adept bestrebt war, sich gänzlich in den Rhythmus von Zeit und Raum einzufügen und sich dem in Harmonie befindlichen Kosmos anzugleichen, bestand für ihn auch die Notwendigkeit, sich im Kosmos die Substanzen zu suchen, die am besten für seine Fünf Orbes geeignet waren. Genau das waren die Fünf Keime.

Die Fünf Keime werden entsprechend als „das belebende *qi*[107] der Fünf Wandlungsphasen“ erklärt[108] und in der Enzyklopädie *Sandong zhunang* aus der ersten Hälfte des 7. Jahrhunderts werden die Fünf Keime mit den „fünf Küchen“ (*wuchu*)[109] gleichgesetzt[110].

Die Aufnahme der Fünf Keime kann daher als Verfahren verstanden werden, sich die *qi* der Fünf Wandlungsphasen einzuverleiben, um die Fünf Orbes als Hauptstützen des menschlichen Körpers zu sättigen und zu stärken. Die nährende Qualität der Fünf Keime wird bereits im „Inneren Klassiker der Gelben Halle“ *Huangting neijing* (aus dem 4. Jahrhundert)[111] betont: „Wenn man sich konzentriert und mit den Fünf Keimen den Mund spült, wird man weder hungrig noch durstig sein.“[112]

Da nach daoistischer Vorstellung die „Drei Würmer“ (*sanchong*) und die „Drei Leichendämonen“ (*sanshi*),[113] die als todbringende Schädlinge in den drei Zinnoberfeldern des menschlichen Körpers Verwesung bedingen, sich von Getreide ernähren, war dieses Hauptnahrungsmittel in China von vornherein für den Adepten ausgeschlossen.[114] Zur Sättigung ernährt er sich statt dessen von feinstofflicher kosmischer Nahrung.

Verfahren, wie man sich von „kosmischen Einflüssen“ nährt - seien es Essenzen wie Tau, Reif oder Nebel, farbiges *qi* oder Ausstrahlungen der Sonne, des Mondes etc. - werden bereits im *Zhuangzi* erwähnt;[115] konkrete Übungsanweisungen dieser Art sind seit der Han-Zeit bekannt.[116]

Um tatsächlich den Vorgang der Nahrungsaufnahme nachzuahmen, gehen diese Techniken meistens mit dem Schlucken des Speichels einher.[117] Im Speichel, einem wesentlichen struktiven Saft im menschlichen Körper, vermögen sich die aufzunehmenden „kosmischen Einflüsse“ (Wolken, Nebel, Tau und Ausstrahlungen etc.) als struktive Essenzen des Himmels zu konkretisieren. Deshalb ruft man bei der Methode der Fünf Keime die Fünf Himmelsrichtungen an, spült seinen Mund mit Speichel und schluckt ihn als Verkörperung der „kosmischen Energien“.

Je nach dem Ort der Entstehung des Speichels im Mund oder nach seiner dortigen Funktion kennt der Daoismus verschiedene Speichelarten, die so poetische Namen tragen wie „Jadesirup“, „Quelle der Flüssigkeit“, „wirkkräftiger Saft“ etc.[118]

Ein weiterer wichtiger Aspekt der „kosmischen Einflüsse“ ist, daß sie noch nicht konkretisiert sind, sondern sich noch in einem primordialen Zustand befinden. Der Adept versucht also, sich von den noch nicht konkretisierten Elementen des Universums zu ernähren, um seinem eigenen Verfall entgegenzuwirken.
Im Zusammenhang mit dieser keimenden Subtilität, die die Fünf Keime auszeichnet,[119] kehren wir zu der Einführung zurück, die Sima Chengzhen für sein Werk *Fuqi jingyi lun* „Abhandlung über die essentielle Bedeutung der Aufnahme des Qi“ verfaßte. Dort definierte er gleich zu Anfang das *qi* als „keimende Wirksamkeit“ und das „Subtile“ des Dao. Er tat dies in Anlehnung an das *Yijing*, wo es heißt:

“Die keimende Wirksamkeit ist das Subtile der Bewegung und die früheste Manifestation der Glücksverheißung. Der Edle erkennt die keimende Wirksamkeit und handelt danach.“[120]
Der Idealtypus des Daoisten zeichnet sich u.a. dadurch aus, die Dinge und Geschehnisse bereits vor ihrer Konkretisierung zu erfassen und entsprechend zu handeln. Wenn sich der Adept nun zusätzlichen von den subtilen „kosmischen Einflüssen“ ernährt, gleicht er sich allmählich dem Kosmos an, sein Körper wird leicht und glänzend, und auf diese Weise nähert er sich zunehmend dem primordialen Dao an.

1.2.2 Die Darstellung der Methode der Fünf Keime bei Sima Chengzhen

Sima Chengzhen führt die „Methode der Fünf Keime“ als Technik ein,[121] die durch Aufnahme „kosmischer Einflüsse“ in Form von Keimen und des „Glanzes der Morgenröte“ die Säfte und den Speichel zum Fließen anregt, die Wirkkräfte steigert und somit dem naturgegebenen Verfall des Menschen Einhalt gebietet. Chengzhen stellt dem beständig übenden Adepten sogar in Aussicht, auf diese Weise den Rang einer Gottheit zu erreichen.
Als Übungsanleitung zitiert er zunächst aus den „Vorworten zu den Fünf Talismanen der wirkkräftigen Kleinode“ *Lingbao wufu xu* (ca. Ende des 3. Jahrhunderts),[122] das viele komplexe Techniken zur Aufnahme „Kosmischer Einflüsse“ enthält, die innerhalb der Shangqing-Schule weiter ausgebaut wurden.[123] Aus den Kommentaren zu der Übung geht hervor, daß sich der Kommentator, vielleicht Chengzhen selbst, auch mit der anderen im *Lingbao wufu xu* enthaltenen Fassung der „Methode der Fünf Keime“ auseinandergesetzt haben muß.[124] Für seine Abhandlung hat er jedoch die kürzeste und konkreteste Darstellung dieser Technik als Anleitung gewählt. Gemäß seinem in der Einführung geäußerten Anliegen, die überlieferten Methoden zu ordnen und bis zu den Quellen zurückzuverfolgen, ist zu vermuten, daß er damals diese Version der „Methode der Fünf Keime“ für die authentischste hielt.[125] Interessant ist nun, wie er diese „Methode der Fünf Keime“ mit der inhaltlich sehr ähnlichen und sicher von der ersten Methode inspirierten Technik zur Aufnahme der „Wolkenkeime der Vier Extreme“ verbindet; die letztgenannte ist eine Methode der Shangqing-Schule, die in ihrer ausführlichsten Form in der „Klassischen Lehrformel des ursprünglichen Echten der Hellen Halle“ (*Mingtang yuanzhen jingjue*) enthalten ist.[126] Statt auf den Originaltext greift Chengzhen auf den Kommentar des

Mingtang yuanzhen jingjue zurück, der Tao Hongjing zugeschrieben wird.[127] Dieser Kommentar erläutert, wie der nach der Rezitation erzeugte Speichel in der dem jeweiligen Orbis entsprechenden Farbe in den zugeordneten Orbis eintritt. Dies greift Chengzhen auf und erweitert die meditative Übung durch Entsprechungen aus der Orbisikonographie gemäß der „Unbefangenen Fragen des Inneren Klassikers des Gelben Fürsten“ *Huangdi neijing suwen* (1. Jh. v. Chr.), indem er die zu jedem Orbis korrespondierende Körperöffnung und seine Manifestation im äußeren Bereich des Körpers benennt.[128]

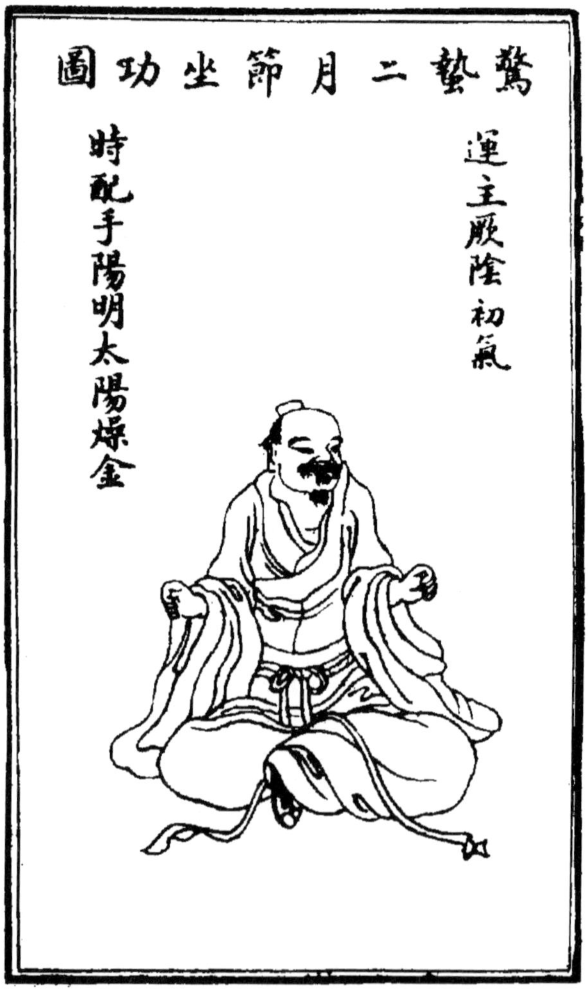
驚蟄二月節坐功圖
運主厥陰初氣
時配手陽明太陽燥金

Abb. 5: Die Qing-zeitliche Darstellung eines Adepten, der „seine Hände zu Fäusten ballt“ (wogu) (vgl. Glossar). Aus dem Neiwaigong tushuo, S. 138.

Der Passus, den wir im Rahmen dieser Arbeit nicht übersetzen, beschreibt die mehrblättrige Form, die Farbe und die Lage der einzelnen Orbes gemäß der Angaben im „Klassiker der Gelben Halle" *Huangting jing.*[129] Zur gleichen Zeit werden die Anfangspunkte der den einzelnen Orbis entsprechenden Sinarterien angegeben, die der Kommentar genau lokalisiert. Da aber diese Darstellung auf den klassischen Schriften des *Huangting jing* und auf den Klassikern der Akupunktur beruht und keine Neuerungen aufweist, hielten wir eine Übersetzung für überflüssig.

Weit wichtiger ist die meditative Übung, die Chengzhen auf der Basis der zuvor zitierten Texte weiterentwickelt hat: hat man das *qi* des jeweiligen Keimes in den entsprechenden Orbis geleitet, so sieht man mittels der Vorstellungskraft die *qi* und Säfte in der dem Orbis zugeordneten Farbe im Körper zirkulieren. Bei fortschreitender Übung kann es dem Adepten sogar gelingen, das *qi* des jeweiligen Keimes nicht mehr über Anrufung und Schlucken des Speichels aufzunehmen, sondern über einen bestimmten Akupunkturpunkt (auf der dem jeweiligen Orbes entsprechenden Leitbahn) den dem Orbis zugeordneten Keim aufzunehmen. Das bedeutet, daß die Orbes „zur Blüte" gelangt sind[130] und die ihnen zugehörigen *qi* den gesamten Organismus des Adepten erfaßt haben, so daß die Grenzen zwischen Innen und Außen, Mikrokosmos und Makrokosmos in Auflösung begriffen sind.

Sima Chengzhen betrachtet diese Methode als Vorbereitung zur Aufnahme des *qi*, da die Durchlässigkeit und Stärkung der Orbes sowie die Zirkulation des *qi* im gesamten Körper eine unablässige Voraussetzung zu der weiteren Praxis der Aufnahme des *qi* darstellen. Mit seinem Übungsschema, mit dem nach seinen Angaben Krankheiten zu bekämpfen und zu heilen sind, entwirft Chengzhen eine Art Akupunktur, bei der man statt der Nadeln mit seiner eigenen Vorstellungskraft tonisierend auf die Akupunkturpunkte einwirkt.

Die „Methode der Fünf Keime" hat sich im Laufe der Zeit weiterentwickelt, was wir hier nur kurz skizzieren können. Diese Weiterentwicklung zeichnet sich durch eine starke Tendenz zur Ritualisierung aus, was sich bereits in der daoistischen Enzyklopädie *Wushang biyao* aus dem späten 6. Jahrhundert erkennen läßt. Auf der Basis der „Methode der Fünf Keime" hat sich hier ein Ritual entwickelt, das genauen zeitlichen und räumlichen Regeln unterliegt.[131] Zugleich wird der Ritus mit Massagetechniken und gymnastischen „Übungen zum Leiten und Dehnen" (*daoyin*) begleitet. Der rituelle Charakter der „Methode der Fünf Keime" tritt in der Shangqing-Schule immer stärker in den Vordergrund, so daß diese Praktik von der Song-Yuan-Zeit (13./14. Jahrhundert) an gänzlich im Ritual aufging.[132]

In der modernen Praxis der Qi-Übungen lassen sich einige, wenn auch wenige Parallelen zu der von Sima Chengzhen entworfenen Methode ziehen. So hat man neuerdings eine Kombination von meditativen Atemübungen entwickelt, die mit Massage bestimmter Akupunkturpunkte einhergeht. Frau Guo Lin, die wegen ihrer speziell für Krebskranke entwickelten Qigong-Übungsabfolge bekannt ist, hält eine kombinierte Methode, bei der man während meditativer Atemübungen bestimmte Akupunkturpunkte massiert, zur Regulierung der einzelnen Orbes für besonders wirksam. Zur Regulierung des Orbis renalis empfiehlt sie, ebenso wie

Chengzhen dies durch „Aktualisierung des *qi*" beschreibt, auf den Punkt *yongquan*[133] in der Mitte der Fußsohle manuell einzuwirken.
Der Speichel spielt im modernen qigong immer noch eine gewisse Rolle. Zwar kennt man nicht mehr die Vielfalt von Speichelarten, die je nach Funktion oder Erzeugungsort im Mund poetische Namen erhielten, aber in der modernen Literatur der Qi-Übungen wird stets betont, daß es ein gutes Anzeichen sei, wenn sich während der Übungen vermehrt Speichel bildet. Diesen soll man langsam schlucken, was sich vorteilhaft auf die Verdauung und auf die Konzentration auf das untere Zinnoberfeld auswirken soll.[135]

2. Abhandlung über die „Aufnahme des qi" („Fuqi lun" 服氣論)

2.1 Übersetzung

Das *qi* ist der Ursprung des Embryo[136] und die Wurzel der Gestalt. Sobald der Embryo geboren ist, beginnt sich die ursprüngliche „freie Energie" *jing*[137] zu zerstreuen; sobald sich die Gestalt (*xing*) bewegt, verdirbt allmählich die grundlegende Substanz.[138] Deshalb muß man *qi* assimilieren,[139] um die „freie Energie" *jing* zu festigen. Man muß das *qi* bewahren, um die Gestalt zu läutern. Ist die „freie Energie" *jing* in Fülle vorhanden, so ist die „konstellierende Kraft" *shen* vollkommen. Ist die Gestalt vollendet ausgeprägt, so wird das Geschick verlängert. Haben der Ursprung und die Wurzel ihre volle Ausformung erlangt, ist es möglich, sich auf eine feste Lebensgrundlage zu verlassen. Für die Zehntausend Wesen gilt: Es gibt keine, die zwar mit *qi* ausgestattet sind, aber keine Gestalt haben, und es gibt keine, die Gestalt haben, aber kein *qi*.
Wie könnte da der tüchtige, um die Sammlung seiner Lebenskräfte bemühte Mensch[141] darauf verzichten, das *qi* zu konzentrieren (*zhuan*) und dabei Weichheit zu erreichen?[142]
"Talisman zur Führung des *qi* der Großen Reinheit" (*Taiqing xingqi fu*):[143] Will man das *qi* aufnehmen und den Getreidegenuß abbrechen, schreibt man zunächst, jeweils in die Richtung gewendet, die in der jeweiligen Jahreszeit dominiert,[144] einen Talisman und schluckt[145] ihn. Sieben Tage lang schluckt man jeweils einen (Talisman). Nach dreimal sieben Tagen hält man ein. Nun fügt man drei Talismane zusammen[146] und verbrennt sie mit Räucherwerk.
Allgemein gilt für denjenigen, der *qi* aufnehmen will, daß er zuerst seine körperlichen Gebrechen heilt, damit die Orbes durchlässig werden und sich die Glieder in ruhiger Harmonie befinden. Auch wenn keine konstitutionellen Leiden vorliegen, muß man Arzneien einnehmen. Der Trank zur Austreibung des Schleimes[147] bemißt sich nach der Wärmeempfindlichkeit des Körpers. Weiterhin nimmt man ein *liang*[148] Abführdekokt ein,[149] um die Orbes stomachi und intestinorum durchlässig zu machen und zu entleeren. Für die Beseitigung von Stauungen und Blockaden gibt es ein Auswurfmittel, das weiter hinten aufgeführt wird.[150] Wenn man dahin gelangt ist, daß die Atmung ausgewogen ist, sollte man hundert Tage

den „Ritus des reinen Fastens“[151] vollziehen; auf diese Weise reinigt man sich gründlich und kann seine Willenskraft disziplinieren.
In der Zwischenzeit wird die Nahrungsaufnahme schrittweise vermindert, Saures und Salziges werden allmählich weggelassen. Befeuchtende Sapores müssen aufgenommen werden, dazu gehören Drogen wie Poria, gedämpfter sonnengetrockneter Leinsamen[152] u.ä. Für die Vorbereitung zum Abbruch des Getreidegenusses ist dies das beste.
Bei der Aufnahme des *qi* darf man anfangs nicht abrupt mit der Einnahme von Arzneien aufhören. Vielmehr muß die Einnahme der Drogen Tag für Tag vermindert werden, während umgekehrt das *qi* allmählich zunimmt, bis das *qi* und alle Säfte durchdringend fließen[153] und der Körper und die Orbes stabilisiert sind. Dann kann man sämtliche Drogen absetzen. Wer an diesem Punkt noch nicht auf Leckereien verzichten kann, sollte ableitende und befeuchtende Arzneien einnehmen und selbst unterstützend einwirken.[154] Harte, rauhe, belastende, stopfende, kalte und schlüpfrige Dinge sollte man meiden.
Wenn man dies lange Zeit praktiziert, spürt man, daß der Orbis stomachi und der Orbis intestinorum neutral und in sich vollkommen werden, und man empfindet weder Hunger noch Durst. Abnahme und Zunahme, Vordringen und Zurückweichen[155] erfolgen nach Belieben, so daß sie hier nicht erschöpfend dargelegt werden können.
Im Frühjahr oder im Herbst wählt man zu Monatsbeginn nach dem 3. und vor dem 8. Tag einen glücksverheißenden Tag für den Übungsbeginn. Zuerst nimmt man einen „Talisman zur Führung des *qi* der Großen Reinheit“ ein und zählt bis zu dem Tag, an dem man den dritten Talisman geschluckt hat.[156] Nun begibt man sich in den „stillen Raum“[157], der nach Osten gerichtet sein und den „lichten Glanz“ (*jing*)[158] des Morgens empfangen sollte. In der Ostwand öffnet man ein Fenster, damit die Sonnenstrahlen direkt auf den Liegenden treffen. Im Osten dieses Raumes darf es keine anderen räumlichen Hindernisse geben. Nach ein Uhr nachts[159] löst man zunächst seine Haare und kämmt sie hundertmal; dann verteilt man sie aufgelöst nach hinten.[160]

Komm: Wenn man gerade mit der Aufnahme des *qi* beginnt, muß man so verfahren. Wenn man diese Übung dagegen länger praktiziert, ist es nicht mehr notwendig, die Haare nach hinten zu verteilen.

Man verbrennt Räucherwerk.

Komm: Beim Abbrennen von Räucherwerk darf man nicht den Xunlu-Weihrauch[161] benutzen.

Man wendet sich nach Osten, sitzt aufrecht,[162] klärt das Bewußtsein und stabilisiert die Gedanken; man klappert mit den Zähnen[163] und übt sich in den „Übungen zum Leiten und Dehnen“ (*daoyin*).

Komm: Diese Methode wird im folgenden Abschnitt ausgeführt.[164] Dann sitzt man ruhig, fixiert[165] die Atmung und legt sich (auf den Rücken) so nieder, daß der Kopf im Westen liegt.

Komm: In allen klassischen Texten heißt es zwar, daß der Kopf im Osten liegen soll. In diesem Fall ist jedoch der Blick nach Westen gerichtet, was keineswegs zuträglich ist, wenn man die Qi-Atmung „aktualisiert“ (*cun*) und (das *qi*) einatmet.

Das Lager muß dick und warm sein; die Decken müssen auch der Temperatur angemessen sein, so daß man am besten von selbst eine leichte Wärme verspürt. Von der Hüfte abwärts bis zu den Füßen muß es rundum warm sein. Wenn man die Nackenstütze niedrig einstellt, so muß sie niedriger sein als der Rücken; stellt man sie hoch ein, soll beides in einer Linie liegen, damit Kopf und Hals mit dem ganzen Körper eine Ebene bilden.

Man löst Kleider und Gürtel, um sie weit und bequem zu machen. Beide Hände sind drei *cun* (= 7,35 cm) vom Körper entfernt und sind zur Faust geballt (*wogu*). Beide Füße sind ungefähr 5 bis 6 *cun* (= 12 cm)[166] voneinander entfernt.

Nun wirft man gemächlich das *qi* aus,[167] und wenn die Atmung harmonisch geworden ist, konzentriert man sich darauf.[168] Man vereinigt das *qi* der ersten „Strahlung“[169] im Osten mit dem Sonnenlicht zu einem Elixier des „fließenden Scheines“[170] und zieht diesen „lichten Glanz“ *jing* herbei, bis er vor den Augen erscheint.

Komm: Zunächst entfernt man die Haare aus der Nase und drückt zu Beginn jeder Übung mit beiden Daumen jeweils rechts und links an die Nase und bewegt sie nach oben und nach unten. Nach zehnmaliger Durchführung ist die Nase durchlässig.[171]

Darauf zieht man durch Einatmen durch die Nase vorsichtig das *qi* heran[172] und schluckt es hinunter.

Komm: Wenn man dies lange Zeit geübt hat, braucht man das *qi* nicht mehr bewußt durch die Einatmung heranzuziehen, sondern man „aktualisiert“[173] das *qi* und schluckt es hinunter. Wenn das *qi* auf diese Weise wie von selbst eindringt, dann ist das „Glück der spontanen Verwirklichung“ (*miao*) erreicht.

Nachdem man dreimal geschluckt hat, gelangt das *qi* in den Orbis pulmonalis. Man öffnet leicht die Lippen und wirft das *qi* gemächlich aus.

Auch das Eintreten des *qi* erfolgt in einer bestimmten Geschwindigkeit. Das Angemessene sind die nach ihrer Wesensnatur harmonisierten Atemzüge.[174] Auf keinen Fall darf man das *qi* abrupt bis zum Extrem heranziehen, da es sich sonst vergröbern würde. Und wenn das *qi* grob ist, wirkt es sich nachteilig aus.

Darauf zieht man das *qi* wiederum heran und schluckt es dreimal. Falls die Qi-Atmung[175] sich verlängert, steigert man das Schlucken auf 5 bis 6 Male, bis man es auf siebenmal bringt, was als das Günstigste gilt. Wenn der Orbis pulmonalis auf diese Weise groß und voll empfunden wird, ist das angemessene Maß erreicht.

Nun hört man mit dem Schlucken auf und „sperrt das *qi*“ (*biqi*)[176], um es eine Zeitlang im Orbis pulmonalis zu „aktualisieren“ (*cun*); dann läßt man es entlang beider Schultern verlaufen und in die Arme eindringen, bis es in die zur Faust geballten Hände (*wogu*) gelangt. Danach „aktualisiert“ (*cun*) man das *qi* auf die Weise, daß es nach unten in den Orbis stomachi eintritt und dann in die beiden Orbes renalis gelangt. Nun läßt man das *qi* die Oberschenkel hinab in beide Beine

fließen. Der richtige Grad ist erreicht, wenn man im Bewußtsein zwischen Haut und Fleisch ein kribbelndes Gefühl, wie das Krabbeln von laufenden Insekten, wahrnimmt.
Nachdem dieses eingetreten ist, läßt man über einen kurzen Zeitraum eine subtile „geräuschvolle Atmung" (*chuanxi*)[177] zu. Nachdem diese „geräuschvolle Atmung" harmonisiert ist, zieht man das *qi* gemäß der oben aufgeführten Methode heran, schluckt es[178] und leitet es (durch den Körper). Wenn man Hände und Füße als feucht und warm empfindet, so ist dies das Anzeichen für die harmonisierte Durchlässigkeit.

Komm: Bei allen Rezepten zur Aufnahme des *qi* läßt man das *qi* direkt in den Bauch eintreten, indem man es dort „aktualisiert", ohne es zuerst in die vier Extremitäten zu lenken. Wenn hingegen die Extremitäten kalt werden und die fünf Orbes stagnieren, muß man zuerst das *qi* in die vier Extremitäten und anschließend erst in den Bauch eintreten lassen. So wird das *qi* auf natürliche Weise fließend verbreitet.[179]

Anschließend braucht man das *qi* nicht mehr im Orbis pulmonalis zu „aktualisieren", sondern man zieht es direkt heran und läßt es in die Dick- und Dünndarm-Orbes eintreten. Der richtige Grad ist erreicht, wenn das *qi* geräuschvoll umherkreist und fließend bis unterhalb des Nabels gelangt. Falls dies der Fall ist und man in dem Darm-Orbis ein Gefühl der Sättigung und des Angefülltseins wahrnimmt, hört man auf. Man stellt beide Knie auf und ballt schleunigst die Hände zu Fäusten und „sperrt" das *qi*. Nun trommelt man neunmal auf den Bauch, und während des Trommelns „aktualisiert" man das *qi* und läßt es sich im ganzen Körper verteilen. Dann „sperrt" man es und wirft es kurz vor der Erlangung des Höhepunktes gemächlich aus. Man sollte dabei unbedingt darauf achten, daß dieser Vorgang nicht zu lange ausgedehnt wird. Falls das *qi* hastig und gedrängt empfunden wird, zieht man es langsam herbei und wirft es dann sogleich (ohne „Sperren") aus.
Wenn man im Bauch ein Gefühl der Weite verspürt, hat dieser Vorgang seinen Höhepunkt erreicht und man hält inne. Falls sich der Bauch voll und unruhig anfühlt, dann sollte man schleunigst das *qi* „sperren" und auf den Bauch trommeln.
Anschließend bringt man die Beine in eine bequeme Lage und streicht mit den Händen einige zehn Male über das Gesicht und über die Mitte der Brust abwärts. Weiterhin massiert man den Bauch und umkreist den Nabel ebenfalls einige zehn Male. Nun streckt man die Beine, so daß die Zehen nach oben gerichtet sind, und bewegt sie auf und ab. Dann löst man die Fäuste, entspannt den Körper, vergißt sein Bewußtsein[180] und läßt seine Gestalt zurück. Nach längerer Zeit wartet man, bis die Qi-Atmung und die Gelenke harmonisiert und ebenmäßig sind. Wenn dies eingetreten ist, erhebt man sich. Falls man geschwitzt hat, reibt man Kopf, Gesicht und Nacken mit Puder ein.[181] Man „sitzt ausgewogen"[182] und bringt seinen Körper leicht zum Vibrieren. Wenn die Gelenke und der gesamte Körper sich wieder im Normalzustand befinden, kann man sich erheben und bewegen. Man atmet wieder im normalen Rhythmus.

Es gibt noch viele andere ähnliche Rezepte, die ich hier nicht vollständig darlege. Es ist daher empfehlenswert, bei der Auswahl und Anwendung der Rezepte seiner Vorstellungskraft[183] zu folgen. ...
... Wenn man im allgemeinen den Getreidegenuß abbricht und das *qi* aufnimmt, so sind während der ersten 10 Tage die „freie Energie" *jing* und das *qi* schwach und labil, die Gesichtsfarbe welk und gelb. Während der nächsten 10 Tage werden die Bewegungen benommen, die Gliedmaßen und Gelenke gefühllos.[184] Der Stuhlgang ist mühsam und schwierig, der Urin ist rötlich und gelblich; zeitweise tritt Durchfall auf, der zuerst hart und dann flüssig wird. Nach 3 mal 10Tagen ist der Körper abgemagert, und es ist äußerst schwierig, sich zu bewegen.

Komm: Die Phase der Schwäche und Magerkeit tritt durch die anfängliche Aufnahme und Konzentration (*zhuan*)[185] des *qi* ein. Wenn man jedoch verschiedene Medikamente einnimmt, läßt sich dies vermeiden.

Im Verlauf der vierten zehn Tage wird das Antlitz allmählich heiter, das Bewußtsein ruhig und gesund. Nach 5 mal 10 Tagen werden die Orbes harmonisiert, und die „freie Energie" *jing* und das *qi* werden innerlich genährt. Im Verlauf der sechsten zehn Tage ist der Körper wie früher wiederhergestellt, und seine Funktionen sind wieder zu voller Entfaltung gelangt. Während der siebten zehn Tage breitet sich ein Zustand der Euphorie aus; Willenskraft und Wünsche schweben empor. Im Verlauf der achten zehn Tage wird man gelassen und still, das Vertrauen ist gefestigt und die Kunst ist vollendet. Während der nächsten zehn Tage ist das Aussehen blühend und alles befeuchtet; die Stimme hat sich mächtig entfaltet. Nach 10 mal 10 Tagen hat das „Orthopathische *qi*"[186] alle (Körperteile) erreicht und seine Wirksamkeit ist zur höchsten Blüte gelangt.
Pflegt man (das *qi*) ohne Unterlaß, so verlängert man sein Leben. Nach drei Jahren sind jegliche Geschwulste verschwunden, das Aussehen ist glänzend; nach sechs Jahren ist das Knochenmark so angereichert, daß die Gedärme sich in Sehnen und Muskeln (nervus) verwandeln.[187] Man kann die Zukunft voraussagen. Hat man neun Jahre durchlaufen, stellt man „Geister und Gottheiten" in seine Dienste und wird von Jadefrauen[188] bedient. Das Gehirn[189] ist zu höchster Ausformung gelangt, die Flanken sind wie gepanzert und können nicht mehr verletzt werden. (Wer diesen Zustand erreicht hat), den bezeichnet man als „Echten". ...(YJQQ, Kap.,57, S.5a-8b, 10a-10b).

2.2 Kommentar

2.2.1 Allgemeine Betrachtungen zur „Aufnahme des qi"

Wie wir bereits gehört haben, war der daoistische Adept in erster Linie darum bemüht, die irdische, grobe Nahrung durch feinstoffliche, kosmische Nahrung zu ersetzen, um seinem eigenen, zeitlich bedingten Verfall entgegenzuwirken. Die ihm als Nahrung zur Verfügung stehenden „kosmischen Einflüsse" wie Tau, Reif, Ausstrahlungen der Gestirne oder die „Fünf Keime" sind reine, belebende *qi* des Kosmos, und ihre Assimilation wird allgemein unter dem Oberbegriff „Aufnahme des *qi*" (*fuqi*) zusammengefaßt.

So ist diese „Aufnahme des *qi*" das zentrale Thema in Sima Chengzhens Schrift mit dem Titel „Abhandlung über die essentielle Bedeutung der Aufnahme des *qi*" (*Fuqi jingyi lun*). Bereits in seiner Einführung zum Text erklärt er sein Anliegen, aus den zahlreichen überlieferten Schriften über die „Aufnahme des *qi*" die Quintessenz herauszustellen und zu erläutern. Diese eindeutige thematische Gewichtung spiegelt sich auch in der Länge des Textes wider: Innerhalb der neun Abschnitte der „Abhandlung über die essentielle Bedeutung der Aufnahme des *qi*" nimmt die „Abhandlung über die Aufnahme des *qi*" mit Abstand den größten Umfang ein.

Der Oberbegriff „Aufnahme des *qi*" hat sich erst im Laufe der Zeit herausgebildet: In früheren Texten vor dem 3. Jahrhundert n. Chr. kommt er kaum vor; der entsprechende Vorgang wurde damals zumeist als „Essen des *qi*" (*shiqi*) bezeichnet.[190] Murakami Yoshimi hat die Textfunde aus dem Mawangdui-Grab Nr. 3 (168 v. Chr. datiert) mit dem Werk *Baopuzi* (320 n. Chr.) verglichen und kam bezüglich der Terminologie zu dem Schluß, daß der Begriff „das *qi* aufnehmen" (*fuqi*) in den ausgegrabenen Schriften gar nicht vorkommt; und auch im *Baopuzi* erscheint der Begriff „aufnehmen" (*fu*) hauptsächlich in Verbindung mit der Einnahme von Drogen (*fuyao*), von Elixieren der „Unsterblichkeit" (*fudan*) und von Talismanen (*fufu*).[191] Wir schließen daraus, daß der Begriff „aufnehmen" (*fu*) ursprünglich mehr beinhaltete als die reine Nahrungsaufnahme (*shi*). Er wurde vor allem in Zusammenhang mit der Aufnahme von Stoffen wie Drogen, Sonnenstrahlen oder Talismanen verwendet, die im menschlichen Körper spezielle Wirkungen hervorrufen sollten. Die Erklärungen zu dem Begriff „aufnehmen" (*fu*) in dem Han-zeitlichen Wörterbuch *Shuowen* stützen diese Annahme. Denn dort wird „aufnehmen" (*fu*) sowohl als „anwenden, nutzen und funktionieren" als auch im Sinne von „zügelnd lenken" gedeutet.[192] Der Begriff beschränkt sich demnach nicht nur auf eine bloße Einnahme dieser Stoffe, sondern hebt auch die Notwendigkeit hervor, den aufgenommenen Wirkstoff bewußt durch den Körper zu lenken, da er erst so seine volle Wirkung entfalten kann.

Ab wann ist der Terminus „Aufnahme des *qi*" (*fuqi*) als Zeichenverbindung mit klar umrissener Bedeutung im obigem Sinn zu belegen ?

Es scheint, daß dieser Begriff als Terminus technicus erst zwischen dem 3. und 4. Jahrhundert n. Chr. gebräuchlich wurde. So finden wir z. B. in der „Biographie des Echten Zhou Ziyang" (*Ziyang zhenren neizhuan*) (4. Jahrhundert n. Chr.) die Beschreibung einer Methode zur „Aufnahme des *qi*", die der Adept Zhou Ziyang während der Morgendämmerung hundertmal vollzieht.[193] Später (im 6./7. Jh.) entwickelt sich die Technik der „Aufnahme des *qi*" immer weiter,[194] bis sie in der Song-Zeit ihre Blütezeit erreicht. Entsprechend finden wir in der Song-zeitlichen Enzyklopädie *Yunji qiqian* die wohl größte Zusammenstellung verschiedener Techniken zur „Aufnahme des *qi*".[195]

An dieser Stelle sei darauf hingewiesen, daß sich die Methode des „Essens des *qi*" in den frühesten Texten bezüglich der Praxis wohl kaum von der später entwickelten Technik der „Aufnahme des *qi*" unterschied.[196] Dies wird auch durch die Tatsache untermauert, daß bereits in den Textfunden aus dem Mawangdui-Grab Nr. 3 das „Essen des *qi*" stets von Methoden begleitet wurde wie der Einnahme

von Arzneien und „kosmischen Einflüssen“ sowie dem Abbruch des Getreidegenusses und den „Übungen zum Leiten und Dehnen“ (*daoyin*).[197]
Die Technik der „Aufnahme des *qi*“ scheint sich im Laufe der Jahrhunderte zunehmend verfeinert zu haben: Wurde vor dem 2. Jahrhundert ausschließlich auf den aufnehmenden Aspekt des kosmischen *qi* als Nahrung Wert gelegt, so gewann später die angemessene Lenkung des *qi* innerhalb des Körpers zunehmend an Bedeutung. Letztere Entwicklung erreichte ihren Höhepunkt in der Technik der „embryonalen Atmung“ (*taixi*).
Die „embryonale Atmung“ wird im *Baopuzi* (320 n. Chr.) als Methode beschrieben, bei der der fortgeschrittene Adept allmählich dahin gelangt, nicht mehr durch Nase und Mund zu atmen, sondern die Atmung innerhalb seines Körpers wie in einer Gebärmutter zu vollziehen.[198] Er vermag dadurch in den Zustand eines Neugeborenen im Schoß seiner Mutter zurückzukehren. Zu Beginn der Tang-Zeit wurde dieses Konzept der „embryonalen Atmung“ erweitert: Es wird nicht mehr das „äußere *qi*“ (*waiqi*) als „Nahrung“ herangezogen, sondern der Adept läßt im geschlossenen Kreislauf den bei der Geburt empfangenen Anteil des „primären *qi*“[199] aus seinem Zinnoberfeld strömen und als „inneres *qi*“ (*neiqi*) durch den Körper zirkulieren.[200] Diese strenge Spaltung zwischen „innerem *qi*“ und „äußerem *qi*“ war theoretischer Natur und hatte insgesamt geringen Einfluß auf die praktische Ausübung der Techniken der Lebenspflege. Dennoch entbrannte in der Tang- und Song-Zeit ein heftiger Streit zwischen den Verfechtern der Theorie des „inneren“ und „äußeren *qi*“. In diesem Zusammenhang stellte ein Song-zeitlicher Autor die Theorie auf, daß die „Aufnahme des *qi*“ (womit in diesem Falle das „innere *qi*“ gemeint ist) mit der „embryonalen Atmung“ völlig gleichzusetzen sei.[201]
Sima Chengzhens Konzept der „Aufnahme des *qi*“ ist an der Schwelle dieser kontroversen Auseinandersetzungen bezüglich des „inneren“ und des „äußeren *qi*“ anzusiedeln. Er beschreibt Methoden, das *qi* von außen aufzunehmen und zu „sperren“, es anschließend im Körperinnern auf festgelegten Bahnen zirkulieren zu lassen und es wieder auszuwerfen. Wie wir später genauer sehen werden, empfiehlt Chengzhen unter bestimmten klimatischen Bedingungen, einzig das „innere *qi*“ im Körper strömen zu lassen und von einer Aufnahme des „äußeren *qi*“ ganz abzusehen.
Er tritt somit einerseits für die althergebrachten Techniken der „Aufnahme des äußeren *qi*“ wie der „Aufnahme der Fünf Keime“ etc. ein, die von einigen späteren Autoren heftig angefeindet wurden;[202] zum anderen beschreibt er den Verlauf des *qi* im Körperinneren mit größter Genauigkeit und kann sich darin mit den späteren Autoren, die die Zirkulation des „inneren *qi*“ darlegen, ohne weiteres messen.[203]
Auf diese Weise verband Sima Chengzhen die überlieferten Methoden der „Aufnahme des äußeren *qi*“ mit einer verstärkten Konzentration auf das konkrete Geschehen im Inneren des Körpers, was wiederum charakteristisch für die Ausprägung der daoistischen Techniken der Lebenspflege der Shangqing-Schule und der Tang-Zeit ist.

2.2.2 Die Darstellung der „Aufnahme des *qi*“ bei Sima Chengzhen

Sima Chengzhen beginnt seine Ausführungen über die „Aufnahme des *qi*“, indem er die fundamentale Bedeutung des *qi* für das Leben des Menschen und seine Gestalt hervorhebt. Bereits mit der Geburt zerstreut sich allmählich in Form der „freien Energie“ *jing* das Struktivpotential des Menschen, und der Verfall der Gestalt setzt unaufhaltsam ein.

Wie aus den chinesischen Medizinklassikern bekannt ist, findet die Gestalt als räumlich definierter Körper ihre polare Ergänzung in der dieser Gestalt immanenten, qualitativ definierten „Energie“ *qi*.[204] Diese polare Zuordnung von Gestalt als Yin- und *qi* als Yang-Aspekt greift Chengzhen auf und bezeichnet sie als Grundvoraussetzung für die Existenz jedes lebendigen Wesens. Aus dieser Komplementarität von Gestalt und *qi* ergibt sich für den Menschen die Möglichkeit, sein *qi* und zugleich sein Struktivpotential zu stärken und dadurch seine Gestalt vor dem Verfall zu bewahren. Er erreicht dies, indem er sich statt von Getreide von *qi* ernährt und dabei das *qi* in angemessener Weise aufzunehmen versteht.

Zudem gehen mit dieser „Aufnahme des *qi*“ eine ganze Reihe anderer Methoden einher, die den Adepten in seiner Ganzheit ausbilden. Dazu gehört, daß er sich zunächst durch bestimmte Arzneien, gymnastische Übungen, diätetische Maßnahmen und rituelles Fasten von sämtlichen Krankheiten heilt und sich innerlich reinigt, wobei Chengzhen auf die einzelnen Verfahren in den folgenden Abhandlungen zurückkommen wird. An dieser Stelle vermittelt er dem Leser ein Bild von der Vielfalt der Techniken, die im Zusammenhang mit der „Aufnahme des *qi*“ praktiziert werden, wobei es dem Adepten überlassen bleibt, bestimmte Schwerpunkte zu setzen.

Nachdem der Tag für den Übungsbeginn festgelegt ist, nimmt der Adept zunächst die „Talismane zur Führung des *qi* der Großen Reinheit“ ein, was den rituellen Charakter dieser Übungen hervorhebt. Es scheint, daß die den Talismanen zugesprochene Wirkkraft, die ursprünglich eine vertragliche Bindung zwischen Gottheit und Adept besiegelte, in diesem Falle den Adepten während seiner Übungen unterstützen soll, daß das *qi* allmählich seinen gesamten Körper erfassen und er auf Getreidenahrung gänzlich verzichten kann.[205]

Es folgt eine Beschreibung des Meditationsraumes, des sogenannten „stillen Raumes“ (*jingshi*), die im wesentlichen mit den überlieferten Beschreibungen dieses Raumes in den frühen Quellen der Shangqing-Schule übereinstimmt.[206] Wenn der Adept die Vorbereitungen im „stillen Raum“ beendet hat und nun in der vorgeschriebenen Position auf dem Rücken liegt, leitet er die „Aufnahme des *qi*“ mit der Visualisation von Sonnenstrahlen ein. Das heißt vereinfacht: er reichert die Qualität seines *qi* mit dem Yang der Sonne an, indem er mittels seiner Vorstellungskraft ein kosmisches Erscheinungsbild in Form eines „lichten Glanzes“ (*jing*)[207] vor seinen Augen hervorruft („aktualisiert“) und verinnerlicht. Diese Techniken der Visualisation sind im wesentlichen auf die Schriften des „Klassikers der Gelben Halle“ (*Huangting jing*) zurückzuführen und waren, wie wir dank der Arbeiten von I. Robinet wissen, in der Shangqing-Schule von großer Bedeutung.[208]

Nach dieser Visualisation konzentriert sich der Adept auf das Geschehen im Körperinneren. Er läßt das aufgenommene *qi* allmählich tiefer eindringen: Zunächst erreicht es den Orbis pulmonalis und gelangt von dort aus in beide Arme; dann dringt das *qi* in den Orbis stomachi ein, bis es über den Orbis renalis in beide Beine gelangt. Auf diese Weise wird der gesamte Körper vom *qi* durchdrungen, was der Adept als kribbelndes Gefühl unter der Haut und als Schweißabsonderung wahrnimmt.[209] Der Kommentar weist in diesem Zusammenhang darauf hin, daß der von Chengzhen beschriebene Verlauf des *qi* im ganzen Körper, der sich von dem oberen auf den unteren Teil des Körpers erstreckt und die Gliedmaßen mit einbezieht, von der allgemeinen Lehrmeinung abweicht. Denn üblicherweise läßt man das *qi* zunächst in den Bauch strömen und leitet es erst dann in die Extremitäten. Diese Behauptung des Kommentars läßt sich auch tatsächlich anhand der überlieferten Übungsanleitungen bestätigen.[210] Die Tatsache, daß Sima Chengzhen diese überkommene Lehrmeinung leicht abgewandelt hat, läßt auf seine konkrete, praxisnahe Auseinandersetzung mit diesen Übungen schließen, da er eine mögliche Erkaltung der Extremitäten während der Ausübung der „Aufnahme des *qi*" berücksichtigte.

Generell lassen sich über den Verlauf des *qi* innerhalb des Bauches bei der „Aufnahme des *qi*" keine allgemeingültigen und einheitlichen Vorgehensweisen feststellen: Hinsichtlich der Wege, die das *qi* im Bauch zurücklegt, sowie der Orbes, in denen es verweilt, divergieren die Meinungen der einzelnen Autoren beträchtlich. Allgemein läßt sich nur feststellen, daß bei der „Aufnahme des *qi*" in Verbindung mit dem Abbruch des Getreidegenusses stets besonderes Augenmerk auf die Fülle des *qi* im Orbis stomachi und in den Dick- und Dünndarm-Orbes gelegt wird.[211]

Ist das *qi* in den Bereich unterhalb des Nabels gelangt, womit Chengzhen zweifelsohne das untere Zinnoberfeld meinte, hält der Adept mit der „Aufnahme des *qi*" ein und läßt die Übung mit Massage- und Bewegungsübungen ausklingen.

Wie wir gesehen haben, weicht Chengzhen an einigen Stellen, wo er praxisnähere und konkretere Angaben macht, von der überkommenen Lehrmeinung ab (vgl. Lage des Kopfes, Eindringen des *qi* in die Gliedmaßen). Da es sich zudem bei diesen Ausführungen offensichtlich nicht um Zitate aus älteren Quellen handelt, gelangen wir zu der Annahme, daß Sima Chengzhen aus verschiedenen überlieferten Übungsanleitungen zur „Aufnahme des *qi*" eine eigenständige Methode entwickelt hat, die sowohl auf die Aufnahme des „äußeren *qi*" als auch auf die Zirkulation des *qi* im Inneren des Körpers Wert legt und das Kernstück der gesamten Abhandlung bildet. Aus diesem Grunde haben wir die Übungsanleitung in ihrer Gesamtheit übersetzt.

Im Anschluß daran erklärt Sima Chengzhen, warum man das *qi* in der von ihm genannten Reihenfolge in die einzelnen Orbes eindringen läßt. In der „Abhandlung über die Fünf Keime" hat er bereits die Form, Farbe und Lage der einzelnen Orbes beschrieben; hier erläutert er die verschiedenen Funktionen der jeweiligen Orbes anhand der Orbisikonographie, die auf den medizinischen Klassiker die „Unbefangenen Fragen des Inneren Klassikers des Gelben Fürsten" (*Huangdi neijing suwen*) (ca. 1. Jh. v. Chr.) zurückgeht. Als erstes betont Chengzhen die

Wichtigkeit des Orbis pulmonalis als „Wurzel der *qi*"[212] und somit als Grundlage der durch den Atemrhythmus gegliederten „Aufnahme des *qi*". Da der Orbis pulmonalis der Träger der rhythmischen Ordnung im gesamten Körper ist, kommt ihm die Funktion eines „Boten der Fünf Orbes" zu.[213] Auf diese zentrale Bedeutung des Orbis pulmonalis für das *qi* und für die Kommunikation mit den anderen Orbes führt Sima Chengzhen die Notwendigkeit zurück, das *qi* bei der „Aufnahme" zunächst in den Orbis pulmonalis zu leiten.
Die nächste Station des *qi* ist der Orbis stomachi, der als „Ausgleichsreservoir" aller Orbes[214] eine ausgleichende und vermittelnde Position einnimmt und speziell innerhalb der Orbes aulici eine zentrale Rolle spielt. Er ist der Zwischenspeicher für die Nahrung, von dem aus die Fünf Sapores (*wuwei*) verteilt werden.[215] Die Bedeutung des Orbis renalis, in den man das *qi* anschließend eindringen läßt, sieht Chengzhen insbesondere in seiner Funktion als „Quelle des belebenden *qi*".[216] Zugleich ist er die Grundlage oder der Sitz des Struktivpotentials in Form der „freien Energie" *jing* und der nährenden Säfte.[217]
An dieser Stelle schließt sich Chengzhens Argumentationskette: Er wies zu Beginn der Abhandlung darauf hin, daß der Mensch seinen Verfall nur aufhalten kann, wenn er seine „freie Energie" *jing* und das *qi* zu stärken weiß. Im Laufe der beschriebenen Übung läßt der Adept das *qi* in den Orbis renalis strömen, es dringt somit in den Sitz des Struktivpotentials vor und nährt und festigt dort die „freie Energie" *jing*. Diese Stärkung des Struktivpotentials im menschlichen Körper wirkt wiederum positiv auf die Gestalt, so daß sich die Lebenskräfte nicht erschöpfen.
In der Folge geht Chengzhen auf die Beziehung der Fünf *qi* mit den Fünf Sapores (*wuwei*) ein, von denen sich die Fünf Orbes nähren.[218] Jedem der Fünf Orbes wird gemäß den Fünf Wandlungsphasen eine korrespondierende Geschmacksrichtung zugeordnet, deren Entsprechungen in den „Unbefangene Fragen" (*Suwen*) genauestens ausgeführt werden.[219] Der Begriff des „Sapor" oder der „Geschmackrichtung" bleibt jedoch nicht alleine auf die Nahrung beschränkt. Häufig tritt „Sapor" (*wei*) als technisches Komplement zu *qi* auf und bezeichnet den struktiven Aspekt im Verhältnis zum *qi*.[220] Wenn Chengzhen an dieser Stelle auf die Bedeutung der Fünf *qi* eingeht, die der Mensch vom Himmel empfängt und die über die Nase eindringen und in den Orbes cardialis und pulmonalis gespeichert werden, und sie den Fünf Sapores gegenüberstellt, die der Mensch von der Erde empfängt und die über den Mund eindringen und in den Orbes intestinorum und stomachi gespeichert werden,[221] so verdeutlicht er damit den polaren Charakter der „Nahrung". Demnach ist die Ausgewogenheit der aktiven und struktiven Aspekte der „Nahrung" auch dann unerläßlich, wenn man sich nicht mehr von groben Speisen wie Getreide ernährt. Denn erst aus der Harmonisierung der *qi* mit den Sapores entstehen die nährenden Säfte im Körper. Der Kommentar fügt erklärend hinzu, daß die Fünf Geschmacksrichtungen sich nicht ausschließlich auf Speisen beziehen, sondern daß auch die Fünf *qi* Fünf Sapores zugeordnet werden, die erst in Verbindung mit der Einnahme von Drogen ihre volle Wirkung entfalten.[222]
Bevor Sima Chengzhen auf Einzelaspekte der Technik zur „Aufnahme des *qi*" zu sprechen kommt, weist er nachdrücklich darauf hin, daß das *qi* bei der Übung alle

Orbes durchdringen sollte und ordnet dabei den Orbes cardialis und pulmonalis (die gemäß den Fünf Wandlungsphasen Yang sind) die steigende Funktion der Ausatmung, die Yang entspricht, zu, während die dem Yin zugeordneten Orbes renalis und hepaticus mit der senkenden Einatmung, einer Yin-Funktion, in Zusammenhang gebracht werden.[223] In der Zeitspanne zwischen Aus- und Einatmung, die Chengzhen mit einem berühmten Zitat aus den „Deklarationen der Echten" (*Zhengao*) illustriert,[224] empfängt der Orbis lienalis seinen nährenden Sapor.[225]
In der Folge geht Sima Chengzhen näher auf die Wahl der günstigsten Tageszeit zur „Aufnahme des *qi*" ein, wobei er die Zeit von ein Uhr nachts bis elf Uhr vormittags, die Zeit des „belebenden *qi*", besonders empfiehlt.[226] Die Qualität des kosmischen *qi* und die Verteilung des *qi* im menschlichen Körper ändert sich mit dem Wechsel von Yin und Yang, und dies sowohl in bezug auf den tageszeitlichen als auch auf den jahreszeitlichen Ablauf. So entfaltet sich das *qi* des Menschen zu jeder Jahreszeit in einem anderen der Fünf Orbes; diese Entsprechungen zwischen Makro- und Mikrokosmos gehen ebenfalls auf den Klassiker der chinesischen Medizin die „Unbefangenen Fragen" (*Suwen*) zurück.[227] Für den Adepten, der die „Aufnahme des *qi*" praktiziert, ist es unerläßlich, diese Bezüge zwischen *qi* und Tages- bzw. Jahreszeiten zu kennen. Ebenso wichtig ist es, daß er die klimatischen Bedingungen zu den Zeiten der Übung berücksichtigt. Wie Sima Chengzhen ausführt, sollte man kein „äußeres *qi*" aufnehmen, wenn zuviel Wind weht oder Regen, Dunkelheit und Nebel das Wetter trüben.[228] In diesem Fall sollte der Adept „sich in einen abgeschlossenen Raum begeben und unter 'Sperren' (des *qi*) das 'innere *qi*' aufnehmen und es mit verschiedenen Arzneien ergänzen".[229] Aus dieser Aussage von Sima Chengzhen entnehmen wir, daß ihm die „Aufnahme des inneren *qi*" nicht unbekannt war und daß die von ihm entwickelte Methode zwar der „Aufnahme des äußeren *qi*" den Vorzug gab, aber auch die Möglichkeit der „Aufnahme des inneren *qi*" offenließ.

Der nun folgende, von uns übersetzte Passus, gibt eine erstaunlich genaue Beschreibung der einzelnen Phasen, die der Adept, der den Getreideabbruch mit der „Aufnahme des *qi*" verbindet, nacheinander durchläuft. Diese Phasen werden zeitlich in Zehn-Tages-Abschnitte untergliedert, wobei sich in den ersten dieser Phasen verstärkter körperlicher Verfall bemerkbar macht; der Körper des Adepten reagiert mit Mangelerscheinungen, die auf die Umstellung der Ernährung zurückzuführen sind. Erst langsam setzt der aufbauende Prozeß ein, der nach Chengzhens Schilderungen bald zu höchster Blüte gelangen wird.

Unter den vielen Merkmalen, die das Anwachsen der Lebenskräfte kennzeichnen, nennt Chengzhen die mächtige Entfaltung der Stimme. Entsprechend war die Ausbildung der Stimme, die durch das Rezitieren von Zauberformeln, Lobgesängen und Bittgesuchen erfolgte, nicht nur ein wesentlicher Bestandteil des daoistischen Rituals,[230] sondern auch der Praktiken zur Lebenspflege.[231] Durch diese Rezitationen konnte der Adept nicht nur Gottheiten anrufen und beschwören, sondern sie verhalfen ihm auch dazu, seinen Atem gezielter und in rhythmischer Weise zu harmonisieren und somit den Austausch zwischen Innen

und Außen, Mikro- und Makrokosmos zu verstärken und schließlich beides in Einklang zu bringen.
Aus einem wohl in die Song-Zeit zu datierenden Text aus dem *Yunji qiqian* Kap. 62 erfahren wir, daß es für den Anfänger in dieser Technik zunächst unerläßlich war, bei der Aufnahme des *qi* auch Zaubersprüche zu rezitieren. Bei fortgeschrittener Praxis erübrigte sich die Rezitation; gemäß diesem Text sollte man die Zauberformeln dann nur noch bei der Behandlung von Kranken einsetzen.[232]
Auch Sima Chengzhen bietet dem lernenden Adepten die Rezitation als zusätzliche Möglichkeit zur „Aufnahme des *qi*" an, indem er das „Bittgesuch des zentralen Elixiers der fünffachen reaktiven Wirkkraft" (*Wulingxindan zhang*) aufführt,[233] das uns jedoch nur in der YJQQ-Version des Textes erhalten ist und im *Daozang* ganz ausgespart wird.
Diese Art von „Bittgesuchen" (*zhang*), die ursprünglich direkt an die anzurufende Gottheit gerichtet wurden, entstammen der Tradition der Himmlischen Meister und wurden später in das System der Shangqing-Schule integriert.[234] Der Titel dieses „Bittgesuches" scheint an den Namen eines alchimistischen Elixiers angelehnt zu sein, das „Elixier der fünffachen reaktiven Wirkkraft", das bereits von Ge Hong (283-343) im *Baopuzi* erwähnt wird.[235]
Bei der Rezitation dieses Bittgesuches, die von Chengzhen genauer erklärt wird, wendet sich der Adept jeweils in eine der Fünf Himmelsrichtungen, schließt die Augen und rezitiert den jeweils angegebenen Spruch so oft, wie es im Text vorgeschrieben wird. Danach spielt man mit der Zunge im Mund und schluckt den entstehenden Speichel mit dem *qi* hinunter, so daß das *qi* in den der jeweiligen Himmelsrichtung entsprechenden Orbis gelangt. Dieser Vorgang ist der Methode der „Fünf Keime" sehr ähnlich. Das Ziel der Rezitationsübung ist gemäß Chengzhens Erläuterungen vor allem darin zu sehen, die Fünf Orbes durchlässig zu machen. Zugleich wird auch jeder Himmelsrichtung eine spezielle Wirksamkeit zugeschrieben: Das „Bittgesuch zum langen Leben an den Osten" dient beispielsweise der Harmonisierung des *qi*; der Süden wird zur Sättigung angerufen; die Mitte ist für die Kühlung, und der Westen ist für die Erwärmung zuständig, wenn dem Adepten während der Übung zu heiß oder zu kalt wird, dem Norden wiederum werden Wirkkräfte gegen den Durst zugesprochen. Nachdem der Adept alle Fünf Richtungen angerufen hat, sollte er außerdem noch den „Lobgesang des Großen Dao" (*Dadao zan*)[236] rezitieren, um seine „freie Energie" *jing* zu hüten und sich völlig in die Übungen versenken zu können. Daran schließt sich ein kurzes Bittgesuch an den „Großen Oberen" an, nämlich an die Divinisation von Laozi;[237] darin erklärt der Adept seine Bereitschaft zur Kommunikation mit der Gottheit. Abschließend warnt Sima Chengzhen davor, daß diese Rezitationen sehr erschöpfend wirken können, wenn man sie nicht mit der Einnahme von Talisman-Wasser[238] und Arzneien kombiniert.
Im letzten Teil dieser umfangreichen „Abhandlung über die Aufnahme des *qi*" führt Sima Chengzhen weitere drei Zusatzübungen auf, die in beiden überlieferten Versionen des Textes erhalten sind.
In der ersten Methode „das *qi* der Sechs *wu* aufnehmen" (*Fu liuwuqi fa*) 服六戊氣法 wird der Adept dazu angehalten, sich nach verschiedenen Richtungen

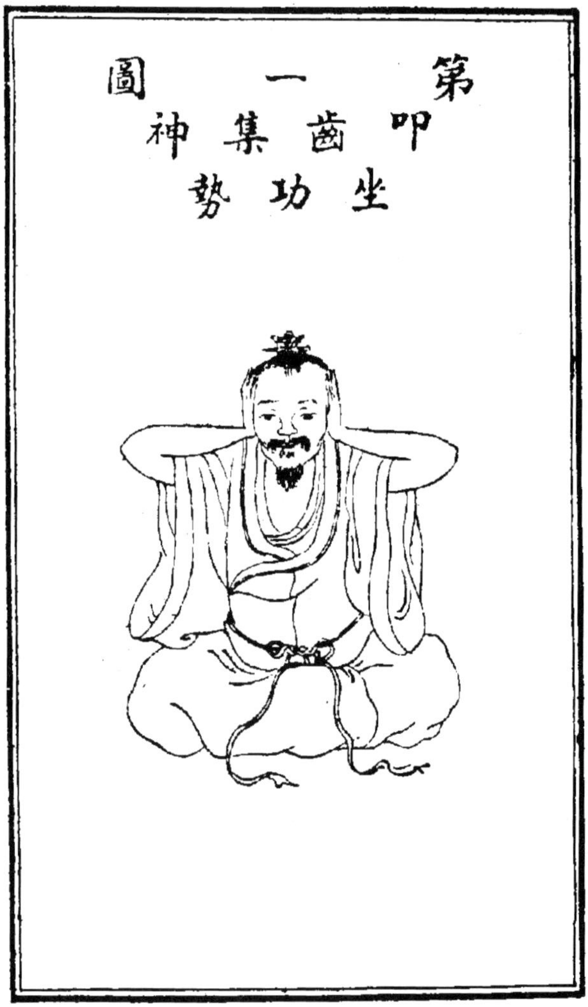

Abb. 6: Darstellung des „Zähneklapperns“ (kouchi) (vgl. Glossar) aus dem Neiwaigong tu-shuo, S. 220 (Qing-Zeit).

gemäß der zyklischen Zeichen[239] der Sonne zuzuwenden, Speichel zu schlucken und zugleich das der jeweiligen Richtung entsprechende *qi* aufzunehmen. Durch diese Übung, bei der man sich sechsmal in eine andere Richtung wendet, soll das *qi* des Orbis lienalis, das dem mittleren der Zehn Himmelsstämme *wu* zugeordnet wird, gestärkt werden, so daß man keinen Hunger mehr verspürt. Aufgrund dieser sechsfachen Richtungsänderung und der Entsprechung des Himmelsstammes *wu* zum Orbis lienalis wird diese Übung „Methode zur Aufnahme des *qi* der Sechs *wu*" genannt. Sima Chengzhen deutet an, daß diese Technik aus einer anderen Schule entlehnt sei; tatsächlich geht diese Übung auf die „Methode, die 'freie Energie' *jing* der Sechs *wu* zu essen" im *Baopuzi* zurück[240] und scheint der „Tradition des Südens" zu entstammen, die im Land Wu entstand und, hauptsächlich auf den apokryphen Schriften der Han-Zeit basierend, eine eigenständige, mit schamanistischen Elementen durchwachsene Tradition hervorbrachte.[241]
Die folgende Methode „die Drei, Fünf, Sieben, Neun *qi* aufzunehmen" (*Fu sanwuqijiuqi fa*) wurde von Maspero übersetzt[242] und besteht im wesentlichen darin, die Anzahl der aufgenommenen *qi* langsam zu steigern - von Drei, Fünf, Sieben, Neun bis 24 *qi* und dabei jeweils das „Todes*qi*"[243] auszuwerfen. Sima Chengzhen sieht die Vorteile dieser Übung in der Möglichkeit, viel *qi* eindringen zu lassen und wenig auszuwerfen; denn auf diese Weise vermag der Adept das Auswerfen des *qi* gemäß den Vier Jahreszeiten und der Fünf Wandlungsphasen zu regulieren. Die beschriebene Technik scheint auf die frühe Beschreibung eines „Rituals der sexuellen Vereinigung" aus der Tradition der Himmlischen Meister zurückzugehen, wo die Aufnahme des „belebenden *qi*"[244] in drei-, fünf-, sieben- und neunmaligem Schlucken des Yang erfolgt.[245]
Die letzte der drei Zusatzübungen, die ebenfalls von Maspero übersetzt wurde,[246] trägt den Titel „Methode der *qi* der Fünf Wandlungsphasen zum Nähren der Fünf Orbes" (*Yang wuzang wuxingqi fa*). Bei dieser Technik wird das *qi* zu bestimmten Tages- und Jahreszeiten jeweils 120 Mal „gegessen", um den der jeweiligen Jahreszeit entsprechenden Orbis indirekt zu nähren, indem man auf den Orbis stützend einwirkt, der in der Bezwingungsreihenfolge der Fünf Wandlungsphasen[247] zwei Phasen zuvor steht. Es war uns nicht möglich, die Aussage des Kommentars zu belegen, daß diese Methode auf eine spezielle daoistische Schule oder Tradition zurückzuführen sei.
Die Parallelen, die zwischen der von Sima Chengzhen dargelegten traditionellen Technik der „Aufnahme des *qi*" und der modernen Praxis des Qigong bestehen, sind so zahlreich, daß ihre Aufführung den Rahmen dieser Arbeit sprengen würde.

3. Abhandlung über die „Übungen zum Leiten und Dehnen" (*daoyin*)

3.1 Übersetzung

(Für die Funktionstüchtigkeit) der Extremitäten und Gelenke ist die Grundvoraussetzung deren Bewegung und Gebrauch. Die Leitbahnen sowie die „Bau-

und Wehrenergie“[248] erfüllen ihre kosmische Ordnungsregel in Verteilung und Durchdringung. Wenn man nun müßig verharrt, ohne sich fortzubewegen, sollte man die Übungen zum „Leiten und Dehnen“ (*daoyin*) praktizieren, um Harmonie und Durchlässigkeit (des gesamten Körpers) zu erreichen. Hier gilt ganz entschieden der Grundsatz: Die Türangel rostet nicht.[249]
Durch das „Blut“[250], das *qi*, die „freie Energie“ *jing* und die „konstellierende Kraft“ *shen* erhält[251] der Mensch sein Leben, und er vervollkommnet durch sie seine Wesensnatur und sein Geschick. Die pulsierenden Leitbahnen bringen „Blut“ und *qi* in Bewegung.[252] Die „Bauenergie“ fördert die durchdringende Verteilung der „aktiven Säfte“[253] und des „Blutes“ (*xue*) (im Körper); sie stärkt Nervus und Knochen, macht die Gelenke beweglich und schärft die Sinne. Die „Wehrenergie“ erwärmt das Fleisch, erfüllt die Haut, versorgt die Poren und bewirkt, daß diese sich öffnen und schließen. Darüber hinaus fördert die „Wehrenergie“ die Zirkulation des „oberflächlichen *qi*“[254] in den Leitbahnen. Für die Bewegung des „essentiellen *qi*“[255] in den Leitbahnen ist hingegen die „Bauenergie“ zuständig. Yin und Yang wechseln sich gegenseitig ab, Innen und Außen durchdringen einander in einem endlosen Kreislauf gleich einem Nephritreif.[256]
Was nun den Kopf betrifft, so ist er der Sitz des Scharfsinns; was den Rücken anbelangt, ist er der Sitz der Brust; was das Becken anbelangt, so ist es der Sitz des Orbis renalis; was die Knie betrifft, sind sie die Sitze der Nervi; was das Knochenmark anbelangt, ist es der Sitz der Knochen.[257]
Weiterhin werden die Knochen insgesamt den Augen zugeordnet;[258] das Knochenmark ist dem Gehirn, alle Nervi sind den Gelenken und das „Blut“ (*xue*) ist dem Orbis cardialis zugeordnet. Alle *qi* gehören zum Orbis pulmonalis. Darin besteht das Wechselspiel (der Funktionen) der vier Gliedmaßen und der „acht Hauptgelenke“.[259] Wer in diesem Zusammenhang die Beeinträchtigungen durch die „Fünf Überanstrengungen“ (*wulao*)[260] kennt, (kann diesen vorbeugen), wenn er weiß, was Bewegung und Ruhe erzeugt und wie (die „Energien“) gemäß dem „Spiel der Fünf Tiere“ (*wuqinxi*)[261] zu leiten und seine Gelenke schüttelnd zu bewegen sind.
Wie sich im Körper Oben und Unten gegenseitig bedingen, und wie der Fluß des *qi* steigt und fällt, habe ich bereits ausgeführt. Ich habe überdies zahlreiche Texte über die „Übungen zum Leiten und Dehnen“ gelesen, aber meistens fehlte ihnen eine Reihenfolge (hinsichtlich der Übungsabfolge). Wer diese Methode heute ausübt, sollte sich wirklich an einer Richtlinie orientieren. Wessen „Fünf Kardinalpunkte“[262] ausgewogen und harmonisiert sind, vollzieht (die Übungen) sooft, wie dies angegeben ist. Falls sich an einer Körperstelle Abweichungen oder krankhafte Erscheinungen bemerkbar machen, sollte man an dieser Stelle die Anzahl (der Übungen) erhöhen und sie verstärkt mit „Kraft“ vollziehen.
Im allgemeinen sollte man die „Übungen zum Leiten und Dehnen“ zwischen 3 und 7 Uhr morgens[263] ausführen. Man praktiziert sie an Tagen, an denen die Witterungsverhältnisse klar und harmonisch sind. Zunächst löst man die Haare und verteilt[264] sie durch Kämmen in vier Richtungen, wobei man 365mal oben an den Scheitel gelangen soll.[265] Dann verteilt man das Haar nach hinten oder bindet es locker zu einem Knoten. Auch sollte man Räucherwerk verbrennen.

Mit dem Gesicht nach Osten sitzt man „ausgewogen“ (*pingzuo*),[266] ballt die Hände zu Fäusten (*wogu*), schließt die Augen und richtet seine Gedanken auf die „konstellierende Kraft“ *shen*, man klappert 360mal mit den Zähnen (*kouchi*).[267]
Nun entspannt man den Körper, läßt das „*qi* ausgewogen werden“[268] und geht folgendermaßen vor:

Zunächst „sperrt“ man das *qi* (*biqi*)[269] und verschränkt die fünf Finger beider Hände ineinander und dreht die Handflächen kräftig nach vorn und dehnt (*yin*) dabei die Arme bis zum Extrem, als stellte sich ihnen ein Widerstand entgegen. Es empfiehlt sich, dies längere Zeit zu tun. Dann hebt man die Arme, wendet die Handflächen nach oben und (dehnt) sie ebenfalls bis zum Extrem (s. Abb. 7, S. 86). Nun senkt man den linken Arm und läßt ihn unter Kraftanwendung den rechten Ellenbogen heben, so daß der linke Ellenbogen (und Arm) hinten an den Nacken gepreßt wird. Daraufhin wendet man die linke Hand nach unten und zieht den Arm dehnend mit aller Kraft heran (s. Abb. 8, S. 88). Als nächstes preßt man die linke Hand nach links, öffnet (dadurch) die rechte Achselhöhle und wölbt die Rippen hervor. Anschließend senkt man die rechte Hand (die die ganze Zeit nach oben gedehnt wurde) und hebt mit der rechten Hand den linken Ellenbogen, und man verfährt analog. Nun senkt man beide Arme, legt die Hände an den Nacken und hebt zugleich beide Ellenbogen; man wölbt die Brust vor und reckt den Kopf nach hinten, so daß Kopf und Arme sich so weit wie möglich abwechselnd nach vorne und hinten dehnen und darin mit Kraft wetteifern. Dann senkt man die Arme, während man sie immer noch am Nacken ruhen läßt, und bewegt die Ellenbogen hin und her und läßt dabei den Körper nach links und nach rechts schwingen.[270] Daraufhin legt man beide Hände auf die Knie und wirft subtil das *qi* aus. Man läßt die Atmung (*xi*)[271] durchgängig werden und beginnt wieder dreimal von vorn.[272] (YJQQ Kap. 57, S. 14a-15b)

3.2 Kommentar

3.2.1 Hauptaspekte der „Übungen zum Leiten und Dehnen“ (*daoyin*)

Bereits im *Zhuangzi* (4.?-2.Jh. v. Chr.) wird uns von Menschen berichtet, die ihr Leben den „Übungen zum Leiten und Dehnen“ widmeten. Dazu heißt es in diesem Text: „Schnaubend ein- und ausatmen, das Alte ausstoßen, um das Neue aufzunehmen, sich wie ein Bär gleitend bewegen und wie ein Vogel ausbreiten, dies alles verhilft nur zu einem langen Leben. Darin erschöpfen sich die Bemühungen der Adepten, die die ‘Übungen zum Leiten und Dehnen’ (*daoyin*) praktizieren, ihre Gestalt nähren und dadurch ein langes Leben wie (der legendäre ‘Unsterbliche’) Pengzu[273] zu erlangen hoffen.“[274]
Ein Kommentar von einem gewissen Li aus dem 4. Jahrhundert[275] fügt erklärend hinzu: „Leiten und Dehnen (*daoyin*) bedeutet: das *qi* leiten (*dao*), damit es harmonisch wird, und den Körper dehnen (*yin*), um ihn geschmeidig zu machen.“ Bei der Übersetzung des Terminus *daoyin* mit „Leiten und Dehnen“ haben wir uns weitgehend von dieser Erklärung und ähnlichen, späteren Erläuterungen leiten lassen.[276]

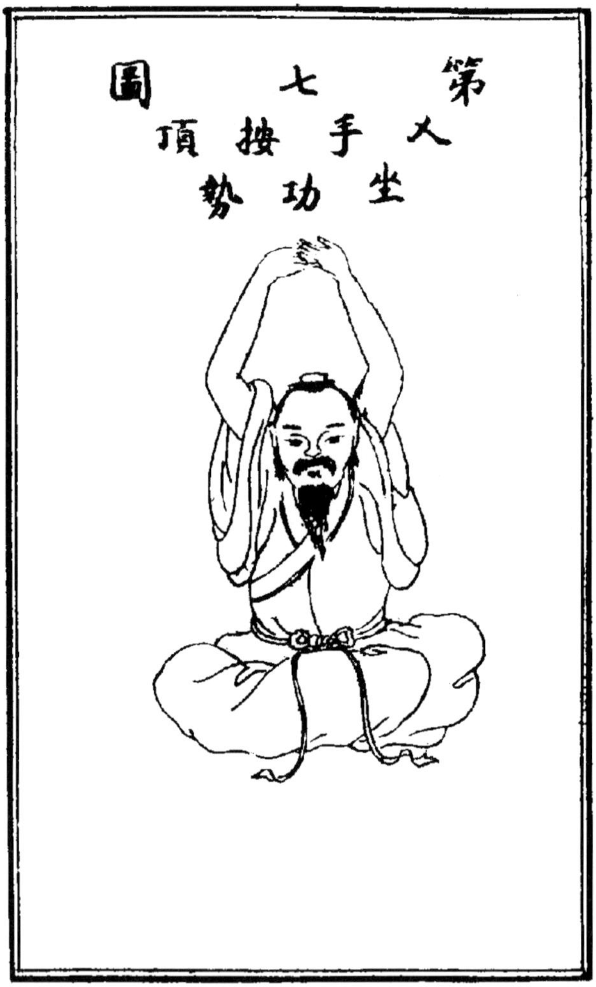

Abb. 7: Diese Darstellung aus der Qing-Zeit weist gewisse Analogien zu der von Chengzhen beschriebenen daoyin-Übung auf. Aus Neiwaigong tushuo, S. 232.

Beide Begriffe *dao* und *yin* werden allerdings in dem Han-zeitlichen Wörterbuch *Shuowen* noch synonym im ursprünglichen Sinne von *yin* „den Bogen spannen oder dehnen" gedeutet.[277] Dieses Bild des „Bogenspannens" vermittelt die zweifache Bedeutung des Begriffes *yin*: Zum einen zieht man die Sehne des Bogens zu sich heran; entsprechend finden wir den Terminus *yin* bei der „Aufnahme des *qi*" im Sinne von „heranziehen", wenn das *qi* mit der Einatmung zusammen herangezogen wird.[278] Zum anderen wird die Sehne beim Spannen des Bogens „gedehnt". Dies ist ein wesentlicher Vorgang bei den gymnastischen Übungen (*daoyin*), bei denen man seine Gliedmaßen dehnt, um den gesamten Körper zu lockern, zu stärken und zugleich eventuelle Stauungen oder Blockaden aufzulösen.[279]

Diese Art von Gymnastik, die im Sitzen, Stehen oder Liegen ausgeführt wurde, war stets mit einer speziellen „Führung des *qi*" (*xingqi*)[280] sowie einer durch die Bewegungen rhythmisierten Atmung verbunden. So finden wir bereits in den „Historischen Aufzeichnungen" (*Shiji,* 104 v.Chr) von Sima Qian einen Hinweis auf die vorbildlichen Fähigkeiten der Schildkröte, was die „Führung des *qi* und die Übungen zum Leiten und Dehnen" betrifft.[281] Entsprechend versuchte der Adept, wie bereits im *Zhuangzi* erwähnt, die Bewegungen der Tiere nachzuahmen, die sich durch besondere Vorzüge auszeichneten (wie z. B. die Schildkröte durch ihre Langlebigkeit), um seine Lebenskräfte in natürlicher Weise zu stärken und sich zugleich der Spontaneität der Natur anzunähern, die in diesem Fall durch den von der menschlichen Zivilisation unverdorbenen Zustand der Tiere verkörpert wurde.[282]

Der berühmte Arzt Hua Tuo 華佗 (141-203 n. Chr.) scheint die verschiedenen überlieferten Techniken der Nachahmung solcher Tierbewegungen zusammengefaßt und eine spezifische Gymnastik entwickelt zu haben. Die offizielle Biographie im *Hou Hanshu* berichtet nicht nur, daß der Arzt darin Schüler ausgebildet hat, die sich durch diese Übungen bis ins hohe Alter uneingeschränkter Seh- und Hörfähigkeit erfreuten, sondern sie zitiert sogar Hua Tuos eigene Worte zu diesem Thema: „Jeder Mensch hat das Verlangen, sich Bewegung zu verschaffen; nur erreichen die meisten darin nicht Vollkommenheit. Wenn man sich bewegt, kann das mit der Nahrung aufgenommene *qi* verbraucht werden, zirkulieren die pulsierenden Säfte ungehindert und Krankheit kann nicht entstehen. Es ist dabei wie mit einer Türangel, die niemals rostet. Deshalb haben die 'Unsterblichen' des Altertums die 'Übungen zum Leiten und Dehnen', die Haltung des gleitenden Bären und der Eule, die den Kopf wendet, die Dehnung in den Hüften, wie überhaupt die Bewegung der Gelenke geübt, um das Altern hintanzuhalten. Auch ich habe eine Methode, die ich das 'Spiel der Fünf Tiere' (*wuqinxi*), nämlich des Tigers, des Hirsches, des Bären, des Affen und des Vogels nenne.[283] Damit lassen sich nicht nur bestimmte Krankheiten heilen, man erreicht überhaupt eine größere Beweglichkeit der großen und kleinen Gelenke. Wenn also bei dem (herkömmlichen) ´Leiten und Dehnen´ im Körper eine Verspannung auftritt, so geht man zur Übung einer dieser Tierbewegungen über und sogleich kommt mit einem allgemeinen Schweißausbruch die Entspannung."[284]

Die Entwicklung des „Spieles der Fünf Tiere" von Hua Tuo muß damals bahnbre-

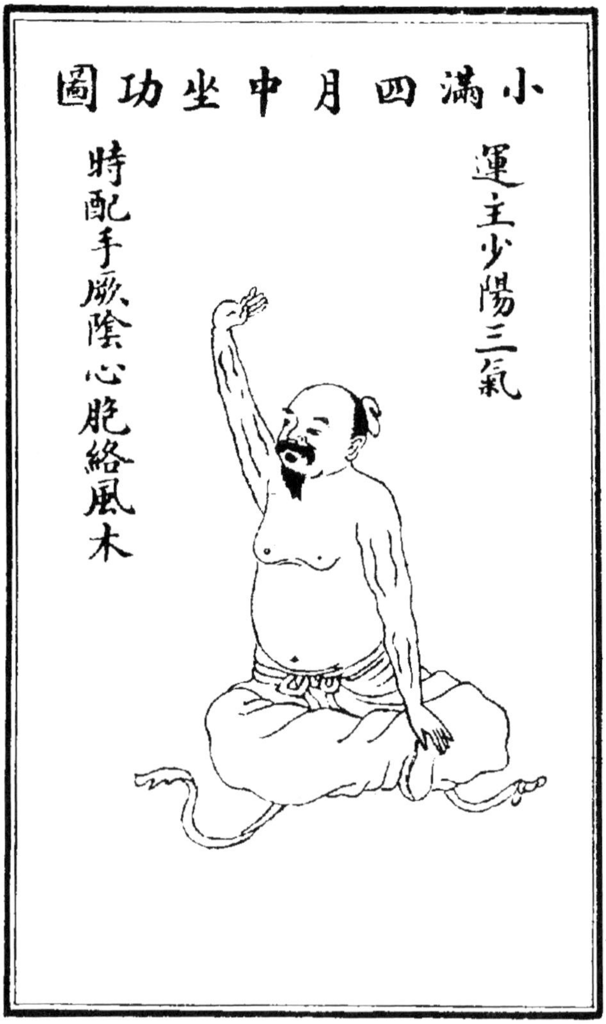
小滿四月中坐功圖
運主少陽三氣
時配手厥陰心胞絡風木

Abb. 8: Diese Qing-zeitliche Darstellung entspricht weitgehend Chengzhens Übungsanleitung. Aus Neiwaigong tushuo, S. 144.

chend gewesen sein, denn über 100 Jahre später berichtet Ge Hong im *Baopuzi*, daß das „Spiel der Fünf Tiere" von Hua Tuo die überkommenen Methoden des „Leiten und Dehnen" weitgehend ersetzt hätte.[285]
An einer anderen Stelle antwortet Baopuzi auf die Frage, wie sich ein Adept vor Krankheiten schützen kann, mit der Empfehlung, zunächst besonders wirksame Drogen einzunehmen und fährt dann fort: „Weiterhin sollte man das *qi* ohne Unterlaß 'führen' sowie morgens und abends die 'Übungen zum Leiten und Dehnen' praktizieren, um die 'Bau- und Wehrenergie' im Körper zu verteilen und ständig in Bewegung zu halten, damit keine Stauungen und Blockaden entstehen."[286]
Den gymnastischen Übungen *daoyin* kommt somit eine gegen Krankheiten vorbeugende Funktion zu, da sie die Zirkulation des *qi* erleichtern und Stagnationen des *qi*-Flusses lösen, die durch das lange bewegungslose Sitzen oder Liegen wie z. B. bei der „Aufnahme des *qi*" bedingt sein können. Die Wirksamkeit der „Übungen zum Leiten und Dehnen" bleibt jedoch nicht allein auf die Prävention von Krankheiten beschränkt. Bereits im medizinischen Klassiker *Suwen* (1. Jh. v. Chr.) wird diese Gymnastik in Verbindung mit Massage als wirksame Methode gegen bestimmte Krankheiten angeführt.[287] Dies gilt besonders für Patienten, die zu schwach für eine Moxibustions-Behandlung sind und deshalb zuerst durch Bewegungsübungen und Drogen gestärkt werden müssen.[288] In einem der wahrscheinlich von Wang Bing im Jahre 762 interpolierten Kapitel des *Suwen* finden wir sogar eine konkrete Übungsanleitung zur Behandlung von einem chronischen Leiden des Orbis renalis.[289] Generell läßt sich bei den gymnastischen Methoden *daoyin* feststellen, daß fast jeder Übung eine konkrete medizinische Indikation beigegeben ist, was jedoch eine vorbeugende Anwendung nicht ausschließt.[290]
Die im *Suwen* erwähnte enge Verknüpfung von Massage und *daoyin*-Übungen spiegelt sich später auch in dem Umstand wider, daß unter dem Oberbegriff *daoyin* „Übungen zum Leiten und Dehnen" sowohl Techniken zur Selbstmassage wie gymnastische Übungen zusammengefaßt werden.[291]
Den frühesten archäologischen Beleg für diese gymnastischen Übungen fand man Ende 1973 im Mawangdui-Grab Nr. 3 bei Changsha.[292] In dem Grab aus der frühen Han-Zeit (168 v. Chr. datiert) wurde neben über zwanzig daoistischen, medizinischen, geographischen und astronomischen Schriftstücken auch ein Seidenbild mit Abbildungen von gymnastischen Übungen entdeckt. Chinesische Archäologen identifizierten es als „Plan zu den 'Übungen zum Leiten und Dehnen'" (*daoyintu*). Auf dem 1,10 m breiten und 53 cm hohen Seidenbild nehmen die farbigen Darstellungen von 44 Personen, die in vier Reihen untereinander aufgegliedert sind, die größte Fläche ein. Die 22 weiblichen und 22 männlichen Figuren werden jeweils in verschiedenen Körperhaltungen wiedergegeben. Jeder Position ist eine eigene Benennung zugeordnet, da diese Benennungen jedoch schlecht erhalten sind, konnten nur 28 dieser Übungsbezeichnungen rekonstruiert werden.
Entsprechend lassen sich die einzelnen Positionen in folgende Gruppen einteilen:

- Übungen gegen bestimmte Krankheiten (wie Taubheit, Rippenschmerzen,

Knieschmerzen, Verspannungen im Nacken, Lähmungen oder „Wärmekrankheiten")
- Übungen, die Tierbewegungen nachahmen (Wolf, Kranich usw.)
- Übungen mit speziellen Geräten (wie Stock und Ball)
- Übungen, deren Bezeichnung den Bewegungsvorgang beschreibt.[293]

In unserem Zusammenhang ist weiterhin die Tatsache hervorzuheben, daß sich auf dem ersten Elftel des Seidenbildes aus dem Mawangdui-Grab zwei Texte befinden: der erste trägt den Titel „Klassiker über die Moxibustionsbehandlung von elf nach Yin- und Yang-Zugehörigkeit gegliederten Leitbahnen" (*Yinyang shiyimo jiujing* 陰陽十一脈灸經) und führt zunächst die Namen jeder der elf Leitbahnen auf, gefolgt von Beschreibungen ihres Verlaufes im Körper und der jeweiligen Erkrankungen sowie der entsprechenden Moxibustionsverfahren.[294] Die zweite Schrift zum „Abbruch des Getreidegenusses und Essen des *qi*" (*Quegu shiqi* 却穀食氣) nennt Techniken und Bedingungen, mit deren Hilfe im Verlauf der vier Jahreszeiten das *qi* über die Atmung aufgenommen wird, um den Getreidegenuß allmählich zu reduzieren.[295] Die Tatsache, daß sich diese beiden Texte zusammen mit den Abbildungen der „Übungen zum Leiten und Dehnen" auf einem großen Seidenstück befinden, legt die Vermutung nahe, daß die gymnastischen Übungen bereits in der Han-Zeit stets zusammen mit anderen therapeutischen oder religiösen Verfahren praktiziert wurden. Wie bereits Maspero erkannt hat, waren fast alle Bereiche der individuellen Ausbildung des daoistischen Adepten von *daoyin*-Übungen begleitet: Ob es sich jetzt um die Rezitation von kanonischen Schriften, um diätetische Maßnahmen „embryonale Atmung" (*taixi*) oder Meditation handelte, in den meisten Fällen gingen alle diese Praktiken zur Lebenspflege mit gymnastischen „Übungen zum Leiten und Dehnen" einher.[296]
Diesem Umstand trägt auch das erhaltene Schriftgut Rechnung, denn die meisten frühen (d. h. vor der Tang-Zeit entstandenen) Anleitungen oder Erwähnungen dieser Techniken finden sich über die unterschiedlichen Texte zur Lebenspflege verstreut.[297]
Die berühmteste und meist zitierte Quelle, die sich ausschließlich mit den *daoyin*-Übungen beschäftigt, ist der „Klassiker zum Nähren des Lebens durch die 'Übungen zum Leiten und Dehnen' der Großen Reinheit" (*Taiqing daoyin yangsheng jing*).[298] Der Text ist vermutlich vor dem 5. Jahrhundert n. Chr. entstanden[299] und beinhaltet verschiedene Methoden, die legendären „Unsterblichen" wie Pengzu oder Chisongzi[300] zugeschrieben werden. In diesem Kompendium verschiedenster meist einfacher Bewegungsübungen, die mit Selbstmassage und spezieller „Führung des *qi*" einhergehen, sind auch Praktiken enthalten, die beschreiben, wie man das *qi* gleich einer Schildkröte, einem Phönix oder einem Drachen „führt". Leider sind die Beschreibungen der einzelnen Übungen oft rudimentär, so daß man sich schwerlich ein klares Bild von der realen Durchführung der damaligen Übungen verschaffen kann. Interessant erscheinen uns hingegen allgemeine Äußerungen über die „Übungen zum Leiten und Dehnen" zu sein, die im Text zwischen den einzelnen Übungsanleitungen eingestreut sind. So heißt es in einem Ausspruch, der Meister Ning, einem legendären Zeitgenossen von Huangdi,[301]

zugeschrieben wird: „Wer das *qi* zu führen vermag, kann sein Inneres ergänzen; wer die 'Übungen zum Leiten und Dehnen' vollzieht, vermag seine vier Gliedmaßen zu regulieren."[302] In einem späteren Text (Anfang des 12. Jahrhunderts) wird dieses Zitat aufgegriffen und erweitert: Wer das *qi* zu führen vermag, kann das Innere (seines Körpers) regulieren; wer die 'Übungen zum Leiten und Dehnen' praktiziert, vermag das Äußere (seines Körpers) zu regulieren."[303]
Aus diesen Zitaten läßt sich auf die fundamentale Bedeutung der *daoyin*-Übungen schließen: Sie hatten gegenüber den meditativen Verfahren wie der „Führung" oder „Aufnahme des *qi*", die weitgehend auf das Innere des Körpers beschränkt waren, die komplementäre Funktion inne, das Äußere des Körpers, die Gliedmaßen, Hals und Nacken, Nervus und Leitbahnen zu harmonisieren. Erst durch diese polare Ergänzung von „inneren und äußeren" Übungen wird es dem Adepten möglich, Inneres und Äußeres, Mikro- und Makrokosmos völlig in Einklang zu bringen und sich dem spontanen Verlauf der Natur zu öffnen und anzupassen.[304]

3.2.2 Die Darstellung der „Übungen zum Leiten und Dehnen" bei Sima Chengzhen

Sima Chengzhen knüpft mit seiner „Abhandlung über die Übungen zum Leiten und Dehnen" („Daoyin lun") an die oben skizzierte Tradition an. In seiner theoretischen Einführung zu dieser Abhandlung bezieht sich Chengzhen auf den berühmten Arzt Hua Tuo und sein „Spiel der Fünf Tiere" und sieht wie Ge Hong im *Baopuzi* den besonderen Wert der *daoyin*-Übungen auch darin, daß sie die Verteilung und Zirkulation der „Wehr- und Bauenergie" im Körper fördern. Bei diesen theoretischen Ausführungen läßt sich Chengzhen weitgehend von Textstellen aus den grundlegenden medizinischen Werken „Unbefangene Fragen" (*Suwen*) und „Klassiker der schwierigen Probleme" (*Nanjing*) (1./2. Jh. n. Chr.) leiten, in denen „Bau- und Wehrenergie" als Aspekte des allumfassenden *qi* erklärt werden.[305] Die „Bauenergie" (*ying*), die in den Leitbahnen und Orbes als eine Art „Transportmedium" zirkuliert, begründet den Metabolismus im menschlichen Organismus; außerdem fällt ihr physiologisch die Aufgabe des struktiven Aufbaus und der Erhaltung des Körpers zu.[306] Deshalb erklärt Chengzhen, daß die „'Bauenergie' die Nervus und Knochen stärkt, die Gelenke beweglich macht und die Sinne schärft".
Die „Wehrenergie" (*wei*) hingegen bildet den aktiven Aspekt dieses komplementären „Energiepaares": Sie diffundiert hauptsächlich an der Oberfläche des Körpers und bewirkt die Wärme des Fleisches, die gesunde Farbe der Haut und die Öffnung der Poren. Wie ihr Name anzeigt, fällt der „Wehrenergie" die Aufgabe zu, den Organismus gegen jede Art von „heteropathischem *qi*" (*xieqi*), d.h. jede Art von exogenen oder endogenen pathogenen Faktoren, zu schützen.[307]
Chengzhen betont die Notwendigkeit, sowohl die „Wehrenergie" als auch die „Bauenergie" zu pflegen und die inneren und äußeren Funktionen in Einklang zu bringen, worin er weitgehend mit den Aussagen des *Taiqing daoyin yangsheng*

jing konform geht; allerdings erweitert Chengzhen dieses Konzept durch eine medizintheoretische Untermauerung der „Übungen zum Leiten und Dehnen".
Die Vorteile, die die *daoyin*-Übungen mit sich bringen und die Chengzhen in diesem einführenden Abschnitt herausstellt, werden in einem späteren Text in vier Punkten zusammengefaßt. Demnach dienen die „Übungen zum Leiten und Dehnen" „erstens der Harmonisierung von 'Bau- und Wehrenergie'; zweitens fördern sie die Verdauung von Nahrung; drittens dienen sie dem Austreiben von 'Ventus-Heteropathien'[308] und viertens fördern sie die Zirkulation von 'Blut' (*xue*) und *qi*".[309] Chengzhen beklagt in seinem Text zunächst die damalige Zersplitterung der Lehrmeinungen und die Unübersichtlichkeit der Übungsanleitungen und beschreibt anschließend, welche vorbereitenden Maßnahmen den gymnastischen Übungen vorauszugehen haben. Wie fast alle individuellen Praktiken werden die „Übungen zum Leiten und Dehnen" zur Zeit des „belebenden *qi*" (von Mitternacht bis Mittag) und bei klaren Witterungsverhältnissen ausgeführt. Ebenso gehört das Lösen und Kämmen der Haare, die Ausrichtung in eine bestimmte Himmelsrichtung, das „Ballen der Hände zu Fäusten" (*wogu*) und das „Zähneklappern" (*kouchi*)[310] zu den Vorbereitungen der *daoyin*-Übungen[311].
Sima Chengzhen beschreibt nun eine Abfolge von 17 verschiedenen gymnastischen Übungen, wovon jedoch nur eine Übung in der YJQQ-Version überliefert ist; der zugehörige Kommentar schließt mit der Bemerkung „etc." (*yunyun*), womit eindeutig auf die 16 anderen Übungen hingewiesen wird, die jedoch im YJQQ nicht weiter aufgeführt werden. Diese restlichen 16 Übungen finden wir zusammen mit einer anschließenden Massage-Anleitung im 2. Teil der DZ-Version, die unter dem Titel „Abhandlung über die essentielle Bedeutung der Pflege des Echten" (*Xiuzhen jingyi lun*)[312] mit der „Abhandlung über die Übungen zum Leiten und Dehnen" beginnt.
Im Vergleich zu der sehr genauen Beschreibung der ersten Übung, die auch im YJQQ enthalten ist und in dieser Arbeit übersetzt wurde, sind die in der DZ-Version überlieferten Übungen merklich kürzer gefaßt.
Die ersten drei Übungen der gesamten gymnastischen Übungsabfolge bestehen prinzipiell darin, daß der Adept seine Arme dehnt, den Kopf rhythmisch bewegt und zugleich den Brustbereich hervorwölbt. Auf diese Weise wird der Atemraum bis in die Flankengegend erweitert. Bei den folgenden drei Übungen werden Rücken und Becken in die dehnende Bewegung mit einbezogen, wobei stets beugende und streckende Bewegungen einander abwechselnd ergänzen; es tritt auch eine seitliche Drehung der Wirbelsäule hinzu. Die Übungen 7 bis 10 sind dadurch gekennzeichnet, daß nun die Beine in die Bewegung integriert werden, indem die Hände Knie und Füße umfassen, so daß sich die Dehnung über den gesamten Körper erstreckt. Die Übungen 11 bis 13 werden z.T. im Liegen ausgeführt; dabei geht es im wesentlichen um die Bewegung der Beine, die man seitlich dehnt oder mit denen man kurze Tritte vollführt. Bei den letzten vier Übungen umgreifen die Hände wieder Fuß- und Kniegelenke; durch Beugung oder Streckung der Wirbelsäule, die mit einer entsprechenden Bewegung des Kopfes einhergeht, entsteht eine Drehung, die von Kopf bis Fuß verläuft.
Weiterhin wird zu jeder einzelnen Übung angegeben, daß man sie jeweils (auf

jeder Seite oder in die entsprechende entgegengesetzte Richtung) dreimal durchführen sollte. Die von Chengzhen aufgeführten Übungen zeichnen sich nicht nur durch ihre exakte Beschreibung aus, sondern auch durch ihre Ausgewogenheit in der Bewegung: Mit jeder streckenden, hebenden oder pressenden geht stets auch eine beugende, senkende oder entspannende Bewegung einher. Aufgrund dieser komplementären Bewegungsweise kann die Bewegung jedes einzelne Gelenk erfassen, wodurch das *qi* den gesamten Körper zu durchdringen vermag. Zugleich ist es offensichtlich, daß der Adept bei dieser Übungsfolge eine spezielle Atmung anwendet: die erste Übung wird mit einem „Sperren des *qi*" (*biqi*)[313] eingeleitet. Im Verlauf der weiteren Übungen finden wir bei Bewegungen, die viel Kraft erfordern, besondere Angaben, daß man in dem Moment loslassen und sich entspannen sollte, wenn „das *qi* den Höhepunkt erreicht hat" (*qiji*), d. h. wenn die Einatmung gänzlich erfolgt und der ganze Bauch von *qi* erfüllt ist.[314]
Wenn wir diese aus 17 Teilen bestehende Übungsabfolge im Gesamtzusammenhang der von Sima Chengzhen dargelegten Praktiken zur Lebenspflege betrachten, so fällt auf, daß die Reihenfolge der lockernden „Übungen zum Leiten und Dehnen", die beim Brustraum beginnt und über Arme, Rücken und Becken zu den Beinen führt, genau dem Verlauf des *qi* im Körper bei der „Aufnahme des *qi*" entspricht. Zudem hatte Chengzhen in der „Abhandlung über die Aufnahme des *qi*" ausdrücklich empfohlen, die *daoyin*-Übungen vor der „Aufnahme des *qi*" zu praktizieren.[315] Das bedeutet, daß der Adept zunächst seinen Körper lockern und seine Gelenke durchlässig machen sollte, bevor er mit der „Aufnahme des *qi*" beginnt.[316]
An diesem genau auf die „Aufnahme des *qi*" abgestimmten Aufbau der gymnastischen „Übungen zum Leiten und Dehnen" zeigt sich wieder Chengzhens systematische Darstellungsweise, deren Fehlen er in den meisten anderen Schriften in der Einführung zu diesem Text beklagt hat. Hat der Adept diese gymnastischen Übungen beendet, sollte er sich entspannen und beide Handflächen warmreiben, worauf er sie auf die Stirn legt und 39mal nach oben streicht. Dann reibt er mit beiden Handballen ebenfalls 39mal um beide Augen herum. Anschließend drückt er mit dem Mittel- und Ringfinger beider Hände, jeweils links und rechts auf beide Nasenflügel und bewegt sie 27mal nach oben und nach unten. Weiterhin klemmt er das Ohr mit dem Zeige- und Mittelfinger von oben her ein und zieht es 35mal nach oben. Dann klemmt er das Ohr mit Zeigefinger und Daumen (mit dem sogenannten „Tigermaul" *hukou*) von hinten her ein und bewegt die Ohrmuschel kreisend 35mal.[317] Mit warmen Handflächen reibt der Adept nun das Gesicht, bis es warm ist, und geht dann auf Hals und Brust über (mehrere 10 Male). Nun massiert er die Arme von oben nach unten und wieder zurück, ebenfalls mehrere 10 Male. Danach reibt er kräftig beide Hände, „als wolle er sich die Hände waschen".[318] Anschließend massiert der Adept von der Brustmitte über Bauch und Becken bis zu den Beinen.[319]
Wie wir bereits oben ausgeführt haben, bildeten Techniken der Selbstmassage stets eine unerläßliche Ergänzung zu den *daoyin*-Übungen, was bereits in dem medizinischen Klassiker *Suwen* 1.Jh. v. Chr.) zu belegen ist.[320] Es ist wahrscheinlich, daß sich Chengzhen bei seiner Anleitung zur Massage an dem im

Jahre 610 erschienenen medizinischen Text „Abhandlung über Ursprung und Verlauf aller Krankheiten" (*Zhubing yuanhou lun*) von Chao Yuanfang orientiert hat.[321] In diesem enzyklopädischen Werk, in dem 1720 verschiedene Krankheitsbilder durch Differentialdiagnose und Prognose zusammengestellt sind, werden bei bestimmten Krankheitsbildern spezielle Anleitungen zu *daoyin*-Übungen als therapeutische Maßnahmen angegeben.[322] Da diese bedeutende medizinische Schrift erwiesenermaßen als eine der Hauptquellen für Sun Simos ca. 50 Jahre später erschienene „Wichtige Rezepte, die Tausend Goldstücke wert sind" (*Qianjinfang*) gilt,[323] verwundert es nicht, daß sich Chengzhen auf dieses Werk bezieht, wenn er empfiehlt, die Hände in der Weise zu reiben, „als ob man sich die Hände waschen würde."[324]

Überhaupt scheint die Massage mit der Vorstellung von Reinigung eng verknüpft gewesen zu sein. So bezeichnet Chao Yuanfang z. B. das Reiben des Körpers mit den Händen als „trockene Reinigung" (*ganyu*),[325] die auch der Abwehr von klimatisch bedingten Krankheiten dienen soll.

Bei Chengzhens Beschreibung der Techniken zur Selbstmassage fällt wiederum ihre systematische Ausrichtung mit Bezug auf die vorangehenden Übungen auf: Auch das Reiben des Körpers nach der Massage des Gesichtes erfolgt entsprechend dem Verlauf des *qi* im Körper bei der „Aufnahme des *qi*" und der gymnastischen Übungen.

Im letzten Abschnitt dieser „Abhandlung über die Übungen zum Leiten und Dehnen" weist Chengzhen allgemein darauf hin, daß die Massage oft wiederholt werden kann. Er warnt allerdings davor, während der Praxis der „Aufnahme des *qi*" alle beschriebenen *daoyin*-Übungen zusammen anzuwenden, da er befürchtet, daß man sich dadurch überanstrengen könnte. Deshalb sollte man sie nach Belieben, z. B. in bestimmten zeitlichen Intervallen von 3 bis 5 Tagen, praktizieren, ohne zu stark an seinen Kräften zu zehren, und dafür zu sorgen, daß von Kopf bis Fuß alles übereinstimmt und durchgängig ist. Abschließend verweist Chengzhen auf andere Methoden zum „Leiten und Dehnen", die im Stehen oder Liegen ausgeführt werden und die er hier nicht weiter erwähnt.

Zusammenfassend betrachtet, beweist Chengzhen mit dieser „Abhandlung über die Übungen zum Leiten und Dehnen" sowohl durch die präzise und konkrete Beschreibung als auch durch die systematische Abfolge der einzelnen Übungen seine didaktischen Qualitäten. Auf anschauliche Weise vermittelt er ein konkretes Bild von der ineinandergreifenden Anwendung der einzelnen Techniken zur Lebenspflege.

Die moderne Praxis der Qi-Übungen knüpft weitgehend an die therapeutische Tradition der „Übungen zum Leiten und Dehnen" an und faßt die *daoyin*-Übungen zusammen mit anderen Praktiken unter dem Oberbegriff *qigong* „Qi-Übungen" zusammen.[326] Es gibt zwar einige moderne Übungen, die speziell mit dem überkommenen Begriff *daoyin* bezeichnet werden,[327] aber generell läßt sich feststellen, daß die traditionellen „Übungen zum Leiten und Dehnen" in den sogenannten „Äußeren Kräftigungsübungen" (*baojiangong* 保健功) aufgegangen sind, die gekennzeichnet sind durch eine Verbindung von Massage-, Dehnungs- und sonstigen Bewegungsübungen.[328]

4. Abhandlung über Talisman-Wasser (*fushui lun* 符水論)

4.1 Übersetzung

Die Schrift der Talismane, die auch als „Siegelschrift der Wolken“ (*yunzhuan*) oder „Bittgesuch des Lichtes“ (*mingzhang*) bezeichnet wird,[329] besteht aus Schriftzeichen, die mit „konstellierender Kraft“ *shen* und „reaktiver Wirkkraft“ (*ling*) ausgestattet sind.[330] Jedem Punkt und jedem Strich[331] entspricht (im Kosmos) ein Erscheinungsbild (*xiang*);[332] deshalb verweilt das *qi* der „konstellierenden Kraft“ *shen* (*shenqi*)[333] in den Schriftzeichen (und kann durch die Einnahme „aktualisiert“ werden[334]). Jedes Schriftzeichen[335] hat eine belebende Wirkung; deshalb verwendet man (beim Schreiben von Talismanen), die für die Einnahme bestimmt sind, stets Zinnober.[336]

Was das Wasser betrifft, so ist es die Flüssigkeit[337] des „primären *qi*“ und die Feuchtigkeit des latenten Yang;[338] zwar gehört das Wasser zu der Gattung des Gestalteten, aber es gibt nichts, auf das es nicht unterstützend einwirkt. Daher ist das Wasser die „Mutter des *qi*“.[339] Ist das Wasser rein, so ist das *qi* klar. Das *qi* ist die Wurzel der Gestalt. Ist das *qi* harmonisiert, so befindet sich die Gestalt in Ruhe.

Auch wenn der „Bau- und Wehrenergie“ im Körper innere Säfte (für ihren Transport) zur Verfügung stehen[340] und die Orbes horreales und aulici im Bauch scheinbar Feuchtigkeit absondern, so können dennoch die Säfte und das *qi* vermehrt werden, indem man die „Eingeweide“[341] (mit *qi*) durchdringt.[342] Außerdem kann man (den Zuwachs an Säften und *qi* erreichen), indem man die „reaktive Wirkkraft“ (*ling*) der Talismane (durch den Körper) leitet (*dao*). Diesen Prozeß unterstützt auch die Rezitation von Zaubersprüchen.

Hier habe ich verschiedene Methoden des „Talisman-Wassers“ zusammengestellt, um (den Adepten) auf ihre Anwendung vorzubereiten. Man kann sich auf diese Aussagen stützen und demgemäß vorgehen.[343]

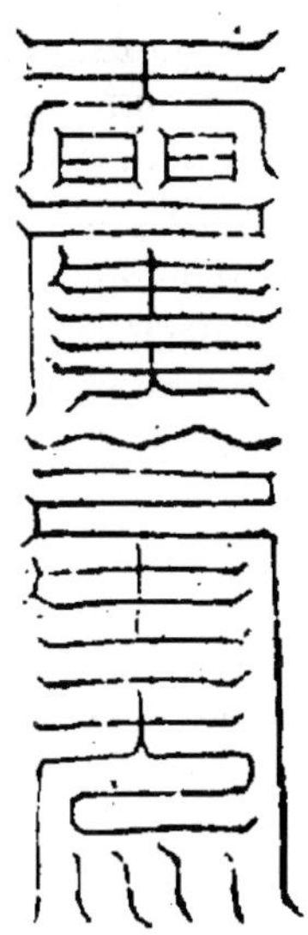

Bei dem rechts abgebildeten Talisman wendet man sich jeweils in die Richtung des Mondes und richtet sich bei der Herstellung nach dem Zenitstand der Sonne. Man verbrennt Räucherwerk - und beschreibt das Papier mit Zinnober. In der linken Hand hält man das Wassergefäß, in der rechten Hand hält man den Talisman.[344]

Komm: Man kann den Talisman mit einem *sheng*[345] Wasser zusammen schlucken. Es ist gleich, wieviel Wasser man genau trinkt; es empfiehlt sich, „Edelwasser aus dem Brunnen“[346] zu verwenden. Man kann auch Quellwasser benutzen.

Der Zauberspruch lautet:

Metall, Holz, Wasser, Feuer und Erde, das *qi* der Fünf Planeten,[347] die „freie Energie“ *jing* der *Liujia*,[348] die „Drei echten Himmel“:[349] sie alle mögen das trübe *qi* (meines Körpers) verzehren. So kommt der „Vater des Gelben“[350] zur Fülle und der Säugling (*Chizi*)[351] hütet die Mitte, ohne abzuweichen.

Komm: Man rezitiert diesen Spruch dreimal ohne einzuhalten (d. h. „in einem *qi*“).

Nachdem man den Spruch beendet hat, klappert man dreimal mit den Zähnen (*kouchi*).[352]

Komm: Indem man weiterhin den Talisman hält und Wasser dazu trinkt.

Nun verbrennt man über dem Wasser den Talisman und gibt die Asche hinein.

Komm: Dabei darf nichts verlorengehen.

Nach Norden gerichtet vollzieht man nochmals die rituelle Handlung und nimmt (das Talisman-Wasser) ein.

Komm: Die im folgenden aufgeführten Verrichtungen stellen jeweils eine gesonderte Methode dar.[353] (YJQQ, Kap. 57, S. 15b-16a)

4.2 Kommentar

4.2.1 Talismane und Talisman-Wasser

Der chinesische Begriff „Talisman“ (*fu* 符) bezeichnete ursprünglich „Kennzeichen“ oder „Verträge“, die auf Holzbrettchen, auf Metallplättchen oder auf Papier- bzw. Seidenstücke geschrieben und in zwei Teile getrennt wurden, so daß jede an dem Abkommen beteiligte Partei eine Hälfte des Zeichens behielt.
Die wohl bedeutendsten, durch *fu* abgesicherten Verträge, die nur dann ihre Gültigkeit hatten, wenn tatsächlich beide Hälften nahtlos ineinanderpaßten, wurden zwischen den Feudalherren und ihren Vasallen abgeschlossen.[354] Der Vasall erhielt vom Herrscher eine Hälfte des *fu* als „Zeichen“ und als Garantie seines Schutzes. Bei den feudalen Versammlungen, die in regelmäßigen Abständen abgehalten wurden, hat man beide Teile des *fu* wieder „zusammengefügt“ (*hefu*),[355] um die Loyalität der Vasallen und die Tugendhaftigkeit des Herrschers erneut zu bekräftigen.[356] Diese Handlungen wurden stets von Schwüren begleitet und besaßen somit eindeutig eine religiöse Komponente, denn der Glaube an die Einhaltung des Vertrages durch beide Parteien wurde von „himmlischen Mächten“ sanktioniert.[357]
Die herausragende Stellung des chinesischen Kaisers als „Sohn des Himmels“ erlaubte es ihm, sowohl die vertraglichen Talismane seiner Vasallen zusammenzufügen, als auch durch die Verbindung von „irdischen“ und „himmlischen“ Talismanen Abkommen mit dem Himmel zu treffen. Die wahrhafte kaiserliche Tugend wurde durch einen „himmlischen“ Talisman legitimiert, denn erst wenn die „himmlische“ und die „irdische“ Hälfte zusammenpaßten, hatte der Herrscher das Mandat zur Regierung wirklich empfangen.[358]
In den apokryphen Texten der Han-Zeit (*chanwei*) werden, wie Anna Seidel belegt hat, Anwendungsformen von Talismanen beschrieben, die ein Zwischenstadium darstellen zwischen oben skizzierter Auffassung der Regierungslegitimation durch die Verleihung von „himmlischen“ Talismanen und der Vorstellung, daß eine

daoistische „Gottheit“ dem Adepten einen Talisman übergibt, um Dämonen zu vertreiben oder Krankheiten zu heilen.[359]

Es ist daher anzunehmen, daß die Himmlischen Meister in der Tradition der Verfasser dieser apokryphen Texte (*fangshi*) standen.[360] Denn nach der Überlieferung der Himmlischen Meister hat ihr Begründer Zhang Daoling (2. Jh. v. Chr) den Gebrauch der Talismane (*fu*) erfunden. Die *fu* der Himmlischen Meister sicherten die Kontrakte zwischen den von ihnen vereehrten Gottheiten und der Gemeinschaft, und zwar unter Berufung auf die dem Zhang Daoling im Jahre 142 v. Chr. durch den „erneut erschienenen Laozi“ zuteilgewordene Offenbarung. Die Mitglieder der Gemeinschaft versprachen, nicht mehr zu sündigen, und erhielten dafür die Zusicherung, daß sie nicht mehr erkranken würden.[361]

Bevor wir auf die Tradition der Himmlischen Meister zurückkommen, bei welcher der Gebrauch von Talisman-Wasser eine große Rolle spielte, wenden wir uns der Frage zu, welche Bedeutung dem *qi* bei der Verwendung von Talismanen zukam. Bereits in dem Kommentar *Xianger* zum *Daodejing* (Anfang des 3. Jahrhunderts n. Chr.), einem Dokument, das zweifellos aus der Bewegung der Himmlischen Meister stammt, finden wir Andeutungen, daß auch das Lebenspotential des Menschen (hier als „separates *qi* des Dao“ (*dao zhi bieqi* 道之別氣) benannt), ähnlich den beiden Hälften des Talismans aus zwei Teilen besteht: die eine Hälfte dieser Lebensenergie, über die der Mensch verfügt, wird im *Xianger* als unsere „rechte Talismanhälfte“ (*youqi* 右契) bezeichnet; die linke Hälfte (*zuoqi* 左契) hingegen wird von den „himmlischen Richtern“ aufbewahrt.[362]

Aus dieser Vorstellung wird deutlich, daß Talismane ein wesentliches Mittel zur Kommunikation zwischen Himmel und Erde, Makrokosmos und Mikrokosmos, Gottheiten und Menschen darstellten. Der Gebrauch der Talismane ermöglicht es dem Adepten, die verschiedenen „göttlichen *qi*“ (*shenqi*)[363] der in seinem Körper ansässigen Gottheiten selbsttätig zu unterscheiden, mit ihnen zu kommunizieren und diese *qi* zu bewahren.[364]

Als Ausdruck dieser für den Uneingeweihten noch verschlüsselten Kräfte tritt auf den Talismanen die Schrift hervor, die als direkte Emanation des „primären“, noch unkonstellierten oder eines „göttlichen“, somit vollkommenen *qi* aufgefaßt werden kann.[365] Die verschiedenen Schriftformen dieser Talismane weisen eine unermeßliche Vielfalt auf.[366]

Jedes dieser spontanen, „energetischen“ Schriftzeichen entspricht einem Laut, der sowohl Ausdruck des *qi* im menschlichen Körper als auch der geheime Name des entsprechenden kosmischen *qi* oder der anzurufenden Gottheit ist.[367] Deshalb geht mit der Anwendung von Talismanen stets die Rezitation von Zaubersprüchen einher,[368] wie auch früher die Gültigkeit der durch Talismane besiegelten Verträge durch Schwüre bekräftigt wurde.

Der Talisman ist zugleich ein „Zeichen“ für den eingeweihten Adepten, denn nur er kann die Bedeutung der unlesbaren Schrift entschlüsseln, nur er kennt den Namen der anzurufenden Gottheit und die entsprechende Wirksamkeit des Talismans.[369]

Auch der Gebrauch von Talisman-Wasser, das bei den Himmlischen Meistern zur Heilung von Krankheiten diente,[370] war stets mit Rezitationen von Zauber-

sprüchen verbunden. Eine der frühesten Quellen, in der von diesem heilsamen Wasser berichtet wird, ist das Geschichtswerk der Späteren Han-Zeit, das *Hou Hanshu* (um 400 n. Chr. verfaßt), demzufolge der Bundesgenosse von Liu Bei, der berühmte Zhang Fei (gest. 220 n. Chr.) dieses Talisman-Wasser gegen Krankheiten verabreichte und auf diese Weise zahlreiche Anhänger gewann.[371]
Hinweise auf den damaligen Umgang mit Talismanen aller Art finden sich in den Werken von Ge Hong (283-343). Im *Baopuzi* stellt er die Bedeutung der Talismane, die zumeist am Körper zu tragen waren, klar heraus: Ohne Talisman läuft der Adept, der in das Gebirge einzudringen beabsichtigt, nicht nur Gefahr, zahlreichen Geistern und wilden Tieren zum Opfer zu fallen; vielmehr versuchen auch die Genien des Gebirges die Drogen vor den Suchenden zu verbergen, so daß er sie nicht finden kann.[372] Ge Hong stellt auch eine gewisse Rangordnung in der Wirksamkeit verschiedenster Talismane auf, wobei der Talisman mit dem Namen das „Echte gestaltete Abbild der Fünf heiligen Berge“ (*Wuyue zhenxing tu*)[373] eine besondere Stellung einnimmt.
Aber auch über den Gebrauch von Talisman-Wasser gibt Ge Hong Auskunft. Er hebt dabei die stärkende Wirkung des Talisman-Wassers beim Abbruch des Getreidegenusses hervor, der für die „Aufnahme des *qi*“ eine unerläßliche Voraussetzung darstellt. Weiterhin berichtet er von einer Methode der Anwendung von Talisman-Wasser, mit welcher der Adept die Jadefrauen[374] der *Liujia* und *Liuding* (d. h. die Jadefrauen, die jeweils den Tagen zugeordnet sind, die mit den zyklischen Zeichen *jia* oder *ding* beginnen) herbeirufen kann,[375] indem er jede mit ihrem Namen (*ming*) und Großjährigkeitsnamen (*zi*) anruft und dazu Talisman-Wasser trinkt.[376] Auf diese Weise wird nach Ge Hongs Angaben sogar das Vieh des Adepten keinen Hunger verspüren.[377] Weiterhin spricht er dem Talisman-Wasser auch eine hervorragende Wirkung zur Überbrückung der Krisenzeiten zu, die der Adept, der sich des Getreides enthält, unausweichlich durchläuft, bevor er sein Leben verlängern kann. In Notzeiten bietet sich das Talisman-Wasser als wirksamer Ersatz für mangelnde Drogen an. Mit zahlreichen phantastischen Beispielen von Adepten, die diese Methode anzuwenden wußten, illustriert Ge Hong, daß das Talisman-Wasser zwar die Wirkung hat, keinen Hunger oder Durst aufkommen zu lassen, jedoch als einzelne Methode praktiziert, das Leben nicht verlängern kann.[378]
Auch andere Wirkungen werden dem Talisman-Wasser zugeschrieben. So erwähnt Ge Hong in seinem eher medizinischen Werk *Zhouhou beiji fang* die Zubereitung von Talisman-Wasser, das einem Toten eingeflößt wird, um mit Hilfe von Spiegeln die Dämonen aus dem Leichnam auszutreiben.[379] Im *Zhengao* wird uns von einer Methode berichtet, bei der man Wasser mit Bambusblättern und Pfirsichkernen versetzt, um ein reinigendes Bad zuzubereiten, mit dem man zahlreichen Krankheiten vorbeugen kann. Gemäß des Textes geht die Wirkung dieser Art von Wasser über die gewöhnliche Anwendung von „Talisman-Wasser, Zaubersprüchen und Mundspülungen“ 符水祝漱 weit hinaus; dies deutet auf gewisse Abgrenzungsbestrebungen gegenüber den Praktiken der Himmlischen Meister hin.[380]
Insgesamt hat sich jedoch die Anwendung von Talisman-Wasser zur Reinigung

von Augen, Mund und Ohren, zur rituellen Reinigung vor den Übungen zur Lebenspflege und als Heilmittel gegen Krankheiten[381] durch die Jahrhunderte hindurch bewährt und ist noch heute ein wichtiger Bestandteil innerhalb des daoistischen Rituals.[382]

4.4.2 Die „Abhandlung über Talisman-Wasser" bei Sima Chengzhen

Sima Chengzhen beginnt seine Ausführungen über das Talisman-Wasser mit allgemeinen Aussagen über die Bezeichnung der Talismane und über die kosmischen Kräfte, die sich in den Schriftzeichen widerspiegeln. In diesem Zusammenhang hebt er die Notwendigkeit hervor, die Schriftzeichen auf Talismanen, die zur Einnahme bestimmt sind, stets mit Zinnober zu schreiben. Dieser Brauch, der sich bis auf die apokryphen Texte der Han-Zeit zurückverfolgen läßt,[383] wird auch im *Taipingjing* (2 Jh. n. Chr.) erwähnt: „Wer Krankheiten vertreiben und dabei bedeutende Verfahren anwenden will, sollte (bestimmte) Lehrformeln auswählen, sie mit Zinnober schreiben und dann schlucken."[384] Bekanntlich stellt Zinnober neben Gold die wichtigste Ingredienz in der chinesischen Alchimie dar. Zinnober war aufgrund seiner roten Farbe und seiner wandlungsfähigen chemischen Eigenschaften hoch geschätzt.[385]

Der Wandlung kommt bei der Anwendung von Talismanen und Talisman-Wasser besondere Bedeutung zu: Um wirksam zu sein, muß ein Talisman zunächst einer rituellen Handlung und dann einer „Transformation" (*hua*) unterzogen werden. Diese Wandlung wird im rituellen Sprachgebrauch als „Opfer der Schriften" bezeichnet, wobei die Schrift als Abbild primordialer Kräfte durch Feuer, durch die Verdauung oder einfach durch die Einwirkung der Zeit in ihren ursprünglichen, primordialen, unsichtbaren Zustand zurückverwandelt wird und somit ihre volle Wirksamkeit zu entfalten vermag.[386] Die Herstellung von Talisman-Wasser ist durch einen dreifachen Wandlungsprozeß gekennzeichnet, wie wir ihn auch in der Alchimie finden,[387] wo ein Grundstoff mit jeder Wandlung in einem höheren Maße verfeinert wird und sich dabei dem primordialen Urzustand immer weiter annähert. Der mit Zinnober beschriebene Talisman wird zunächst verbrannt (erste Wandlungsstufe), dann wird die Asche im Wasser gelöst (zweite Wandlungsstufe) und schließlich von dem Adepten geschluckt und verdaut (dritte Wandlungsstufe).

Wie Sima Chengzhen in dem einführenden Abschnitt zur „Abhandlung über Talisman-Wasser" betont, spielt das Wasser als ursprünglichste und reinste „Flüssigkeit des primären *qi*" unter den differenzierten, gestalteten Dingen und Wesen eine besondere Rolle: Die nährende und feuchtigkeitsspendende Funktion des Wassers ist Grundvoraussetzung allen Lebens. Zudem bildet es als Flüssigkeit sowohl im Kosmos als auch im menschlichen Körper ein wesentliches Komplement zum energetischen *qi*. Aus dieser Komplementarität von Wasser und *qi* leitet Chengzhen die Notwendigkeit her, den Talisman in Wasser aufgelöst einzunehmen, um somit einen Zuwachs an Säften und *qi* im Körper zu erreichen, der für den Abbruch des Getreidegenusses unerläßlich ist.

Chengzhen schließt seine theoretische Einleitung mit dem Hinweis, daß er in Folgendem verschiedene Methoden des Talisman-Wassers zusammenstellen wird, um dem Adepten die praktische Anwendung zu erleichtern. In der YJQQ-

Version unseres Textes finden wir abschließend noch einen Vermerk, daß sich „die Talismane in dem Originaltext befinden".

Die DZ-Version enthält weiteres Material, und zwar in Form einer Sammlung verschiedener Talisman-Methoden einschließlich der dazugehörigen Abbildungen. Um einen Einblick in die praktische Anwendung von Talisman-Wasser zu vermitteln, haben wir die erste dieser in der DZ-Version aufgeführten Methoden übersetzt, ohne jedoch die Originalquellen ausfindig machen zu können. Darauf folgt eine Zusammenstellung einiger Talisman-Methoden, deren gemeinsames Merkmal darin besteht, daß die Talismane an Tagen geschrieben und eingenommen werden, die bestimmten zyklischen Zeichen zugeordnet sind. So werden auch Talismane aufgeführt, die als „Yin-Yang-Talismane der *Liujia*"[388] bezeichnet werden und an bestimmten Tagen des Zyklus mit den entsprechenden zyklischen Zeichen beschriftet werden. Weiterhin wird dem Adepten geraten, die Yin-Talismane dieser Art mit Zinnober zu schreiben. Mit den beigegebenen Zaubersprüchen kann der Adept Jadefrauen herbeirufen, die den durch zyklische Zeichen bezeichneten Tagen zugeordnet sind, um mit ihnen an einer Art rituellem Bankett, „Reiseküche" genannt,[389] teilzunehmen, damit alle Beteiligten trotz ihrer Enthaltsamkeit gegenüber dem Getreide satt werden können. Daran schließt sich eine Aneinanderreihung verschiedenster Talismane an, die jeweils berühmten „Unsterblichen" zugeschrieben werden, wie z. B. Anqi Sheng 安期生,[390] dem legendären Meister der magischen Tradition der Provinz Shandong, die in der Qin- und frühen Han-Zeit eine große Rolle an den Höfen der Feudalherrscher gespielt hat. Die Angaben zu den Talismanen, die bestimmten Personen zugeschrieben sind, beschränken sich auf eine Zeitangabe, wann der Talisman zu schreiben ist (z. B. beim Zenitstand der Sonne) und auf den Hinweis, daß sie durch Schlucken einzunehmen sind. Der dem Meister Anqi Sheng zugeschriebene Talisman wird allerdings ausdrücklich nicht zur Herstellung von Talisman-Wasser verwendet, sondern soll zum Schutz des Trägers in einer Röhre am Arm befestigt werden. Allen aufgeführten Talismanen ist gemein, daß der Adept sie anwendet, um keinen Hunger oder Durst zu verspüren, wenn er den Getreidegenuß abbricht. Zwischen diesen mit Anleitungen versehenen Talismanen sind auch kleinere Abbildungen von Talismanen eingestreut, deren knappe Beschriftung gleich unterhalb der Darstellung aufgeführt wird. Ihre Wirkung ist jeweils sehr spezieller Natur; man nimmt sie gegen Durst oder während der ersten 15 Tage des Getreideabbruches gegen Hunger oder auch zur Heilung von Krankheiten ein.

Betrachten wir nun die Tradition der Talismane der *Liujia*, die den größten Teil der im DZ erhaltenen Zusammenstellung von Talisman-Methoden ausmachen. Die ursprünglich 12 Talismane, die auf die „Tradition des Südens"[391] zurückgehen, soll Kaiser Wu der Han (141-87 v. Chr.) von einer Gottheit empfangen haben. Diese Talisman-Methode, die unbestreitbar in engem Zusammenhang mit der Divination *dunjia* (遁甲) zu sehen ist,[392] besteht im wesentlichen darin, die zyklischen Zeichen der 10 Himmelsstämme und der 12 Erdzweige einander in einer bestimmten Weise zuzuordnen: Im Falle der *Liujia* 六甲 wird das erste Zeichen der Himmelsstämme *jia* 甲 mit den Erdzweigen *zi* 子, *yin* 寅, *chen* 辰, *wu* 午, *shen* 申 und *xu* 戌 kombiniert.

Die Überlieferung dieser „Zwölf wirkkräftig beflügelten Schriften der rechten und linken (Hälfte) der *Liujia* der Fünf Kaiser (= die Fünf Himmelsrichtungen)" 五帝六甲左右靈飛之書凡十二事 läßt sich von Kaiser Wu der Han-Dynastie[393] über Li Shaojun 李少君 (113 v. Chr.), der sowohl mit der Überlieferung der Talismane als auch mit der alchimistischen Tradition vertraut war, bis in das Jahr 322 n. Chr. verfolgen. In diesem Jahr empfing der ältere Bruder von Xu Mi, Xu Mai 許邁(301-348), der den berühmten Kalligraphen Wang Xizhi in den Techniken zur Lebenspflege der südlichen Tradition des Jiangnan-Gebietes unterrichtet und selbst die „Unsterblichkeit" erreicht haben soll,[394] von einem Libateur die Talismane der *Liujia*.[395]

Mit der Gründung der Shangqing-Schule wurden die Talismane der *Liujia* in das System der Shangqing integriert. Davon zeugen auch die Biographien der „Echten der Shangqing", Ziyang zhenren und Wei Huacun, in denen erwähnt wird, daß beide „Echten" diese Talismane empfangen haben.[396]

Auch Ge Hong berichtet im *Baopuzi* mehrmals von den Talismanen der *Liujia*. In diesem Zusammenhang tritt auch der bereits angesprochene enge Bezug der *Liujia* zur Alchimie hervor: Denn Ge Hong beschreibt unter anderem auch die Zubereitung einer Droge, mit deren Hilfe der Adept „nach hunderttägiger Einnahme die Jadefrauen der *Liujia* und *Liuding* herbeirufen und sich zu Diensten machen kann, um die Dinge der Welt zu ergründen".[397]

Die Anrufung der Jadefrauen der *Liujia* und *Liuding*[398] kann, wie außer in unserem Text bereits im *Baopuzi* belegt ist, auch mit der Anwendung von Talisman-Wasser einhergehen,[399] wobei die Jadefrauen in diesem Fall für die Sättigung des Adepten sorgen, der den Getreidegenuß abgebrochen hat. Durch die Einnahme der Talismane der *Liujia*, deren Schrift die geheimen Namen der Jadefrauen verkörpert, versucht der Adept die Jadefrauen in sich selbst zu „aktualisieren",[400] was ihm nur möglich wird, wenn er ihre Namen kennt und den entsprechenden Talisman besitzt.[401]

In der Shangqing-Schule hat sich diese Methode der Anrufung der Jadefrauen durch die Talismane der *Liujia* weiterentwickelt, wovon zwei grundlegende Shangqing-Texte (aus dem 4. Jahrhundert) im DZ zeugen.[402] Diese beiden Texte sind fast identisch[403] und weisen in den in der DZ-Version des *Fuqi jingyi lun* enthaltenen Techniken der *Liujia*-Talismane gewisse Parallelen in der Schriftform der Talismane und in der Art der Einnahme auf. Weiterhin stimmen die Namen der anzurufenden Jadefrauen in allen drei Texten überein. Allerdings deuten die Einnahmetechniken der *Liujia*-Talismane in allen drei Texten nicht ausdrücklich auf einen Gebrauch von Talisman-Wasser hin.

Außer im *Baopuzi* finden wir eine Verbindung von *Liujia*-Talismanen, Anrufung der entsprechenden Jadefrauen und Anwendung von Talisman-Wasser nur noch im (*Shangqing*) *Wozhongjue*.[404] Letzterer Text beschreibt eine Methode des „Talisman-Wasser der *Liujia* der Acht Boten" (*bashi liujia fushui* 八使六甲符水), die in der Tradition der Himmlischen Meister steht und bei der man die Talismane mit Zinnober auf weißes Papier schreiben soll. Der Adept hält anschließend in der

rechten Hand ein Schwert und in der linken ein Wassergefäß und verfährt weitgehend analog zu der ersten in unserem Text beschriebenen und übersetzten Technik.
Zusammenfassend läßt sich sagen, daß die in der DZ-Version aufgeführten Techniken noch augenfällige Parallelen zu der Tradition der apokryphen Texte (*chanwei*) des Südens, die dann weitgehend in das System der Shangqing übernommen wurde, erkennen lassen.
Es erscheint uns allerdings zweifelhaft, daß die im DZ überlieferte Version der Sima Chengzhen zugeschriebenen Zusammenstellung der Talisman-Techniken tatsächlich aus seiner Feder stammt. Diese Zweifel lassen sich auf folgende Punkte zurückführen:

1. Mit Ausnahme der ersten Methode behandelt der Text nicht ausdrücklich die Anwendung von Talisman-Wasser.
2. Die beschriebenen Techniken weisen einige Widersprüche zu Sima Chengzhens einleitendem Teil auf (z. B. sollte das Beschriften der Talismane zur Einnahme nach Chengzhens Meinung stets mit Zinnober erfolgen, was teils im Widerspruch zu den technischen Anleitungen der DZ-Version steht).
3. Die Kompilation der Abbildungen der Talismane mit den praktischen Anweisungen erfolgte sehr ungenau, so daß vor allem gegen Ende des Textes Anleitung und Darstellung der Talismane nicht mehr übereinstimmen.
4. Insgesamt erscheint es als sehr unwahrscheinlich, daß Sima Chengzhen, dessen Auswahl der anderen erhaltenen Techniken sich stets durch eine besondere Systematik auszeichnete, diese heterogene und unübersichtliche Sammlung von Methoden, die allerdings der Tradition der Shangqing zuzurechnen sind, selbst zusammengestellt haben soll.

Das gleiche gilt auch für den letzten Abschnitt, der in der DZ-Version mit dem Titel „Methode zur Einnahme von Wasser und zum Abbruch des Getreidegenusses“ (*Fushui juegu fa*) angeführt wird. Hier wird nun erklärt, wie der Adept „Edelwasser aus dem Brunnen“[405] schöpfen und dabei auf bestimmte Qualitäten des Wassers achten sollte. Nun wendet sich der Adept in die Richtung, die in der jeweiligen Jahreszeit dominiert,[406] verbrennt Räucherwerk und hält in der linken Hand das Wassergefäß, während die rechte Hand mit einem Bambusstab zur Rezitation des Zauberspruches rhythmisch klopft. Dieser Zauberspruch ist mit dem Gebet aus *Zhouhou beiji fang* von Ge Hong identisch.[407] Nach dem obligatorischen Zähneklappern, das auf die Rezitation folgt, schluckt man das *qi* und trinkt das Wasser. Der Vorgang wird so oft wiederholt, bis der Adept keinen Hunger mehr verspürt. Im Text wird zwar darauf hingewiesen, daß der Adept, der sich ausschließlich von Wasser ernährt, zunächst abmagern und geschwächt wird. Diese körperliche Krise kann jedoch durch Einnahme von Drogen abgeschwächt werden.[408]
Überhaupt scheint die Technik, nicht abgekochtes Wasser einzunehmen, um den Abbruch des Getreidegenusses zu unterstützen, sowohl zu Ge Hongs als auch zu Chengzhens Lebzeiten weit verbreitet gewesen zu sein. Denn wir finden auch in den „Flankierenden Rezepten, die Tausend Goldstücke wert sind“ (*Qianjin yifang*)

von Sun Simo eine analoge Methode mit dem Titel „Rezept zur Einnahme von Wasser und zum Meiden von Getreide" (*Bigu fushui fang* 辟穀符水方).[409] Im übrigen läßt sich die Tradition dieser Technik der Wassereinnahme bis herauf in die Song-Zeit verfolgen.[410]

Wie bereits erwähnt, hat sich die Anwendung von Talisman-Wasser bis heute als wichtiger Bestandteil im daoistischen Ritual erhalten. Im modernen Übungssystem des *qigong* konnten wir jedoch kaum Anhaltspunkte finden, daß sich dort Überreste dieser Talisman-Tradition in irgendeiner Form bewahrt hätten.[411]

5. Abhandlung über die Drogeneinnahme (*Fuyao lun*)

5.1 Übersetzung

Die fünf Orbes horreales werden von der Bau- und Wehrenergie[412] durchdrungen. Die sechs Orbes aulici werden von den Sapores der flüssigen und festen Nahrung unterhalten.[413] Nimmt man *qi* auf (*fuqi*), so entsteht ein Übermaß an *qi* in den Orbes horreales. Bricht man darüber hinaus mit dem Getreidegenuß ab, so sind die Sapores (*wei*) in den Orbes aulici unzulänglich vorhanden.

Im *Suwen* heißt es:[414]

Wenn man kein Getreide einnimmt, verfällt das *qi* binnen einem halben Tag, und nach einem Tag ist das *qi* bereits erheblich vermindert. Um den Getreidegenuß zu ersetzen, bedarf es deshalb verschiedener Drogen, mit deren Hilfe man das *qi* gemeinsam mit den Sapores[415] (in ausreichendem Maße) in die Orbes gelangen läßt, damit sie vollkommen werden. Das klare Yang bildet den Himmel; das trübe Yin bildet die Erde. Das klare Yang tritt durch die oberen Körperöffnungen aus. Das trübe Yin tritt durch die unteren Körperöffnungen aus. Das klare Yang öffnet die Poren; das trübe Yin mündet in die fünf Orbes horreales. Das klare Yang erfüllt die Extremitäten; das trübe Yin wirkt zurück[416] auf die sechs Orbes aulici. Das klare Yang bildet das *qi*; das trübe Yin bildet die Sapores. Die Sapores wirken zurück auf die Gestalt; die Gestalt wirkt zurück auf das *qi*; das *qi* wiederum wirkt zurück auf die „freie Energie" *jing*. Die „freie Energie" *jing* zehrt am qi, während die Gestalt an den Sapores zehrt. Das *qi* ist Yang; die Sapores sind Yin. Obsiegt das Yin, so ist das Yang erkrankt. Obsiegt das Yang, so ist das Yin erkrankt.[417]

Deshalb sollte man das *qi* harmonisieren,[418] um (mit ihm den Körper und die Orbes) zu durchdringen. Ebenso sollte man die Sapores (harmonisieren), um (den Körper und die Orbes) damit zu erfüllen. Hat (das *qi* den gesamten Körper) durchdrungen, kennt dieser keine Erschöpfung mehr. Haben (die Sapores den Körper und die Orbes) erfüllt, so wird man nicht ermüden.

Nimmt man also Drogen pflanzlicher Art,[419] so empfiehlt sich, sie gemäß ihrer „Natura"[420] und ihres Sapors den Orbes anzupassen, wie dies bei den „Pillen zur Beruhigung und Harmonisierung der Orbes" und beim „Sirup zur Regulierung und Befeuchtung des *qi* und der Säfte"[421] der Fall ist.

Bestehen zuvor keine Krankheitsanzeichen und sind die Orbes harmonisiert und

ausgewogen, dann können diese Pillen und dieser Sirup eingenommen werden, weiterhin können Poria,[422] Sesam[423] u.ä. Drogen einzeln eingenommen werden. Wenn ein Orbis von Krankheit befallen ist, muß man die Einnahme der Drogen entsprechend steigern oder vermindern.
Im Falle einer chronischen Krankheit oder eines körperlichen Gebrechens muß das Leiden separat behandelt werden, da es nicht mit den genannten Drogen geheilt werden kann.
Die folgenden Rezepturen der Shangqing-Schule stützen sich auf die fundamentalen Klassiker (dieser Schule).
Wer grundsätzlich mit guter Gesundheit gesegnet ist, kann die Drogen entsprechend konsequent einnehmen.

Rezeptur für Pillen zur Beruhigung und Harmonisierung der Orbes (*Anhe zangfu wan fang*安和臟腑丸方)[424]

Poria (*Fuling*)[425]
Cortex Cinnamomi (*Guixin*)[426]
Radix Glycyrrhizae (*Gancao*)[427]

Komm: Geröstet, jeweils ein *liang* (= 13,2 g)[428] (von obigen Ingredienzen).[429]

Radix Ginseng (*Renshen*)[430]
Semen Biotae (*Boziren*)[431]
Rhizoma Batatatis (*Shuyu*)[432]
Radix Ophiopogonis (*Maimendong*)[433]

Komm: Entkernt, jeweils 2 *liang* (26,4 g) von oben genannten Ingredienzen.

Radix Asparagi (*Tianmendong*)[434]

Komm: 4 *liang* (= 52,8 g)

Die oben aufgeführten Ingredienzen werden pulverisiert, indem man sie zerreibt und siebt. Dann wird weißer Honig[435] beigemischt und das Ganze zu Pillen von der Größe von Firmiana-Samen[436] geformt. Davon nimmt man zweimal täglich 30 Pillen ein. Die Pillen können auch mit einem „Trank“[437] geschluckt werden, der aus Kiefernnadeln[438], Fructus Lycii[439] u.a. Drogen hergestellt wird.

Rezeptur für einen Sirup zur Regulierung[440] und Befeuchtung des qi und der Säfte“ (*Zhirun qiye gao fang*治潤氣液膏方)[441]

Radix Asparagi (*Tianmendong*)[442]
Rhizona Polygonati (*Huangjing*)[443]
Radix et rhizoma Rehmanniae (*Dihuang*)[444]
Rhizoma Atractylodis (*Shu*)[445]

Komm: Von Obigem werden jeweils 5 *sheng* (= 990 ml) einzeln abgekocht[446]; anschließend werden die Ingredienzen gemischt.[447]

Poria (*Fuling*)[448]

Komm: 2 *liang* (= 26,4 g)

Cortex Cinnamomi (*Guixin*)[449]
Radix Glycyrrhizae (*Gancao*)[450]

Komm: Geröstet, jeweils 2 *liang* (= 39,6 g)[451]

Rhizoma Batatis (*Shuyu*)[452]
Rhizoma Alismatis (*Zexie*)[453]

Komm: Jeweils 5 *liang* (= 66 g)

Die oben aufgeführten Ingredienzen werden zerkleinert und durch dichte Seidengaze gesiebt, um eine besonders feine Konsistenz zu gewährleisten. Man gibt alles in einen Absud[454] und fügt jeweils 3 *sheng* (= 594 ml) zubereiteten Sesam[455] und Aprikosenkernsplitter[456] hinzu; dann werden 2 *sheng* (= 395 ml) weißer Honig zugesetzt.
Diese Flüssigkeit wird beim Kochen unablässig gerührt, bis sie dickflüssige Konsistenz annimmt. Je dickflüssiger dieser Sirup wird, umso besser.
Nun läßt man (den Sirup) abkühlen, und wenn er sich verfestigt hat, schleudert man die Masse einige 1000 Mal und füllt sie in ein dicht abschließendes Gefäß ab. Daraus entnimmt man jeden Morgen eine Menge von der Größe eines Pflaumenkernes, die man zu einer Pille formt. Diese läßt man etwas im Munde zergehen und schluckt sie dann. Die Einnahme erfolgt täglich zwei- bis dreimal.
Das Medikament sollte im achten oder neunten Monat hergestellt und bis zum dritten Monat verbraucht werden.[457] Wenn (der Vorrat nicht reicht und) man im zweiten oder dritten Monat eine neue Mischung ansetzen muß, so sollte man (den Sirup) noch konzentrierter zubereiten, damit er während des Sommers nicht verdirbt.[458] (YJQQ, Kap. 57, S. 16a-18a)

5.2 Kommentar

5.2.1 Der „Abbruch des Getreidegenusses“

Der „Abbruch des Getreidegenusses“ (*duangu* 斷穀 oder *juegu* 絕穀, *quegu* 郤穀 oder auch *xiuliang* 休糧) durchzieht gleich einem Leitmotiv durch die Jahrhunderte hindurch das daoistische Schrifttum und bildet den Kern der daoistischen Diätetik.
Bereits im *Zhuangzi* (4.?-2. Jh. v. Chr.) und im *Lüshi chunqiu* (3. Jh. v. Chr.) unterscheiden sich die „Unsterblichen“ par excellence von den gewöhnlichen Menschen vor allem dadurch, daß sie kein Getreide zu sich nehmen.[459] Die Enthaltsamkeit gegenüber dem Getreide tritt auch fast ausnahmslos in den Biographien berühmter „Unsterblicher“ als idealtypisches Motiv auf[460] und erweist sich als unerläßliches Merkmal des eingeweihten Adepten.[461]
Wie ist es möglich, daß sich in einer Gesellschaft, deren wirtschaftliche Grundlage seit alters her der Getreideanbau darstellte, eine Diätetik herausbildete, die ausdrücklich den Verzehr von Körnerfrüchten untersagte?

Es ist ein Kennzeichen jeder Bewegung, ob politische Gruppierung, religiöse Sekte oder philosophische Bewegung, sich gegen die Gesellschaft, die sie hervorgebracht hat, abzugrenzen. Dazu werden von den Mitgliedern der Bewegung neue Codes für spezielle Verhaltensregeln entwickelt, die den Zusammenhalt innerhalb der Gruppe prägen. Bekanntlich spielen diätetische Maßnahmen der Tabuisierung bestimmter Speisen innerhalb religiöser Bewegungen eine wichtige Rolle.[462] Dies scheint auch für den Abbruch des Getreidegenusses im Daoismus zu gelten. Unverkennbar zeigt sich der Versuch einer Abgrenzung des in dieser Praktik versierten Adepten gegenüber dem gewöhnlichen Volk.

Ein augenfälliges Beispiel hierfür ist Xi Kangs (223-262) Erwiderung auf die Kritik seines Freundes, des Beamten Xiang Ziqi (Xiang Xiu), der das Getreide als Grundlage allen Lebens betrachtete:

"In der Kritik heißt es: 'Der göttliche Landmann Shennong kostete als erster vom Getreide ... Deshalb können die Vögel fliegen, die wilden Tiere laufen und das Volk leben und atmen.' Ich behaupte nicht, daß Shennong die fünf Getreidearten nicht probiert hätte. Aber wenn wir von den höheren Drogen sprechen, dann hat Shennong die fünf Getreidearten nur gegessen, weil die höheren Drogen rar und schwierig zu erlangen sind. Die fünf Getreidearten hingegen sind einfach zu vermehren und durch ihren Anbau sind sie dauerhaft vorhanden ... Beides (die Ernährung von Getreide und von höheren Drogen) ging von einem Mann (Shennong) aus."[463] Aus diesen Zeilen spricht auch eine gewisse Skepsis gegenüber den zivilisatorischen Errungenschaften der Kulturheroen des Altertums. Das Ideal der „Unsterblichen" war, nicht willentlich in den Lauf der Natur einzugreifen.[464]

Doch welche Wirkungen erhoffte sich der Adept, der sich des Getreides enthielt ? In den unzähligen Biographien und Erzählungen über „Unsterbliche", die dem Getreidegenuß entsagten, erfahren wir an erster Stelle, daß die Adepten durch diese Praxis ein langes Leben erreichten, weiterhin verjüngte sich ihr Gesicht und ihr Körper wurde leuchtend und leicht.[465] Im *Baopuzi* (Kap. 11) hören wir von zahlreichen Adepten, deren Äußeres tierähnlich wurde: Ihr Körper war gänzlich mit Fell oder Federn bedeckt, so daß sie keine Kälte zu fürchten brauchten und sich in die Lüfte erheben konnten. Somit eigneten sich die Adepten durch den Abbruch des Getreidegenusses eine Widerstandskraft und eine Schnelligkeit an, wie sie sonst nur bei Tieren zu finden ist.[466]

Der Abwendung von den Errungenschaften der Zivilisation, die auch in der Nachahmung des von der menschlichen Kultur noch unverdorbenen Verhaltens der Tiere ihren Ausdruck fand, begegneten wir bereits in dem Abschnitt über die „Übungen zum Leiten und Dehnen"; dort bildete die Imitation von Tierbewegungen eine wesentliche Grundlage für die gymnastischen Übungen. Es verwundert daher nicht, daß der früheste archäologische Beleg (aus dem 2. Jh. v. Chr.) über den Abbruch des Getreidegenusses, nämlich eine Schrift, der die chinesischen Archäologen den Titel „Abbruch des Getreidegenusses und Essen des *qi*" gaben, in Zusammenhang mit dem „Plan zu den Übungen zum Leiten und Dehnen"[467] in dem Mawangdui-Grab Nr. 3 gefunden wurde.

Aus diesem achtzeiligen, leider schlecht erhaltenen Text, der auf dem

Seidenstück vor dem *Daoyintu* steht, geht hervor, daß, wer „mit dem Getreidegenuß abbricht (*quegu* 卻穀), die Herba Pyrrosiae (*Shiwei*)[468] essen sollte.[469] Man richtet sich bei dieser Technik nach der Zu- und Abnahme der Sonne und des Mondes und paßt die Praxis auch dem Verlauf der Jahreszeiten an. Der Adept beginnt das „Essen des *qi*" (*shiqi*) im Liegen und atmet auf zwei verschiedene Weisen, entweder blasend oder hauchend, aus,[470] was jeweils von der körperlichen Verfassung des Adepten abhängt, z. B. ob ihm seine Füße leicht und sein Kopf schwer erscheinen usw. Weiter nennt der Text Techniken und Bedingungen, mit deren Hilfe im Verlauf der vier Jahreszeiten die entsprechenden *qi* über die Atmung aufgenommen und ausgestoßen werden, um den Getreidegenuß allmählich zu reduzieren.

Die Verknüpfung der „Übungen zum Leiten und Dehnen" mit dem „Abbruch des Getreidegenusses" finden wir auch im *Shiji* (104 v. Chr.), wo erwähnt wird, daß Zhang Liang, nachdem er maßgeblich zur Gründung der Han-Dynastie beigetragen hatte, sich von der Welt zurückzog, um sich des Getreides zu enthalten und die „Übungen zum Leiten und Dehnen" zu praktizieren.[471]

In der Zeit vom 3. bis 6. Jahrhundert erlebten die diätetischen Techniken einen großen Aufschwung. Der „Abbruch des Getreidegenusses" wurde nun ausdrücklich als Grundvoraussetzung jeder weiteren Übung angesehen. So erfahren wir aus der Biographie des „Echten" Zhou Ziyang (*Ziyang zhenren neizhuan*) (4. Jh. n. Chr.), daß alle Praktiken der Lebenspflege wirkungslos bleiben, wenn man sich nicht des Getreides enthält und die „Drei Leichendämonen" zerstört. Der „Unsterbliche", der Zhou Ziyang unterweist, gibt ihm ein Rezept zur Tötung dieser Schädlinge im menschlichen Körper und nennt weitere pflanzliche Heilmittel, die bei gymnastischen und Atem-Übungen unterstützend wirken. Zhou Ziyang brauchte fünf Jahre, bis er von den verderblichen „Würmern" befreit war. Er ernährte sich in dieser Zeit hauptsächlich von Atractylodis,[472] worauf sein Körper transparent und leuchtend wurde, so daß man seine Fünf Orbes im Inneren sehen konnte. Erst nachdem Zhou Ziyang diese Grundvoraussetzung erfüllt hatte, konnte er von seinem „unsterblichen" Lehrmeister in die höheren Geheimnisse eingeweiht werden.[473]

Welchen Schaden kann denn das Getreide, das auch als „Schere, die das Leben verkürzt"[474] bezeichnet wird, dem Körper zufügen? Wieso kommt dem Getreideabbruch eine so große Bedeutung zu, daß er als erster Schritt für die Erlangung der „Unsterblichkeit" angesehen wird?

Xi Kang schildert die fatalen Auswirkungen, die das Getreide auf den menschlichen Körper hat, auf drastische Weise: Diejenigen, die Getreide essen, „wissen nicht, daß dadurch Nervus und Säfte mit Urin besudelt werden, der Verfall gefördert und die Fäulnis beschleunigt wird. Obgleich das Getreide anfangs süß duftet, stinkt es, sobald es in den Körper eingedrungen ist und bleibt darin verhaftet. Das Getreide erschöpft die freie Energie *jing* und schändet die konstellierende Kraft *shen*; es befällt die sechs Orbes aulici mit seiner Fäulnis. Sobald diese Verschmutzungen ein gewisses Maß überschritten haben, verdampft das *qi* und die unheilbringenden 'Leichendämonen' entstehen von selbst. Diese Stufe der Exzesse der Völlerei zieht unausweichlich hundert Krankheiten nach sich."[475]

Es scheint, als wären die verhältnismäßig leichte Verderblichkeit des gespeicherten Getreides und die Gefahr des Wurmbefalls auf den menschlichen Körper projiziert worden,[476] wo diese „Würmer“ als „Leichendämonen“ ihr Unwesen treiben. Bereits Wang Chong berichtet im *Lun Heng* (1. Jh. n. Chr.) von den „Drei Würmern“ (*sanchong* 三蟲) im Bauch des Menschen, die „seine Gedärme fressen“.[477] Der Glaube an die im Bauch ansässigen „Drei Leichendämonen“ (*sanshi* 三尸), die keine Gestalt besitzen und die drei Zinnoberfelder oder die fünf Orbes befallen, begegnet uns das erste Mal im *Baopuzi* (6/108).
Im 3. und 4. Jahrhundert begann sich in daoistischen Kreisen um diese „Drei Leichendämonen“ eine reiche Bildwelt zu ranken: Die drei dämonischen Schädlinge werden nun nicht mehr nur im Bauch, sondern spezifischer in den drei Zinnoberfeldern des Menschen angesiedelt, wo sie von Geburt an ansässig sind. Sie können in den verschiedensten Formen auftreten.[478] In der Biographie des Zhou Ziyang (*Ziyang zhenren neizhuan*) agieren die Dämonen z. B. in der Gestalt von „Drei Damen“ (*sangu*). Die „blaue Dame“ (*qinggu*) wohnt im Nihuan-Palast des Kopfes, greift die Augen an und verursacht Taubheit, Haarausfall, Zahnlosigkeit und schlechten Atem. Die „weiße Dame“ (*baigu*) wohnt im scharlachroten Palast in der Brust und bewirkt dort Herz- und Atembeschwerden und Melancholie. Die „Blutsdame“ (*xuegu*) residiert im unteren Zinnoberfeld, greift die Orbes an, zehrt an Knochenmark und Samenessenz, trocknet Haut und Knochen aus und macht den Menschen willensschwach, mutlos und unstet.[479] Die drei Würmer arbeiten am Verfall des Menschen, weil sie in dessen Körper wie in einem Gefängnis leben und bei dessen Tod frei werden. Um sich möglichst schnell zu befreien, schädigen sie ihren Wirt nicht nur physisch, sondern auch moralisch, indem sie ihn zu Übeltaten anstiften, die sie dann in der Nacht jedes Gengshen-Tages (des 57. Tages jedes Sechzigerzyklus) den himmlischen Tribunalen berichten, damit die Lebensspanne des Sünders zur Strafe verkürzt werde.[480] Die drei Würmer oder Leichendämonen ernähren sich mit Vorliebe von Getreide bzw. vom Getreide-*qi* (*guqi*),[481] woraus sich die kategorische Abstinenz von den fünf Getreidearten (Reis, Hirse, Weizen, Hafer und Bohnen[482]) erklärt. Doch auch Fleisch, Wein, Gewürze und starkschmeckende Pflanzen wie Knoblauch sind zu meiden, da ihre Schärfe und ihr Gestank die Dämonen nähren, die Gottheiten des Körpers verscheuchen und kein „echtes“ *qi* gedeihen lassen.[483]
Das daoistische Verbot von Fleisch und oft von Wein hat, wie man sieht, nichts mit der analogen buddhistischen Vorschrift zu tun.
Im ersten Stadium des Weges zur „Unsterblichkeit“ muß die irdische Nahrung, vor allem die fünf Getreidearten, allmählich durch die „*qi*-Nahrung“ und zeitweise durch Drogen ersetzt werden. Denn erst nach der Austreibung der drei Schädlinge, wenn das Körperinnere gänzlich von den verwesenden Keimen gereinigt ist, entfalten die Praktiken zur Lebenspflege ihre volle Wirkkraft und erst dann kann der Adept beginnen, ausschließlich von reinen Substanzen wie den „kosmischen Einflüssen“ (Tau, Sonnenemanationen oder reinem *qi* etc.) zu leben. Aber der Verzicht auf Getreide allein reicht nicht aus; der Adept muß auch über das notwendige Wissen über die pflanzlichen und mineralischen Drogen verfügen, die das Getreide ersetzen. Ge Hong macht sich im 20. Kapitel des *Baopuzi*

über einen vermeintlichen „Unsterblichen“ lustig, der zwar tief ins Gebirge eingedrungen war, aber nichts über das Sammeln von Heilpflanzen wußte, die ihm den sinnvollen Abbruch des Getreidegenusses erst erlaubt hätten. Xi Kang schildert in seiner „Erwiderung der Kritik über die Abhandlung zum Nähren des Lebens“ (*Danan yangshenglun* 3. Jh. n. Chr.) die hervorragende Wirkung, die sich einstellt, wenn die entsprechenden Drogen richtig zum Einsatz gelangen:

“Ihr echter Duft ist schwerlich zu zerstreuen; man ist ganz erfüllt von ihrem harmonisierten *qi*; sie waschen die Fünf Orbes rein wie Schnee, so daß die Orbes gänzlich durchdrungen, geöffnet und leuchtend werden. Wenn man sie einsaugt, dann wird der Körper leicht. Weiterhin fördern sie die Läuterung des Skeletts, wandeln das qi, färben die Knochen und lassen die Nervus geschmeidig werden.“[484]

Die Einnahme von Drogen, die als wahrhaft natürliche Nahrung galten, diente sowohl der Überbrückung von Krisenzeiten während des Verzichtes auf Getreide sowie von realen Hungersnöten[485] als auch der Vertreibung der „Drei Leichendämonen“.

Schon in der Biographie des berühmten Arztes Hua Tuo (2. Jh. n. Chr.) ist von einer Arznei die Rede, welche die Würmer aus den Gedärmen treibt und somit die Orbes heilt.[486] Obgleich Ge Hong sich mehrfach dagegen verwehrt, dem Abbruch des Getreidegenusses ebenso wie vormals der Einnahme des Talisman-Wassers besonderes Gewicht bei den Bemühungen zur „Unsterblichkeit“ beizumessen, kommt er nicht umhin, zahlreiche Rezepte aufzuführen, die zum Austreiben der „Drei Würmer“ dienen oder Getreide ersetzen sollen.[487]

Auch der Zeitgenosse von Sima Chengzhen, Sun Simo, empfiehlt in seinen „Rezepten, die tausend Goldstücke wert sind“ (*Qianjinfang*) die Einahme bestimmter Rezepturen zur Eliminierung der „Drei Würmer“. Nach Angabe Sun Simos sollte der Adept zunächst Drogen pflanzlicher Art zu sich nehmen, dann Drogen, die von Bäumen gewonnen werden und schließlich mineralische Drogen, die der Adept im Anschluß an die Vernichtung der Parasiten als Getreideersatz zu sich nehmen sollte.[488]

Die Verschmelzung von medizinischem und daoistischem Wissen tritt in Sun Simos berühmten medizinischen Werk unverkennbar hervor. Es verwundert daher auch nicht, daß das älteste, heute erhaltene pharmazeutische Werk, die „Gesammelten Kommentare zum Klassiker der Drogenkunde des Shennong“ ((*Shennong*) *Bencaojing jizhu*) von dem 9. Patriarchen der Shangqing-Schule, Tao Hongjing (456-536), dessen Tradition Sima Chengzhen als 12. Patriarch verpflichtet war, kompiliert und annotiert wurde. Tao Hongjing erklärt dazu, daß er das während der späten Han-Zeit entstandene Original-Werk „Klassiker der Drogenkunde“ wiederherstellen und kommentieren wollte.[489]

Überhaupt besteht hinreichend Grund zu der Annahme, daß die therapeutische Verwendung von Drogen ihren Ursprung in der Diätetik hatte, die auf den Erfahrungen mit der Einnahme von natürlichen oder von Menschen erzeugten Substanzen aufbaute. So wurde der Ursprung der Materia Medica Shennong dem „Göttlichen Landmann“ zugeschrieben, „der 100 Pflanzen kostete und an einem Tag 70 Substanzen mit deutlicher pharmazeutischer Wirkung entdeckte“,[490] und

auch gewisse Termini Technici bei der Zubereitung von Drogen lassen auf eine ursprüngliche diätetische Ausrichtung schließen. Weiterhin werden diätetische Werke deutlich früher in den Bibliographien der offiziellen Geschichtswerke erwähnt als pharmazeutische Texte.[491]
Es deutet also vieles darauf hin, daß die frühen diätetischen Maßnahmen eine wichtige Grundlage für die Entwicklung der daoistischen Praktiken zur Lebenspflege und der chinesischen Arzneimittelkunde bildeten.

5.2.2 Die „Abhandlung über die Drogeneinnahme" bei Sima Chengzhen

Zunächst seien hier die Textstellen in den vorangehenden Teilen der „Abhandlung über die essentielle Bedeutung der Aufnahme des *qi*" (*Fuqi jingyi lun*) kurz in Erinnerung gerufen, in denen bereits von diätetischen Maßnahmen und Drogen die Rede war.
Bereits in seiner Einführung zum *Fuqi jingyi lun* zitiert Chengzhen das 4. Kapitel aus *Huainanzi*: „Wer Getreide ißt, verfügt nur über Wissen und stirbt früh. Wer *qi* ißt, entwickelt seine konstellierende Kraft *shen* und hat ein langes Leben." In der „Methode der Fünf Keime" begegnen wir einer diätetischen Technik, vermittels deren man die Fünf Orbes mit dem jeweils entsprechenden „kosmischen Einfluß" der Fünf Himmelsrichtungen bis zur Sättigung anreichert. Im *Laozi zhongjing* dient diese Technik der „Fünf Keime" eindeutig der Vertreibung der „Drei Leichendämonen".[492]
In der „Abhandlung über die Aufnahme des *qi*" beschreibt Chengzhen, welche anderen Methoden unterstützend auf die „Aufnahme des *qi*" einwirken. Als Vorbereitung zum Abbruch des Getreidegenusses ist es nach Chengzhens Meinung unerläßlich, Arzneien einzunehmen, um den Schleim auszutreiben und die Gedärme zu entleeren. Nach diesem Reinigungsprozeß vollzieht man den „Ritus des reinen Fastens"[493] und stellt seine Ernährungsweise derart um, daß saure und salzige Speisen ganz wegfallen. Dafür werden befeuchtende Sapores in Form von Drogen eingenommen. Um die unreinen Bestandteile zugunsten der vermehrten „Aufnahme des *qi*" schrittweise aus dem Körper zu eliminieren, bedarf es der Unterstützung durch Drogen.
An diesem Punkt setzt Sima Chengzhen mit seiner „Abhandlung über die Drogeneinnahme", dem fünften Abschnitt im *Fuqi jingyi lun*, ein. Er weist mit Nachdruck auf die notwendige, sich langsam einstellende Ausgewogenheit zwischen den Yin- und Yang-Aspekten im menschlichen Körper und speziell in den Orbes hin. Er geht dabei von den im *Suwen* dargelegten kosmologischen Bezügen der beiden Polaritäten Yin und Yang aus, die ihren Niederschlag auch im menschlichen Körper finden.
Die „Fünf Sapores" (*wuwei* 五味)(das Saure, Bittere, Süße, Scharfe und Salzige), die „der Mensch von der Erde empfängt",[494] werden gemäß der Fünf Wandlungsphasen jeweils einem der Fünf Orbes zugeordnet und entsprechen dem Yin. Der Yin-Aspekt der durch die „Fünf Sapores" qualifizierten, üblichen Nahrung birgt erhebliche Gefahren für den menschlichen Körper, auf die bereits im *Huangting neijing* (Abschnitt 30)(4. Jh. n. Chr.) in aller Deutlichkeit hingewiesen wird:

"Alle Körnerfrüchte sind 'freie Energie' *jing* der Erde; (starkschmeckende) Fünf Sapores ziehen von außen Heteropathien und Dämonen an; ihr Gestank verwirrt die Gottheiten (im Körper) und zerstört das embryonale *qi* ..."
Nun bedeutet der Begriff „Sapor" (*wei*) nicht nur den mit der Zunge wahrgenommenen Geschmack grobstofflicher Nahrung, sondern er bezeichnet auch die geschmackliche Ausrichtung und vor allem die therapeutische Grundwirktendenz der einzelnen Drogen.[496] Deshalb kann die durch den Abbruch des Getreidegenusses hervorgerufene Yin-Defizienz in den Orbes aulici durch die entsprechenden Drogen ausgeglichen werden. Denn erst die „Interaktion zwischen *qi* (als Yang-Aspekt) und den Sapores (als Yin-Aspekt) läßt die Fünf Orbes gedeihen",[497] und erst durch das Zusammenspiel des *qi* und der Sapores ist ein ausgewogenes Verhältnis von Gestalt, *qi* und der „freien Energie" *jing* in einer Weise gewährleistet, welche die Lebenskräfte nicht erschöpft.[498]
Die beiden Rezepturen, die Chengzhen zur Herbeiführung dieser harmonischen Ausgewogenheit im Körper empfiehlt, sind die „Pillen zur Beruhigung und Harmonisierung der Orbes" (*Anhe zangfu wan fang*) und der „Sirup zur Regulierung und Befeuchtung des *qi* und der Säfte" (*Zhirun qiye gao fang*); sie stammen beide aus der Tradition der Shangqing-Schule.[499] Nach Chengzhens Angaben sind beide Rezepturen nicht für die Behandlung schwerer Krankheiten geeignet; ihr Wirkungsfeld liegt in der Stärkung und im Ausgleich der Orbes.
Wenn wir die Wirktendenz der Ingredienzen beider Rezepturen genauer betrachten,[500] zielen sie im wesentlichen auf folgende Punkte ab:

1. Sie stärken die Fünf Orbes und wirken besonders wärmend auf die Mitte (Orbis lienalis et stomachi).
2. Das qi (auch das „primäre qi") wird ergänzt und vermehrt.
3. Die aktiven Säfte werden angeregt.
4. Sie stützen und erhalten das Yin.
5. Schließlich wirken sie ausgleichend und beruhigend auf den gesamten Organismus.

Die Zusammensetzung dieser beiden äußerst energiespendenden und stärkenden Rezepturen, wovon die zweite speziell im Winter eingenommen wird, entsprechen den bekannten klassischen Verordnungen der chinesischen Medizin.[501] Nimmt der Adept die Pillen oder den Sirup in den angegebenen, verhältnismäßig großen Mengen ein, so kann damit sein Nahrungsbedarf weitgehend gedeckt werden, so daß er kein Getreide mehr zu essen braucht. Obgleich Chengzhen dies nicht ausdrücklich hervorhebt, scheinen beide Rezepturen einen wirksamen Getreideersatz darzustellen.
Auf die beiden folgenden, nur noch in der DZ-Version erhaltenen Verordnungen, die „Rezeptur für einen Trank zum Auswerfen von Pituita" (*Tu yintan yin fang* 吐陰痰飲方) und das „Nährende Rezept zur Ableitung einer latenten Reststörung" (*Xie yinsu zefang* 瀉陰宿澤方), hatte Chengzhen bereits in dem Abschnitt „Abhandlung über die Aufnahme des *qi*"[502] hingewiesen; aus diesem Grund scheinen die beiden Rezepturen authentisch zu sein.

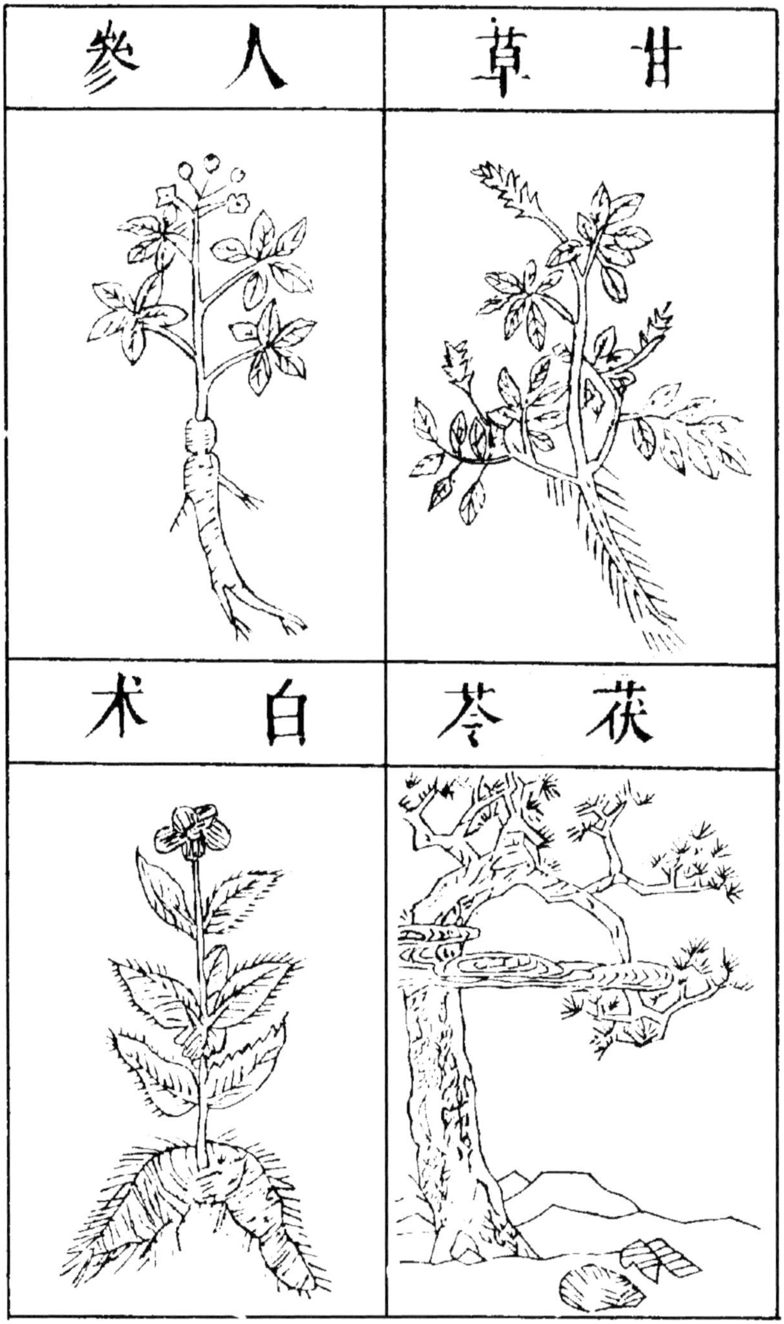

Abb. 9: Die Abbildungen stammen aus dem Bencao gangmu (dat. 1596). Oben links: Radix Ginseng, oben rechts: Radix Glycyrrhizae, unten links: Rhizoma Atractylodis, unten rechts: Poria.

Das Auswerfen (*tu*) von unverträglichen oder belastenden Stoffen wie von zähem Schleim, „Pituita" (*tanyin* 痰陰) ist noch heute eines der gebräuchlichen therapeutischen Verfahren in der chinesischen Medizin.[503] In unserem Fall werden jeweils zwei *liang* (= 26,4 g) Radix Glycyrrhizae (*Gancao*)[504] und Poria (*Fuling*)[505] zu einem starken Dekokt verarbeitet. Nachdem der Adept zweimal je drei *sheng* (= 594 ml) dieser Flüssigkeit eingenommen hat, setzt er nach bereits erfolgtem Auswurf frischen Ingwer und Orangenschale zu und trinkt nochmals drei *sheng* davon. „Nun legt er sich auf den Rücken, massiert mit den Händen von der Brust nach unten über die Flanken zur Leibesmitte"[506] und löst auf diese Weise den restlichen, auszuwerfenden Schleim.
Das folgende Rezept zur „Ableitung einer latenten Reststörung" besteht aus einem Dekokt aus folgenden Ingredienzen: Rhizoma Rhei, Rhizoma Atractylodis, Poria rubra, frischem Ingwer, Semen Arecae, Fructus Evodiae, Radix Glycyrrhizae und Fructus Citri immaturus.[507] Auch dieses Dekokt wird in zwei Portionen eingenommen. Dann läuft der Adept einige Kilometer, nimmt erneut die Flüssigkeit ein und wartet auf die abführende Wirkung.
Die DZ-Version schließt mit dem Hinweis, daß zehn Tage nach der Einnahme der beiden letzten Rezepte die Atmung ausgeglichen und harmonisch wird und nun die Grundvoraussetzungen zur „Aufnahme des *qi*" und zur Sättigung durch Drogen erfüllt sind. Im allgemeinen sollten Drogen zum Auswerfen oder Ableiten nur vom 3. bis 15. Tag eines Monats (das sind die Tage des „belebenden *qi*" *shengqi*) und bei schönem und klarem Wetter eingenommen werden.
Diese beiden in der DZ-Version aufgeführten Rezepturen zum Auswerfen und Ableiten sind aufgrund ihrer großen Mengen an Zutaten nicht als klassische Verordnungen einzustufen; eher wäre für sie die Bezeichnung „Roßkur" angemessen.[508]
Die Notwendigkeit, die Gedärme vor der durch die Verdauung bedingten Fäulnis zu reinigen, erwähnt bereits Ge Hong in *Baopuzi*.[509] Das *qi* vermag nämlich nur in die gereinigten, freien Orbes gänzlich einzudringen, um dann in ihnen zu zirkulieren. Entsprechend finden wir in den Kapiteln die „Qi-Methoden verschiedener Meister" (*Zhujia qifa*) im YJQQ zahlreiche Methoden, wie die Gedärme zu reinigen und anschließend mit *qi* zu füllen sind. Die Durchdringung der Orbes mit dem *qi* kündigt sich durch Geräusche an und kann durch „Übungen zum Leiten und Dehnen" unterstützt werden.[510] Dabei sollte man besonders darauf achten, daß das „Getreide-*qi*" (*guqi*) gänzlich vertrieben wird. Denn das „Getreide-*qi*", das der Mensch bereits im Leib seiner Mutter empfangen hat, ist der Grund, „warum in seinem Bauch die 'Drei Leichendämonen' und 'Neun Würmer' ihr Unwesen treiben".[511] Im YJQQ findet sich eine Methode, bei der nach vierzig Tagen das „Getreide-*qi*" aus dem menschlichen Körper verschwunden ist, was an der unverdauten Beschaffenheit der Ausscheidungen zu erkennen ist.[512]
Einige moderne Autoren betonen zwar weiterhin die Notwendigkeit, das „Getreide-*qi*" auszutreiben, ohne allerdings auf die Bedeutung dieses speziellen *qi* einzugehen. Die koordinierte Anwendung von diätetischen Maßnahmen, Arzneimitteln und Qi-Übungen als wirksame Therapie gegen zahlreiche Krankheiten scheint im modernen China allgemein üblich zu sein. Als Standardwerke,

auf die sich die meisten Autoren beziehen, seien hierzu die Schriften des Arztes Zhou Qianchuan genannt.[513]

6. Abhandlung über zu meidende Begleitumstände (*Shenji lun*)

6.1 Übersetzung

Was die Ordnungssregel des *qi* betrifft, gilt folgendes: Assimiliert[514] man das *qi*, so ist es schwer zu stabilisieren; wirft man es aus, erschöpft es sich leicht. Da es schwer zu stabilisieren ist, muß man danach trachten, es zu bewahren und zu vervollkommnen. Da es sich leicht erschöpft, muß man es schonen und darf es sich nicht zerstreuen lassen.
Der „Echte" sagt: Wer sich beständig wie selbstverständlich in den Methoden übt, als ginge es um seine alltägliche morgendliche Mahlzeit, wird gewiß Erfolg haben. Wer das *qi* unablässig schont, wie er auch auf sein „Gesicht" (Ruf)[515] bedacht ist, wird es sicher vervollkommnen können.[516]

Weiter heißt es:
Wenn jemand mit dem *qi* so schonend umgeht, als hätte er früher an einer akuten Krankheit[517] der gesamten Persönlichkeit gelitten, habe ich selten einen Zustand des Welkens und der totalen Schwäche festgestellt.[518]
Wer häufigen Umgang mit anderen Menschen pflegt, viel redet und lacht, sollte sich darin einschränken. Wer sich viel bewegt und laut ruft, sollte sich darin etwas mäßigen.[519] Steht einem der Sinn dennoch nach solchen Verhalten, sollte man Zurückhaltung üben, damit jeglicher Schaden vermieden wird.
Was die Wesensnatur des Menschen betrifft, so gilt folgendes: Sie ist im Körperlichen mit Himmel und Erde vereint. Yin und Yang mischen ihr *qi*: (daraus entstehen) Haut, Knochen und Mark, Orbes, Bau- und Wehrenergie,[520] Ein- und Ausatmung,[521] Vorangehen und Zurückweichen und der Wechsel von Sommer und Winter. Alle (diese Phänomene) sind den „beiden Instrumenten"[522] gemäß und entsprechen den Fünf Wandlungsphasen.
Deshalb sollte man wissen, ob zwischen Himmel und Erde Zwietracht und zwischen Yin und Yang Unordnung herrscht. Befinden sich die Orbes nicht in harmonischem Zustand, so sind die Leitbahnen erkrankt. Alle Krankheiten, die den Menschen von außen befallen, gehen vom „Ventus"[523] aus. Alle Krankheiten, die von innen entstehen, treten im *qi* hervor.
Deshalb heißt es: Wenn man in Ungestörtheit und Neutralität verweilt, sich im Bereich des „echten *qi*" aufhält[524] und die freie Energie *jing* und die konstellierende Kraft *shen* in seinem Inneren hütet, wie sollen da noch Krankheiten entstehen können? Wie wahr sind diese Worte.
Deshalb sollte man wissen, wie die Wesensnatur der Gestalt und der konstellierenden Kraft *shen* zu nähren und zu vervollkommnen sind, und wie die inneren und die äußeren Krankheiten[525] zu unterscheiden, zu fürchten und mit Vorsicht zu behandeln sind.[526] (YJQQ, Kap. 57, S. 18a-18b)

6.2 Kommentar

In der Einführung zur „Abhandlung über zu meidende Begleitumstände", die in beiden erhaltenen Versionen des Textes in gleicher Länge und mit nur geringen kompilatorischen Abweichungen überliefert ist, zeigt Sima Chengzhen die Schwierigkeiten auf, die bei der „Aufnahme des *qi*" auftreten können. Es genügt nämlich nicht, einzig die Techniken zur „Aufnahme des *qi*" zu beherrschen, sondern man muß die Bezüge innerhalb des Kosmos in ihrer Gesamtheit erkennen, um zu wissen, wie man sich ihnen gemäß verhält und dadurch seine Lebenskräfte schont. Chengzhen veranschaulicht dies durch verschiedene Zitate aus dem *Zhengao*.

Nach dem einführenden Teil, den wir übersetzt haben, folgt eine Zusammenstellung verschiedener Zitate aus dem medizinischen Klassiker *Huangdi neijing suwen*, mit denen Chengzhen seine an früherer Stelle in den Text eingeflochtenen allgemeingültigen Aussagen über kosmische Bezüge und besondere Vorsichtsmaßnahmen noch einmal verdeutlichend aufgreift. Da diese Anleitung zu Vorsicht und Enthaltsamkeit ausschließlich aus *Suwen*-Zitaten besteht und bereits in einschlägigen Werken über die chinesische Medizin breiten Raum einnimmt,[527] geben wir den Text nur in zusammengefaßter Form wieder, um ihn vor dem Hintergrund der von Chengzhen bereits dargelegten Techniken zur Lebenspflege zu betrachten.

Den ersten dieser aus *Suwen*-Zitaten kompilierten Abschnitte könnte man mit „kosmische Gegebenheiten, die zu meiden sind" (*tianji* 天忌) überschreiben. Hier greift Chengzhen die Analogien zwischen Sternenkonstellationen, Gewässern und Leitbahnen im menschlichen Körper auf, die alle dem Rhythmus des Wandels der Natur unterworfen sind (*Suwen* 27/8). Darauf folgt ein anderes Zitat aus dem *Suwen*, das die direkten Auswirkungen des Klimas auf die Lebensenergien des Menschen (*qi*, „Blut" *xue*, Bau- und Wehrenergie) beschreibt und mit der Bemerkung schließt, daß es unerläßlich sei, die „kosmischen Gegebenheiten, die zu meiden sind", zu kennen (*Suwen* 26/5-6). Im Anschluß daran führt Chengzhen einen Passus aus dem *Suwen* über die „Acht Rechtmäßigen" (*bazheng*)[528] an, deren Wechsel nicht ohne Einfluß auf die Winde und damit auch auf die Entstehung von Krankheiten im menschlichen Körper ist.

Besondere Bedeutung für die Ausübung der „Aufnahme des *qi*" kommt dem Verlauf des Yang-*qi*[529] innerhalb eines Tages zu: Das Yang-*qi* ist beim Morgengrauen im Steigen begriffen, ab Mittag sinkt es, und wenn die Sonne im Westen steht, ist es erschöpft. In der ungünstigen Zeit (von Mittag an) sollte „das Tor des *qi* unbedingt geschlossen sein" (*Suwen* 3/12b). Mit diesem *Suwen*-Zitat veranschaulicht Chengzhen seine bereits in der „Abhandlung über die Aufnahme des *qi*" gegebene Empfehlung, das *qi* während des Zeitraumes von ein Uhr nachts bis elf Uhr vormittags, d. h. zur Zeit des „belebenden qi" (*shengqi*)[530], aufzunehmen.[531]

Nun kommt Chengzhen von den kosmischen Gegebenheiten und ihren Auswirkungen für den Menschen zu allgemeinen Vorsichtsmaßnahmen, die er ebenfalls anhand von Zitaten aus dem *Suwen* näher ausführt. Er geht dabei zunächst auf die „Fünf Überanstrengungen“ (*wulao*) ein, von denen bereits in der „Abhandlung über die Übungen zum Leiten und Dehnen“ die Rede war[532] und zitiert aus dem *Suwen* (23/10b): „Zu langes Sehen schadet dem ‘Blut’ (*xue*); zu langes Liegen schadet dem *qi*; zu langes Sitzen schadet dem Fleisch; zu langes Stehen schadet den Knochen und zu langes Gehen schadet den Nervus. Das sind die Schädigungen, die die ‘Fünf Überanstrengungen’ hervorrufen können.“

Doch auch die „Sieben Emotiones“[533] und übermäßige Kälte und Wärme können die Orbes und das *qi* beeinträchtigen (*Suwen* 39/3). Als letztes Wort führt Chengzhen *Suwen*-Zitate zu den „Fünf Sapores“ an und knüpft somit an die vorangehende „Abhandlung über die Drogeneinnahme“ an, in der er die Notwendigkeit hervorhob, die Sapores in einem ausgewogenen Verhältnis zu halten.[534] Er beginnt mit den Zuordnungen der Fünf Sapores zu den Fünf Orbes und nennt die Schädigungen des *qi*, die durch das Übergewicht eines Sapors entstehen können (z. B. „Übermaß an Salzigem erschöpft das *qi* der Knochen“) (*Suwen* 3/14). Darauf folgt ein anderes Zitat aus dem *Suwen* (10/9-10) über die krankhaften Auswirkungen, die ein zu einseitiger Genuß eines der Sapores mit sich bringen kann (z. B. übermäßiger Genuß an Süßem kann Knochenschmerzen und Haarausfall bewirken).

Sima Chengzhen schließt die „Abhandlung über zu meidende Begleitumstände“ mit einigen Hinweisen, die vermutlich wieder von ihm selbst stammen. Er macht zunächst deutlich, daß in obigen *Suwen*-Zitaten die Fünf Sapores in der Nahrung angesprochen wurden, daß aber auch die Drogen der Fünf Sapores entsprechend unterteilt sind.[535] Deshalb ist es angebracht, die vorbeugenden Maßnahmen durch die Einnahme von Drogen zu unterstützen. Weiterhin warnt Chengzhen eindringlich davor, „Scharfes“ (*xin*) zu sich zu nehmen, wenn man die „Aufnahme des *qi*“ praktiziert. Das „Scharfe“ treibt nämlich das *qi* aus und kann verschiedene Krankheiten des *qi* hervorrufen.[536]

Wenn wir nun Chengzhens „Abhandlung über zu meidende Begleitumstände“ mit den Vorsichtsmaßnahmen aus dem „Kopfkissenbuch zum Sammeln und Nähren (der Lebenskräfte)“ (*Sheyang zhenzhong fang*)[537] vergleichen, das seinem Zeitgenossen Sun Simo (starb 682) zugeschrieben wird,[538] lassen sich zunächst in der thematischen Ausrichtung beider Texte deutliche Parallelen feststellen. Auch Sun Simo betont die Vorsicht, mit der man dem Wechsel der kosmischen Gegebenheiten sowie den Emotiones, den Fünf Sapores und den „Fünf Überanstrengungen“ begegnen sollte. Er stützt sich jedoch nicht ausschließlich auf Zitate aus alten Schriften, wie dies bei Sima Chengzhen der Fall ist. Weiterhin scheinen bei Sun Simo die „Vorsichtsmaßregeln“, die fast die Hälfte seines gesamten Textes einnehmen, stärker von moralischen Vorstellungen geprägt zu sein.[539] Im Gegensatz dazu legt Chengzhen in seiner „Abhandlung über zu meidende Begleitumstände“ keinen besonderen Wert auf moralisch gefärbte Erklärungen. Er wählt vielmehr aus dem *Suwen*, dem medizinischen Klassiker, genau die Texte aus, die dem Adepten am deutlichsten die verschiedenen Faktoren vor Augen führen, denen der Wandel des *qi* im Kosmos und im menschlichen Körper unterworfen ist. Mit diesen Erläuterungen aus der Originalquelle gibt Chengzhen dem Adepten das notwendige Rüstzeug für die „Aufnahme des *qi*“.

7. Abhandlung über die „Fünf Orbes" („*Wuzang lun*")

7.1 Übersetzung

Was als Lebendes Gestalt annimmt, muß seine Ressourcen aus den Fünf Orbes beziehen. Es kann zwar vorkommen, daß die Gestalt (vorübergehend) verfällt; die Orbes jedoch dürfen nicht in Mitleidenschaft gezogen werden.[540] Die Art, in der die „konstellierende Kraft" *shen* die Wesensnatur (*xing*) heranbildet, muß durch die Fünf Orbes geprägt sein. Manchmal verschafft sich in der Wesensnatur davon Abweichendes Geltung; aber das *qi* darf keine Mängel aufweisen.

Das bedeutet:
Der Himmel ist mit Fünf Planeten[541] ausgestattet, durch deren Vorangehen und Zurückweichen sich das Himmelsgewebe vollendet. Auf der Erde gibt es die „Fünf heiligen Berge" (*wuyue*),[542] durch deren stilles Lasten die Himmelsrichtungen befriedet werden. Das *qi* besitzt die Fünf Wandlungsphasesn, indem es sich vermischt[543] und wandelt, erweitert es seine Formenvielfalt.
Der Mensch hat Fünf Orbes, indem er das Leben nährt, verfügt er über die „gesamte Kraft seiner Persönlichkeit" (*jingshen*)[544,545]. (YJQQ, Kap. 57, S. 20b-21a)

7.2 Kommentar zur „Abhandlung über die Fünf Orbes"

Ähnlich wie in der vorangehenden „Abhandlung über zu meidende Begleitumstände" greift Chengzhen auch in der „Abhandlung über die Fünf Orbes" bereits angesprochene Themen wieder auf und verdeutlicht sie anhand von Zitaten aus den „Unbefangenen Fragen" (*Suwen*).
In der „Abhandlung über die Fünf Keime" beschrieb Sima Chengzhen Form, Farbe und Lage der Fünf Orbes im Sinne des „Klassikers der Gelben Halle" (*Huangtingjing*).[546] In der „Abhandlung über die Aufnahme des *qi*" setzte er sich genau mit den Funktionen der Orbes auseinander, in die das *qi* „aufzunehmen" ist.[547]
In diesem Zusammenhang fällt auf, daß Sima Chengzhen sich bei der Reihenfolge der Orbes meistens an einem frühen Zuordnungssystem (O. pulmonalis, O. cardialis, O. hepaticus, O. lienalis, O. renalis), das wohl bereits um die Zhanguo-Zeit entstanden ist, zu orientieren scheint.[548] Hingegen wird die heute gebräuchliche Reihenfolge der Orbes (O. hepaticus, O. cardialis, O. lienalis, O. pulmonalis, O. renalis) nur in einigen, der heutigen *Suwen*-Edition entsprechenden Zitaten genannt.
Die „Abhandlung über die Fünf Orbes" beginnt er mit allgemeingültigen Aussagen über die Wichtigkeit der Fünf Orbes für die Erhaltung der Lebenskraft des Menschen und ihre Entsprechung zu den „Fünf heiligen Bergen" und den „Fünf Planeten".
An dieser Stelle sei daran erinnert, daß ein „Orbis" (*zang*) ein Erscheinungsbild im menschlichen Körper darstellt, das nicht im Sinne unserer „Organe" anatomisch zu fassen ist, sondern im wesentlichen durch Embleme gekennzeichnet ist. Im

Gegensatz zu seiner unscharf umrissenen Beschreibung als körperliches Substrat sind jedoch jedem Orbis eindeutig definierte Funktionen zugeordnet. Die grundlegende Funktion der Fünf Orbes (*wuzang*) besteht, wie ihre Bezeichnung *zang* impliziert, im „Speichern 'der freien Energie' *jing* und 'der konstellierenden Kraft' *shen*".[549] Die Fünf Orbes speichern und bewahren das Struktivpotential des Menschen;[550] sie sind zugleich die Kardinalpunkte im menschlichen Körper, welche die direkte Verbindung zwischen den menschlichen Wesen und den essentiellen kosmischen Kräften herstellen; wie sie sich auf höchster Ebene in den „Fünf Planeten" im Himmel und den „Fünf heiligen Bergen" auf der Erde manifestieren. Nach der Einführung in die „Abhandlung über die Fünf Orbes" bezieht sich Chengzhen fast ausschließlich auf das fundamentale Werk der chinesischen Medizin *Suwen* und geht mittels z.T. verkürzter Zitate auf folgende Punkte ein:

1. Was die Orbes speichern (*Suwen* 62/1b).
2. Wessen „Wurzel" (*ben* „fundamentale Funktion") und wessen „Sitz" (*chu* „dominante Funktion"[551] die Fünf Orbes darstellen (*Suwen* 9/7).
3. Wo sich die Schädigungen der einzelnen Orbes entfalten (*Suwen* 52/2b).
4. Zuordnung der Körperflüssigkeiten zu den Fünf Orbes (z. B. Tränenflüssigkeit entspricht dem Orbis hepaticus etc.) (*Suwen* 23/9a).
5. Die den Fünf Orbes zugeordnete stimmliche Äußerung (z. B. Orbis pulmonalis - Husten etc.) (*Suwen* 23/8b).
6. Entsprechung der einzelnen Orbes zu kosmischen *qi* (z. B. das *qi* des Donners korrespondiert mit dem Orbis cardialis etc.) (*Suwen* 5/8b).
7. Die mit den Fünf Orbes jeweils funktionell verbundenen Teile (*he*) des Organismus und deren äußere Entfaltung (*rong*)[552] (*Suwen* 10/9a).
8. Die Funktionen der Orbes horrealis („Speichertätigkeit") im Vergleich zu den Orbes aulici („Assimilationstätigkeit") (*Suwen* 11/14a).[553]
9. Allgemeine Zuordnung der Orbes aulici zu den Orbes horreales und die Entsprechungen der Orbes aulici.
10. Die spezielle Rolle der zwölf Orbes im Gesamtorganismus, die mit den Funktionen von Beamten zur Regierung eines Landes gleichgesetzt werden und deren harmonisches Zusammenspiel erst Gesundheit und Langes Leben ermöglichen (*Suwen* 8/1-2).

Da sich der gesamte Text der „Abhandlung über die Fünf Orbes", die in beiden erhaltenen Versionen des *Fuqi jingyi lun* in gleicher Länge und mit wenigen kompilatorischen Unterschieden überliefert ist, bis auf den einführenden Teil fast ausschließlich aus *Suwen*-Zitaten zusammensetzt und die Systematik des Entsprechungssystems der „Unbefangenen Fragen" bereits in westlichen Werken grundlegend behandelt wurde,[554] sahen wir von einer Übersetzung dieser Zitate ab.

Allerdings halten wir es für sinnvoll, noch kurz auf die Bedeutung der Fünf Orbes einzugehen, wie sie im Daoismus der Shangqing-Schule unter dem Einfluß des „Klassikers der Gelben Halle"[555] ihre besondere Ausprägung fand.[556]

Da die Fünf Orbes als die wesentlichen Anknüpfungspunkte zwischen Mensch und Kosmos galten, war es ein besonderes Anliegen des Adepten, daß seine

Orbes „in Blüte stehen“ (*shenghua*)[557] und „spontan“ (*ziran*) oder „langlebig“ (*changsheng*) sind.[558] Die Vitalität der Orbes war somit ein Zeichen des „Echten“, und einigen Überlieferungen zufolge konnte es sogar vorkommen, daß die Orbes des betreffenden „Echten“ noch einige Jahre nach seinem Ableben die vollen Funktionen erfüllten.[559]

Die Fünf Speicherorbes mußten durch verschiedenste Praktiken (wie in unserem Text durch „Aufnahme der Fünf Keime“, „Aufnahme des *qi*“ etc.) so gepflegt werden, daß sie rein, leuchtend und frei von jeder Fäulnis blieben, damit die Schutzgottheiten des Körpers in den Orbes residieren konnten. Die Vorstellung, daß die Gesundheit der Fünf Orbes davon abhängt, daß die entsprechenden „Gottheiten“ darin verweilen, ist bereits im *Taiping jing* (um 2. Jh. n. Chr.) zu finden.[560] Das *Huangting jing*, dessen Rezitation die Visualisation der Körpergottheiten unterstützen soll, gibt eine genaue Beschreibung der Körpergottheiten, ihrer Namen, ihrer Funktionen und ihres Aussehens;[561] es fällt dabei auf, daß die Gottheiten der Fünf Orbes, allen voran der „Herrscher“ des Orbis cardialis, eine besonders hohe Stellung innerhalb der Hierarchie im Körper einnehmen, die als Abbild des hierarchischen Aufbaus der Regierung zu verstehen ist.[562]

Die Fünf Orbes bilden die Grundlage des menschlichen Organismus überhaupt und durch ihre Funktion als Sitz der Gottheiten im menschlichen Körper stellen sie außerdem eine direkte Verbindung zur himmlischen Bürokratie und somit zur angestrebten „Unsterblichkeit“ her.

8. Abhandlung über die Behandlung von Krankheiten (durch die Aufnahme des *qi*)(„Fuqi liaobing lun“)[563]

8.1 Übersetzung

Was (die Anwendung) des *qi* betrifft, so ist es eine „verdienstvolle Handlung“ (*gong*),[564] die eine breite Wirkung hat und zum Glück der spontanen Verwirklichung (*miao*) gereicht.

Das *qi* des Himmels senkt sich herab,[565] so daß Kälte und Hitze den Wechsel der Vier Jahreszeiten vollziehen. Das *qi* der Erde steigt empor,[566] so daß Wind und Wolken eine Unterscheidung nach den acht Himmelsrichtungen erfahren. Was beide Instrumente[567] umfaßt und dabei eine Einheit bildet, ist das gesamte (individuell) gestaltete *qi* im Menschen.

Daher vermag der Mensch (das *qi*) zu „aktualisieren“[568] und darin zur Vervollkommnung zu gelangen, so daß seine „konstellierenden und seine reaktiven Wirkkräfte“[569] sich würdevoll entfalten. Darüber hinaus zeigt sich die „verdienstvolle“ (*gong*) Wirkung (des *qi*), wenn der Mensch es mit Bedacht anwendet.

Überdies setze ich mit meinem Bewußtsein (*xin*) mein *qi* ein und passe ihm meinen Körper an, um so meinen Krankheiten zu begegnen. Wie sollte man sie auf diese Weise nicht heilen können?

Wenn man daran gewöhnt ist, sich dem Müßiggang hinzugeben, so ist es leicht

möglich darin zu verweilen, so daß verschiedenste Krankheiten und Schmerzen entstehen. Alle (diese Krankheiten) kann man mit den im folgenden genannten Verfahren behandeln.
Im allgemeinen sollte man, wenn man seine Krankheiten behandeln will, nach Sonnenaufgang bei mildem, ruhigem Wetter mit dem Gesicht der Sonne zugewandt (auch in einem Zimmer) (das *qi* der Sonne) „aktualisieren", „ausgewogen sitzen" (*pingzuo*),[570] die Augen schließen, „die Hände zur Fast ballen" (*wogu*) und neunmal mit den „Zähnen klappern" (*kouchi*).[571] Man „aktualisiert" den scharlachroten Glanz und die violetten Strahlen der Sonne,[572] zieht sie durch Einatmen nachhaltig heran[573] und schluckt (das *qi* der Sonne); dann „aktualisiert" man es und läßt es in den Orbis eintreten, der von der Krankheit befallen ist.
Falls keine direkte Erkrankung der Orbes vorliegt, sondern sogenannte funktionelle Störungen der Nervus und Knochen bestehen, so gilt es, den Eintritt (des *qi*) in den Orbis zu „aktualisieren", der diesen (krankhaften Erscheinungen) vor allem zugeordnet ist.[574] Wenn man das *qi* bis zum Äußersten „gesperrt" hat (*biqi*),[575] zieht man es wieder heran. Im allgemeinen bekommt man nach neunmaligem Schlucken das Gefühl, daß sich im betroffenen Orbis *qi* befindet. Daraufhin „aktualisiert" man dieses *qi* und läßt es an der schmerzenden Stelle angreifen. Hat man das *qi* bis zum Äußersten „gesperrt", wirft man es subtil aus. Ist die Atmung gerade „fixiert",[576] schluckt man nochmals (das *qi*) und läßt es einwirken. Es ist gut, wenn man spürt, daß die erkrankte Stelle sich erwärmt und man schwitzt.
Wer an den vier Extremitäten erkrankt ist, kann durch die „Übungen zum Leiten und Dehnen" das *qi* an die erkrankte Körperstelle „leiten"[577] und sie dann angreifen.
Ist der Oberkörper betroffen, empfiehlt es sich, ihn (zuerst) reibend zu massieren,[578] damit ihn das *qi* durchdringt.
Falls der Kopf (von der Krankheit) befallen ist, sollte man die Haare verteilen (*sanfa*),[579] sie bis auf die Kopfhaut mehrere hundert Male kämmen, und den Kopf mehrere zehn Male nach links und rechts schütteln. Nun atmet man *qi* ein, legt dann beide Hände in den Nacken,[580] umklammert ihn kräftig, wendet den Kopf nach oben und drückt damit mit aller Kraft gegen den Widerstand (der Hände im Nacken)[581] (s. Abb.10). Ferner „aktualisiert" man das *qi*, richtet es nach oben und läßt es ins Gehirn[582] eintreten. Über die Haare am Scheitelpunkt und die Körperöffnungen (am Kopf) stößt man (das heteropathische *qi*) bis zum Äußersten aus und läßt es sich zerstreuen. Anschließend löst man die Hände, läßt das *qi* (den gesamten Körper gleichmäßig) durchdringen und vollzieht (die Übung) nochmals. Wenn man spürt, daß Kopf und Hals Schweiß absondern und die schmerzende Stelle weit und durchlässig wird, ist der angestrebte Zustand erreicht.[583]
Wenn die Krankheit die Orbes befallen hat, legt man sich auf den Rücken, zieht durch Einatmen (das *qi*) heran, „aktualisiert" es und läßt es an die betroffene Stelle (des Orbis) vordringen. Wenn man das *qi* fünf- bis sechsmal geschluckt hat, ist das Maß erreicht (daß man das *qi* im jeweiligen Orbis spüren kann). Nun „sperrt" man die Atmung[584] und greift (die Krankheit) an, wobei der Verlauf[585] der jeweiligen Krankheit stets durch die Vorstellungskraft (*yi*)[586] bestimmt wird.
Wer lange an einer chronischen Krankheit leidet und zudem krankhafte

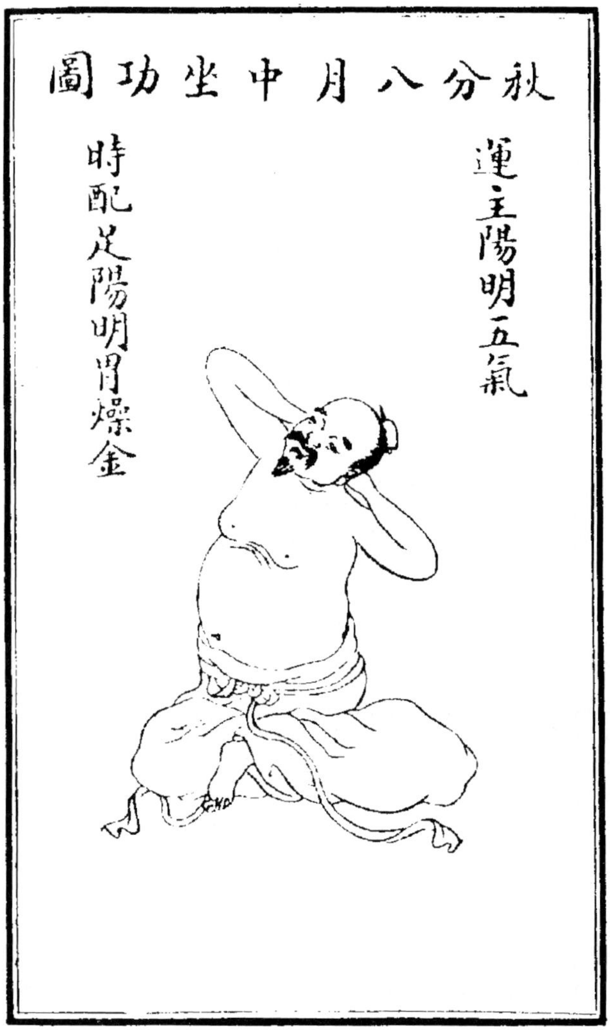

Abb. 10: Die Darstellung aus der Qing-Zeit weist gewisse Analogien zu der von Chengzhen beschriebenen Übung zur Behandlung von Krankheiten auf. Aus Neiwaigong tushuo, S. 164.

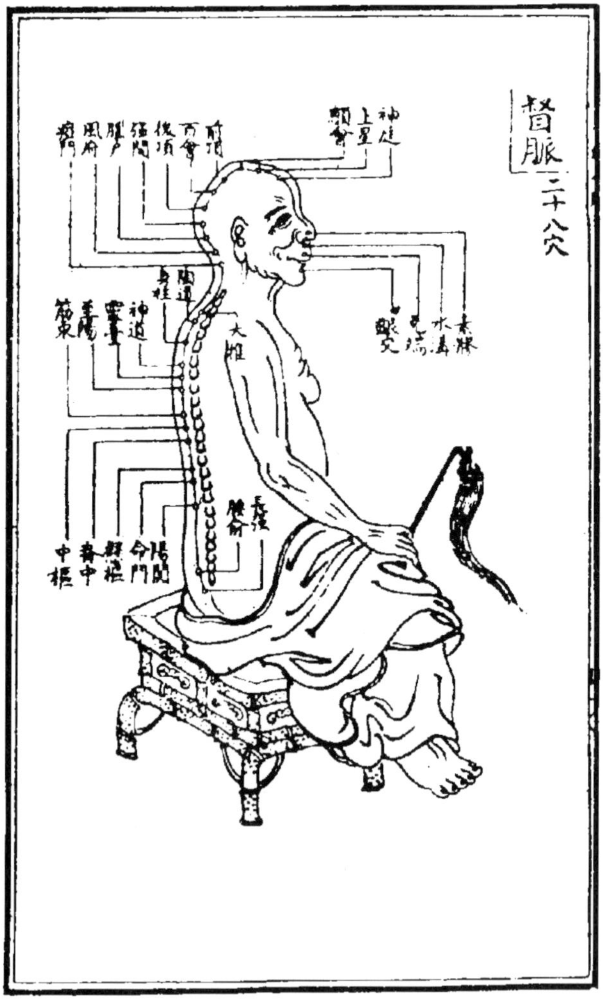

Abb. 11: Die „Sinarteria regens“ (dumo) mit den entsprechenden Akupunkturpunkten. Aus Neiwaigong tushuo, S. 410.

Verfestigungen[587] und Knoten[588] (im Bauch) aufweist, wird durch den Einsatz von *qi* keine Heilung erzielen können. (Die Anwendung des *qi* kann jedoch lindernd wirken), so daß man allmählich spürt, wie sich die Verfestigungen weiten und flacher werden.
Erfolgt gleichzeitig eine Behandlung mit Drogen, so wirkt sich dies nicht nachteilig aus, da sich nämlich durch die Wesensnatur der Drogen[589] leicht eine Wirkung herbeiführen läßt.
Auch wenn man die Krankheit mit *qi* bekämpft, es an der krankhaften Stelle angreifen läßt und (das heteropathische *qi*) durch die Poren der Haut ausstößt, so ist es das beste, außerdem noch anhand der „Abbildungen der Hellen Halle" (*Mingtangtu*)[590] die zu behandelnden Foramina (Akupunkturpunkte)[591] zu bestimmen, und sie entsprechend zur Austreibung (der Krankheiten) heranzuziehen (s. Abb.11). Wenn man also die betreffenden Foramina kennt, sollte man (bei der Behandlung der Krankheiten) das dem jeweiligen Monat zugeordnete „Klangrohr" (*lüguan*)[592] benutzen, um damit kräftig auf die entsprechenden Foramina zu drücken. Man richtet seine Gedanken[593] (auf das Klangrohr bzw. das Foramen) und läßt (das heteropathische *qi*) austreten, damit sich das Bewußtsein (*xin*) bei der „Aktualisierung" an etwas ausrichten kann und der Fluß des *qi* sich entsprechend anzupassen vermag.[594] (YJQQ, Kap. 57, S. 23a-24b)

8.2 Kommentar

Sima Chengzhen beginnt seine „Abhandlung über die Behandlung von Krankheiten" mit allgemeinen Aussagen über die Analogien zwischen Kosmos und Mensch, wobei es vor allem auf die Wandelbarkeit des menschlichen *qi* zurückzuführen ist, daß der Mensch seine gesamten Kräfte und Potenzen in positiver Weise zu entfalten und sich somit dem Rhythmus des Kosmos anzupassen vermag.
Ähnlich wie in der „Abhandlung über die Aufnahme des *qi*"[595] wird auch die hier beschriebene Technik der „Aufnahme des *qi*", die vornehmlich therapeutischen Zwecken dient, mit der Visualisation von Sonnenstrahlen eingeleitet.
Eine vergleichbare Methode ist uns aus dem *Zhengao* überliefert, wo das aufgenommene *qi* der Sonne im Körper zu einem lodernden Feuer wird, das die Stagnation (des *qi*-Flusses im Körper), die in diesem Falle in den Armen auftritt, brennend löst, so daß „Innen und Außen einander durchdringen" können.[596]
Nachdem Chengzhen die Visualisation der Sonnenstrahlen, die man in den erkrankten Orbis leitet, beschrieben hat, geht er genauer auf die verschiedenen therapeutischen Verfahren ein, wobei ausschlaggebend ist, an welcher Körperstelle das Krankheitsbild in Erscheinung tritt.
Er unterscheidet dabei zunächst funktionelle Störungen, die einem bestimmten Orbis zugeordnet werden, und Erkrankungen, die an bestimmten Körperteilen auftreten, wie an den vier Extremitäten, am Oberkörper und am Kopf. Meistens empfiehlt er, „die Aufnahme des *qi*" mit Massage oder mit den „Übungen zum Leiten und Dehnen" (*daoyin*) einzuleiten, damit das *qi* leichter an die gewünschte Körperstelle gelangen kann.

Wie wir bereis aus den Angaben des namhaften Arztes Hua Tuo (2. Jh. n. Chr) und aus zahlreichen späteren Texten entnehmen konnten,[597] gilt das Austreten von Schweiß als unmißverständliches Anzeichen, daß sich die betreffende Verspannung oder Stagnation bzw. die dadurch bedingte Krankheit zu lösen beginnt.
Nun folgt eine detaillierte Beschreibung, wie Erkrankungen der Orbes durch „Aufnahme des *qi*" zu behandeln sind. Bei chronischen Krankheiten und bei „somatischen" Verfestigungen im Bauch hält Chengzhen die therapeutische Wirkung der „Aufnahme des *qi*" für begrenzt; allerdings kann die Anwendung des *qi* auch in diesen hartnäckigen Fällen eine deutliche Linderung herbeiführen.
Zusätzlich erachtet Sima Chengzhen eine Behandlung mit Drogen für förderlich und empfiehlt zur Austreibung des heteropathischen *qi*, auf bestimmte Foramina mittels „Klangrohren" (*lüguan*) einzuwirken.
Hier endet unsere Übersetzung, da Chengzhen im folgenden nur noch kurz auf die „Klangrohre" und deren Gebrauch eingeht und ansonsten zwei Zitate aus den „Deklarationen der Echten" (*Zhengao*) anführt. Sima Chengzhen gibt zunächst die genaue Bezeichnung der jeweils einem der zwölf Monate zugeordneten zwölf „Klangrohre" an, sowie ihre Länge und ihren Durchmesser.[598] Die Länge der Röhren variiert von neun *cun* (entspricht 22 cm) für den elften Monat bis zu vier *cun* (entspricht 9 cm) für den zehnten Monat; der Durchmesser aller „Klangrohre" ist auf neun *fen* (entspricht 22,5 mm)[599] festgelegt. Für die Herstellung der „Rohre" sollte man Bambus aus Shanyang[600] verwenden und ihn mit runden Perforationen versehen. Bambusstäbe, aus deren Knoten Zweige sprießen, sind nicht geeignet, da sie nicht über die notwendige Griffigkeit verfügen. Sima Chengzhen weist darauf hin, daß man diese Methode auch dann einsetzen kann, wenn Arme und Hände von einer Krankheit befallen sind.
Daraufhin zitiert Chengzhen einen längeren Passus aus dem *Zhengao*, der im Originalzusammenhang eine Akupunkturmethode beschreibt, mit Hilfe deren das „giftige *qi*" aus den Leitbahnen zu treiben ist.[601] Chengzhen scheint dieses Akupunkturverfahren etwas abgeändert zu haben, indem er es mit den „Klangrohren" in Zusammenhang bringt. Gemäß des *Zhengao*-Zitates massiert der Adept zunächst über eine längere Zeit hinweg ganz behutsam mit einer Hand die erkrankte Stelle. Im Anschluß daran schließt er die Augen und „schaut nach innen" (*neishi*)[602] bis er die Fünf Orbes visualisiert. Nun schluckt er dreimal den Speichel, knirscht ebenso oft mit den Zähnen und rezitiert einen Zauberspruch. Mit diesem Spruch, der ebenfalls aus dem *Zhengao* stammt, ruft der Adept nacheinander alle Kräfte an, die ihm in seinem Körper zur Verfügung stehen und bittet die „Jadefrauen"[603] und „Jadeknaben" um Hilfe, damit sie ihm beim Kampf gegen Schmerzen, Krankheiten und Dämonen beistehen, und ihm ein Langes Leben vergönnt sei.[604]
Die „Abhandlung über die Behandlung von Krankheiten" endet schließlich auch mit einem Zitat aus dem *Zhengao*, das sich im Originaltext allerdings auf eine Massagetechnik bezieht.[605] Zur Zeit des „belebenden *qi*" (*shengqi*)[606] schluckt man den Speichel 27mal und wirkt auf die schmerzende Stelle ein; man wendet sich in die Richtung, die in der jeweiligen Jahreszeit dominiert (*xiangwang*)[607] und

sagt dabei einen Zauberspruch auf. Der Adept ruft mit diesem Zauberspruch bestimmte Gottheiten in seinem Körper an, damit sie ihn bei der Austreibung der Krankheiten und bei der nachfolgenden Harmonisierung und Stärkung des Körpers unterstützen. Nach dem Gebet schluckt er nochmals 27mal den Speichel und drückt insgesamt 31mal auf die schmerzende Stelle.[608]

Bereits aus den „Unbefangenen Fragen" (*Suwen*) ist bekannt, daß schon sehr früh die Einwirkung durch Nadeln auf bestimmte Foramina häufig mit einer speziellen Atemführung verbunden war.[609] Auch über den gesamten Text des *Zhengao* finden wir Akupunktur- oder Akupressur-Methoden zur Behandlung von Krankheiten verstreut, die mit dem Schlucken des Speichels bzw. des *qi*, mit dem Rezitieren von Zaubersprüchen und mit Techniken der Visualisation einhergehen. Die in diesem Zusammenhang aufgeführten Namen der Foramina, auf die einzuwirken ist, weichen von den in der traditionellen chinesischen Medizin üblichen Bezeichnungen erheblich ab.[610] Eine Beschreibung der Anwendung von Akupunktur- und Moxibustions Methoden gemäß den Vier Jahreszeiten und den Fünf Wandlungsphasen finden wir auch im *Taiping jing*. Dieser Schrift zufolge wirkt man auf die „Reizpunkte" ein, um die Leitbahnen zu harmonisieren, die ungehinderte Zirkulation der Yin- und Yang-*qi* im Körper zu gewährleisten und somit Krankheiten auszutreiben. Auch hier werden Zaubersprüche und Lehrformeln rezitiert, um die Wirksamkeit der Behandlung zu erhöhen.[611]

Akupunktur und Moxibustion waren demnach in daoistischen Kreisen weithin bekannt und wurden häufig als zusätzliche Methoden zur Lebenspflege eingesetzt.[612]

Offen bleibt jedoch die Frage, welche Bewandtnis es mit den „Klangrohren" hat, deren Anwendung Chengzhen empfiehlt.

Betrachten wir zunächst die Bedeutung dieser zwölf „Bambuspfeifen" oder „Klangrohre" in der Musik. Bereits im 27. Kapitel des „Buches zur Sitte" (*Liji*) im *Yueling* („Anordnungen für die Monate") (um 3. Jh. v. Chr.) werden die zwölf Pfeifen mit den Monaten in Beziehung gesetzt.[613] In einer weiteren Unterteilung werden jeweils sechs der Pfeifen Yin und die anderen sechs Yang zugeordnet. Die erste Pfeife *Huangzhong* (黃鍾), die man auch als „chinesischen Kammerton" bezeichnen könnte,[614] entspricht dem elften Monat und somit der Wintersonnenwende. Sie deutet auf das Yang am Tiefpunkt seiner Macht hin, denn die erste Pfeife ist die längste von allen und gibt den tiefsten Ton von sich. Die Abfolge der Töne der zwölf Bambusflöten entspricht einer „Sequenz von zwölf mehr oder weniger reinen Quinten, die in die Begrenzung einer Oktave projiziert wurden".[615] Die von Chengzhen angegebenen Namen der „Klangrohre" und ihr Bezug zu den einzelnen Monaten stimmen mit den Überlieferungen überein,[616] aber die von Chengzhen aufgeführten Längen weichen sowohl von den bekannten archäologischen Funden[617] als auch von dem Verhältnis der ihnen in den klassischen Texten zugeordneten Zahlenembleme[618] erheblich ab.

Es scheint, daß der Einwirkung der „Klangrohre" auf bestimmte Foramina, wie sie bei Chengzhen beschrieben wird, eine eher symbolische Bedeutung zukommt.

Entsprechungen der Bambusflöten zum menschlichen Körper bzw. zu den Akupunkturnadeln finden sich bereits im *Suwen*; demgemäß entspricht „das Yin und

Yang in sich vereinende *qi* des Menschen den (Tönen der) Pfeifen".[619] Bezüglich der Praktiken zur Lebenspflege stellt vor allem das *Taiping jing* den therapeutischen Wert der Musik heraus; dieser Text betrachtet die Musik sogar als Garant für die Harmonie zwischen Natur und Mensch. Befinden sich Himmel und Erde in einem ausgewogenen Verhältnis, „wird kein Wesen an Krankheiten leiden, und alle Gottheiten verweilen in höchster Freude".[620] Darüber hinaus führt das *Taiping jing* eine Methode an, mit der man mit bestimmten Tönen das *qi* des jeweiligen Orbis beeinflußt und dadurch Krankheiten austreibt.[621] Mit dem Ton *jue* (角) kann man beispielsweise auf das *qi* des Orbis hepaticus einwirken, und da sich die „grüne Gottheit" dieses Orbis von dieser Musik höchst erfreut zeigt, aktiviert sie das Struktivpotential des Orbis hepaticus gegen die Krankheit und schickt dem Adepten auch grün bekleidete „Jadefrauen" zur Hilfe, damit sie ihm wirkkräftige medizinische Rezepturen verabreichen.[622]

Es ist anzunehmen, daß sich Chengzhen durch die eher symbolisch gefärbte Anwendung der „Klangrohre" die therapeutische und harmonisierende Wirkung, die der Musik gemeinhin zugesprochen wird, zunutze machen wollte.[623]

Welchen Stellenwert nimmt die Krankheit im daoistischen System der Lebenspflege ein?

Im *Zhengao* heißt es dazu:

"Wer das Dao des Lebens erlernen will, muß zuerst seine Krankheiten behandeln, damit sein Körper keine Mängel oder Heteropathien aufweist, das 'Blut' (*xue*)[624] und das Gehirn (*nao*)[625] nicht beeinträchtigt und die Körpersäfte nicht verunreinigt werden und ins Stocken geraten. Wer nicht zuerst seine Krankheiten behandelt, wird keine vorteilhafte Wirkung für seine Persönlichkeit erzielen können, auch wenn er sich in den Praktiken zur 'Aufnahme' (bzw. 'Essen') und zur 'Führung des *qi*' übt."[626]

Wir sehen, daß die Gesundheit des Adepten, ähnlich wie die Notwendigkeit, kein Getreide mehr zu essen,[627] eine Grundvoraussetzung für jede weitere Ausübung der Techniken zur Lebenspflege darstellt.

Der oben zitierte theoretische Passus aus dem *Zhengao* wird anschließend anhand des Beispiels von Wang Zhongfu (王仲甫) verdeutlicht:

Dieser Adept übte sich vierzig Jahre lang in den Praktiken zur Lebenspflege und nahm ausschließlich die reinsten Essenzen des Kosmos zu sich, ohne allerdings die geringste Wirkung zu erzielen. Sein Sohn, der sich ebenfalls in diesen Techniken vervollkommnet hatte, stieg bereits nach achtzehn Jahren „am hellichten Tag empor".[628] Endlich erbarmte sich der „Echte des heiligen Berges des Südens" des vergeblich Strebenden, er stieg herab und erklärte Wang Zhongfu, daß er an einer schweren Krankheit litte, die bereits Gehirn, Nervus und alle Säfte befallen hätte, weshalb alle Praktiken nutzlos geblieben wären. Daraufhin nahm Wang Zhongfu wirksame Drogen ein, und nachdem er auf diese Weise von der Krankheit geheilt war, konnte er nach achtzehn Jahren weiterer Übung in den entsprechenden Techniken schließlich ebenfalls „am hellichten Tag zum Himmel emporsteigen".[629]

Die Auffassung, daß die Gesundheit des Adepten eine unabdingbare Voraussetzung für jede weitere Verfeinerung der Persönlichkeit im Rahmen der

Praktiken zur Lebenspflege ist, scheint allen daoistischen Bewegungen gemein gewesen zu sein.[630]

Allerdings gingen die Meinungen über die Entstehung einer Krankheit weit auseinander, und entsprechend differieren auch die jeweiligen Behandlungsmethoden.

So galt beispielsweise bei den „Gelben Turbanen“ und bei den „Himmlischen Meistern“ die Krankheit als eine Art Strafe für eigene oder von den Ahnen begangene Fehler. Als Vergeltung schickte die „himmlische Bürokratie“ Dämonen aus, die den Körper des Sünders befielen. Krankheit wurde hier also eindeutig als Folge einer moralischen Verfehlung angesehen. Folgerichtig erschien diesen daoistischen Glaubensrichtungen eine Heilung nur durch Sündenbekenntnis und Buße möglich.

Noch im 5. Jahrhundert berichtet Lu Xiujing (陸修靜) von den Himmlischen Meistern, daß sie ihre Krankheiten nicht mit Akupunktur und Drogen heilten, sondern ausschließlich durch die Einnahme von Talisman-Wasser,[631] durch Bekennen ihrer Sünden und durch Einreichen von Bittgesuchen.[632] Wie das Bemühen um die Heilung eines Familienmitgliedes die gesamte Familie in einen komplizierten Rechtsstreit mit den „himmlischen Tribunalen“ verwickeln kann, ist uns anhand des Beispiels der Familie Xu, die ursprünglich den Himmlischen Meistern anhing, hinreichend bekannt.[633]

Im Gegensatz zu dieser moralisch gefärbten und mit exorzistischen Elementen durchsetzten Auffassung von Krankheit wird in der Shangqing-Schule eine Erkrankung auf Unausgewogenheiten im menschlichen Körper zurückgeführt. Demnach galt Krankheit in der Shangqing-Schule keineswegs als Folge einer Sünde und des daraus resultierenden Dämonenbefalls, sondern wurde meistens auf eine schlechte Zirkulation der Säfte und des *qi* im Körper zurückgeführt; infolge einer solchen allgemeinen Schwächung des Körpers war es dann auch erst möglich, daß sich extreme klimatische Bedingungen negativ auf die Gesundheit auswirken konnten.[634] Die Anhänger der Shangqing-Schule, deren herausragendes Merkmal die individuelle Ausübung von esoterischen Praktiken zur Lebenspflege war, wendeten diese Techniken (Drogeneinnahme, Massage, „Aufnahme des *qi*“, Akupunktur etc.) zur Bekämpfung von Krankheiten an und riefen zugleich die wohlwollenden Gottheiten in ihrem Körper zu Hilfe, damit sie ihnen bei der Austreibung der Krankheiten zur Seite standen. Hier zeigt sich wieder die Verwandtschaft der Praktiken der Shangqing-Schule mit der Tradition der chinesischen Medizin, die wiederum beide nachweislich Gemeinsamkeiten mit den Techniken der „Rezeptkundigen“ (*fangshi*) aus der Han-Zeit aufweisen.[635]

Doch kehren wir nun wieder zu Sima Chengzhen zurück, der in der Einführung zu seiner „Abhandlung über die Behandlung von Krankheiten“ eine für die Praxis der Qi-Übungen fundamentale Aussage macht: „Überdies setze ich mit meinem Bewußtsein (*xin*) mein *qi* ein und passe ihm meinen Körper an, um so meinen Krankheiten zu begegnen.“ Dieser Satz verdeutlicht die Funktion der „Aktualisierung“[636] bei den Praktiken zur Lebenspflege: Das Bewußtsein (*xin*), als dessen absichtsvollen, aber schöpferischen Aspekt wir die Vorstellungskraft (*yi*) definiert haben,[637] vermag sich auf das *qi* solange verweilend und ohne jede

Anstrengung zu konzentrieren, bis dieses „physische Präsenz“ gewinnt und gegen Krankheiten eingesetzt werden kann.[638]
Genau an diesem Punkt knüpft die moderne Praxis des Qigong an. Frau Guo Lin, die eine höchst spektuläre Qigong-Therapie gegen Krebs entwickelt hat, bezieht sich in einem ihrer Bücher genau auf dieses Zitat von Sima Chengzhen, ohne allerdings die Quelle zu nennen.[639] Bei der Behandlung von Krebs durch Qigong kommt es nämlich darauf an, das *qi* direkt gegen die Krebszellen zu richten;[640] dabei gibt es verschiedene Arten, das *qi* an die von der Krankheit befallene Stelle zu leiten: z. B. durch die Atmung, durch bestimmte Bewegungsformen, durch Ausatmen auf einem Ton oder eben durch die Technik, „mit der Vorstellungskraft *yi* das *qi* heranzuziehen“ (以意引氣).
Doch auch bei anderen modernen Autoren spielt der Einsatz der Vorstellungskraft *yi* zur Führung des *qi* eine wichtige Rolle, wobei allerdings stets betont wird, daß die Vorstellungskraft *yi* ihre Funktion nur in Ruhe und ohne Anspannung erfüllen kann und über eine erzwungene Konzentration weit hinausgeht.[641]

9. Abhandlung über die Anzeichen von Krankheiten (*Binghou lun*)

9.1 Übersetzung

Was das „Geschick“ (*ming* 命) des Lebens betrifft, bezieht es seine Ressourcen aus der Gestalt und der „konstellierenden Kraft“ *shen*. Die Harmonisierung des *qi* basiert im wesentlichen auf (der Ausgewogenheit) der Orbes horreales und aulici. Wenn man (bei der Pflege) der Gestalt und der „konstellierenden Kraft“ *shen* „beharrlich den rechten Weg verfolgt“,[642] so wird man das Leben vervollkommnen und sich eines Langen Lebens erfreuen können. Sind die Orbes in reiner Vollendung ausgeprägt, so ist das *qi* ausgeglichen, und es kann keine Krankheit auftreten.
Von Anbeginn an, sobald der Mensch seine freie Energie *jing* als natürliche Anlage empfängt und sich der Embryo (*tai*)[643] heranzubilden beginnt, folgt alles dem Wechsel der Vier Jahreszeiten. Die angeborene Gestalt bildet das Fundament der Wesensnatur (*xing* 性), wenn sie sich auch noch nicht in der Lage befindet, sich dem Verlauf der „Fünf Dauerhaften“[644] anzupassen. Deshalb treten überall Verwirrungen und Störungen auf, wordurch das Begehren zusehends geschürt wird. Ob man nun an einer angeborenen Krankheit leidet oder ein Leiden durch (unachtsamen) Umgang mit dem Körper hervorgerufen wird, gilt stets:
(Ein Übermaß an) Lust, Zorn, Sorgen und Furcht[645] kommt von innen und zieht Beschwerden nach sich; (Unausgewogenheit an) Kälte und Hitze, Getränken und Speisen kommt von außen und läßt Krankheiten entstehen.
Wer im Alter stark und kräftig ist, braucht nur darum zu wissen, wie man sich (den krankhaften Einflüssen) widersetzt. Wer jedoch mit den Jahren geschwächt wird und dahinwelkt, sollte sich schleunigst daranmachen, (seine Lebenskräfte) zu pflegen und zu nähren. Wenn Yin und Yang sich gegenseitig herabziehen,[646]

Gestalt und *qi* einander zuwiderlaufen, dann brechen verschiedenste Krankheiten aus. Die Anzeichen[647] einer solchen „Erschöpfung"[648] können zahlreiche Erscheinungsformen annehmen.
Wenn jemand die „Aufnahme des *qi*" praktiziert und bereits kein Getreide, kein Fleisch und keinen Fisch[649] mehr zu sich nimmt, (aber trotzdem) die Gestalt allmählich verfällt, ohne daß das essentielle *qi* vollkommen und die konstellierende Kraft *shen*[650] durchlässig geworden ist, so ist es möglich, daß dies durch eine verschleppte Krankheit ausgelöst wurde.
Sobald sich durch ein Vorzeichen[651] eine neue (Erkrankung) in Form einer „Erschöpfungsheteropathie" (*xuxie*)[652] ankündigt, muß man wissen, worauf sie zurückzuführen ist, und dann genauestens klären, wie sie zu behandeln ist.
Hiermit (gebe ich dem Adepten) in groben Zügen das Handwerkszeug in die Hände, damit er die Erscheinungsformen (der Krankheiten) zu unterscheiden lernt und sich somit einen Besuch beim Arzt ersparen kann.
Auf diese Weise (vervollkommnet er) die Kunst, das *qi* gegen die Krankheit zu richten und wird nur wenig Gebrauch von Drogen machen müssen.[653] Wie könnte da eine „Erschöpfungs- oder Fülle"-(Heteropathie)[654] entstehen? (YJQQ, Kap. 57, S. 26a-26b)

9.2 Kommentar

Sima Chengzhen hat den Aufbau der „Abhandlung über Anzeichen von Krankheiten" ähnlich wie den der „Abhandlung über zu meidende Begleitumstände" und der „Abhandlung über die Fünf Orbes" konzipiert; nach einer wohl von ihm selbst verfaßten Einführung zum jeweiligen Thema folgen nämlich auch hier ausschließlich Zitate aus den „Unbefangenen Fragen" (*Suwen*).
Im einführenden Teil seiner letzten der neun Abhandlungen im *Fuqi jingyi lun* stellt Chengzhen zunächst die Entsprechungen zwischen Mensch und Kosmos heraus, indem er die Notwendigkeit betont, daß der Mensch bei der „Pflege seines Lebens" versuchen sollte, sich an die ordnenden Wertkonventionen im Kosmos, nämlich die „Fünf Wandlungsphasen" und Yin und Yang anzupassen. Zugleich sollte er lernen, durch genaue Beobachtung seiner selbst die kleinsten Anzeichen einer möglichen Unausgewogenheit seiner gesamten Persönlichkeit frühzeitig zu erfassen, um einer eventuell im Entstehen begriffenen Krankheit baldigst entgegenwirken zu können.
Es kann nämlich durchaus vorkommen, daß sich ein Adept - wie wir es bereits von Wang Zhongfu gehört haben[655] - jahrelang in den Techniken zur Lebenspflege übt, ohne daß sich der geringste Erfolg einstellt; dies kann der Fall sein, wenn eine alte latente Krankheit nicht ausgeheilt wurde und den Adepten weiter schwächt. Der Adept sollte sein eigener Arzt sein, seine Krankheit beizeiten diagnostizieren und behandeln, um sich dann weiter in den Praktiken der Lebenspflege vollkommnen zu können. Nach seiner Einführung zur „Abhandlung über Anzeichen von Krankheiten", die hier in Übersetzung vorliegt, führt Sima Chengzhen zahlreiche Zitate aus dem *Suwen* an, die bereits in verschiedenen westlichen Werken über die chinesische Medizin grundlegend behandelt wur-

den.[656] Deshalb beschränken wir uns im Rahmen dieser Arbeit darauf, nur kurz die Thematik der zitierten Passus zu umreißen:

1. Krankhafte Erscheinungen, die durch Unausgewogenheiten zwischen dem „Blut" (*xue*),[657] das Yin zugeordnet wird, und dem *qi*, das Yang entspricht, entstehen können (*Suwen* 62/4a-b).
2. Die Zusammenhänge zwischen Yin und Yang und „Kälte" und „Hitze" (*Suwen* 62/5b).
3. Die pathogenen Beeinflussungen der Fünf Orbes:
a) wenn „das *qi* des Blutes" (*xueqi*)[658] nicht harmonisiert ist (*Suwen* 62/1),
b) wenn das „belebende *qi*" (*shengqi*)[659] (zu stark) überwiegt (*Suwen* 62/3b).

4. Möglicher Krankheitsbefall der fünf Orbes horreales und der sechs Orbes aulici durch die „heteropathischen *qi*" (*xieqi*) des Himmels, der Erde und der Nahrung (*Suwen* 5/9a).
5. Die Zuordnung der Heteropathien zu Yang und Yin (d. h. die Unterscheidung der von außen und von innen herbeigeführten heteropathischen Einflüsse) (*Suwen* 62/5a).
6. Die Merkmale eines ausgewogenen Verhältnisses von Yin-*qi* und Yang-*qi* und die ersten Krankheitsanzeichen, wenn dies nicht der Fall ist; der Verlauf des Yin-*qi* und des Yang-*qi* im Körper und die entsprechende Lokalisierung der ihnen zugeordneten Krankheiten (*Suwen* 29/15b-16a).
7. Die verschiedenen Äußerungen einer möglichen Schwäche der Orbes durch Bewegungseinschränkungen der ihnen zugeordneten Körperteile (*Suwen* 17/2b).
8. Die „Calor"-Symptome[660] der Fünf Orbes (*Suwen* 32/4-5).
9. Die den Fünf Orbes zugeordneten Jahreszeiten, Leitbahnen und Sapores; spezielle diätetische Anleitungen, welche Sapores wann förderlich und wann zu meiden sind, um im Krankheitsfall auf den betroffenen Orbis heilend einzuwirken (in etwas veränderter Reihenfolge *Suwen* 22/3b-5a und 23/9b).
10. Allgemeine Anzeichen dafür, daß einer der Fünf Orbes von Krankheit befallen ist (in veränderter Reihenfolge aus *Suwen* 22/5b-6b).
11. Anzeichen und spezielle diagnostische Hinweise, daß eine „Ventus-Heteropathie"[661] einen der Fünf Orbes, den Orbis stomachi oder den Kopf affiziert hat (*Suwen* 42/2b-3b).

Es fällt auf, daß an einigen Stellen die Aneinanderreihung der Sätze innerhalb der Zitate nicht mit der uns heute erhaltenen *Suwen*-Textversion übereinstimmt. Das mag daran liegen, daß Sima Chengzhen eine andere Version der *Huangdi neijing*-Texte vorgelegen hat. Da die Abweichungen der Zitate jedoch auch nicht mit dem *Huangdi neijing taisu* gänzlich übereinstimmen, bedürfte es weiterer Untersuchungen, um festzustellen, welche der heute erhaltenen Texte der von Sima Chengzhen benutzten Textversion am nächsten käme.[662]
Die „Abhandlung über Anzeichen von Krankheiten" bestätigt auf eindringliche Weise die weiter oben bereits angesprochene Auffassung von Krankheit, wie sie in der Shangqing-Schule geläufig war.[663] Die von Chengzhen aufgeführten

Krankheitsanzeichen lassen sich nämlich stets auf Unausgewogenheiten im Makro- oder Mikrokosmos zurückführen.
Die bereits konstatierte Affinität in den Vorstellungen von Krankheit und ihrer Behandlung zwischen der Shangqing-Schule und der chinesischen Medizin wird bei Chengzhen, der ja ausschließlich Zitate aus dem grundlegendsten Werk der chinesischen Medizin heranzieht, fast zur Deckungsgleichheit gebracht. Allerdings darf dabei nicht außer acht gelassen werden, daß die medizinischen Kenntnisse und deren praktische Anwendung für den Adepten der Shangqing-Schule nur ein Mittel zu dem Anliegen darstellten, an seiner persönlichen Vervollkommnung zu arbeiten.
Eine grundlegende Übereinstimmung zwischen den Anhängern der Shangqing-Schule und den chinesischen Ärzten ist jedoch darin zu sehen, daß beide von der Notwendigkeit überzeugt waren, eine Krankheit möglichst früh zu erkennen. In diesem Zusammenhang spielen die sogenannten *hou* (候), die wir mit „Anzeichen" übersetzen und die eindeutig den „Aspekt des Wartens" implizieren, eine wichtige Rolle.
Besonders deutlich kommt die Einstellung zur Früherkennung im 2. Abschnitt des *Suwen* zum Ausdruck, wo es heißt:
"Der Mustergültige heilt nicht Krankheit, die bereits ausgebrochen ist, sondern Krankheit, die noch nicht ausgebrochen ist; und er legt nicht soziale Unordnung bei, die sich bereits manifestiert, sondern solche, die sich noch nicht manifestiert. Denn eine Krankheit verarzten, die sich bereits voll entfaltet hat, soziales Chaos ordnen, das schon überall um sich gegriffen hat, das ist, wie wenn man einen Brunnen zu graben anfängt, sobald man Durst verspürt, als ob man Waffen zu schmieden beginnt, wenn man bereits in den Kampf verwickelt ist. Ist es da nicht schon zu spät?"[664]
Die Krankheitsanzeichen wahrzunehmen, bedeutet demnach, die Krankheit in ihrem „subtilsten Keim" zu erkennen und ihr bereits in möglichst frühem Stadium zu begegnen.
Hiermit schließt sich also der Kreis in Sima Chengzhens „Abhandlung über die essentielle Bedeutung der Aufnahme des *qi*" (*Fuqi jingyi lun*), wo schon in der Einführung darauf hingewiesen wird, daß es für den Adepten unerläßlich ist, „die keimende Wirksamkeit und das Subtile des Dao" im *qi* zu erkennen.[665]
Der erste Schritt bei der Verwirklichung des Dao ist demnach die genaue Wahrnehmung der feinsten Regungen des *qi* als subtilstem Ausdruck des Dao; die Früherkennung von Krankheit, bei der man feinste Unausgewogenheiten des *qi*-Flusses bereits in ihrem Entstehen ausmacht, ist daher unabdingbar mit der weiteren Vervollkommnung in den Praktiken zur Lebenspflege verbunden.

Schlußbemerkung

In den neun Abhandlungen des *Fuqi jingyi lun* führt uns Sima Chengzhen eindrucksvoll vor Augen, wie eine zentrale Technik, in diesem Falle die „Aufnahme des *qi*", durch begleitende Übungen unterstützt wird. Im wesentlichen lassen sich dabei zwei Phasen unterscheiden:
In der Vorbereitungsphase geht es darum, die körperlichen Gebrechen und Krankheiten zu heilen, die Orbes allmählich durchlässig zu machen und Arzneien einzunehmen, um den Schleim auszutreiben und die Gedärme zu reinigen. Weiterhin beginnt der Adept, seine Ernährungsweise so umzustellen, daß er immer weniger Getreide zu sich zu nehmen braucht. Diese erste Phase hat also vorwiegend reinigenden Charakter.
Der eigentliche Übungsprozeß wird durch Einnahme von Talismanen und „Übungen zum Leiten und Dehnen" (*daoyin*) eingeleitet. Erst dann beginnt die „Aufnahme des *qi*" der Sonne, das durch die Orbes und Extremitäten geleitet wird, bis der gesamte Körper davon erfaßt ist und ein Gefühl der Sättigung auftritt. Abschließend wird Massage empfohlen.
Die Anwendung der einzelnen Techniken ist allerdings je nach den Bedürfnissen des Adepten flexibel zu handhaben. Sima Chengzhen bietet zahlreiche Zusatzmethoden an, die den oben skizzierten Vorgang noch weiter unterstützen sollen.
Das Ziel des gesamten Übungsprozesses liegt zunächst darin, dem schleichenden Verfall des Körpers entgegenzuwirken, indem man langsam das reine, harmonisierte *qi* im Körper vermehrt, zugleich grobstoffliche Nahrung (wie Getreide) meidet und unreine Substanzen aus dem Körper ausscheidet. In seiner Funktion als „keimende Wirksamkeit und Subtiles" des Dao (s. S. 61) ist es das *qi*, das den Adepten in die Lage versetzt, sich durch stete Vervollkommnung dem Zustand eines „Unsterblichen" anzunähern. Dabei ist interessant festzustellen, wie Sima Chengzhen das überkommene daoistische Gedankengut von der Erfüllung des Körpers mit *qi* als erster Stufe zu weiterer religiöser Wandlung mit den *qi*-Konzepten der traditionellen chinesischen Medizin, wie sie im *Huangdi neijing suwen* dargestellt werden, verbindet.
Anders als die meisten anderen Autoren seiner Zeit betont er in Berücksichtigung medizinischer Aspekte die Notwendigkeit, die Yin-Komplemente zu *qi*, wie z. B. die Sapores (*wei*), bei der „Aufnahme von *qi*" nicht außer acht zu lassen. Weiterhin bietet er dem Adepten eine Fülle von medizinischem Wissen an, damit er seinen Körper kennen und mit ihm schonend umzugehen lernt.
Die Nähe des *Fuqi jingyi lun* zur chinesischen Medizin zeigt sich nicht nur in dem Konzept von *qi* und in der Beschreibung der Orbes-Funktionen, sondern auch allgemein in der Auffassung von Krankheit.
Wir haben versucht, diese Parallelen deutlich werden zu lassen, zugleich auf die Herkunft der einzelnen Traditionen der angeführten Techniken zur Lebenspflege einzugehen und zu analysieren, wie sie in die Shangqing-Schule integriert wurden. Weiterhin war es unser Anliegen, gewisse Einblicke in die moderne Praxis

des Qigong, das ja aus den Techniken zur Lebenspflege hervorgegangen ist, zu bieten. Leider blieben diese Bezüge im begrenzten Rahmen dieser Arbeit sehr bruchstückhaft, so daß wir nur hoffen können, daß davon ein Anreiz zu ausführlicherer Beschäftigung mit dieser aktuellen Thematik ausgehen möge.

Anmerkungen zu Teil 1

1 Vgl. dazu z. B. die Divinations-Methode *dunjia*, Schipper (1965), S. 34-38 und hinten S. 149.
2 Weiterhin werden folgende Bedeutungen für *qi* auf Orakelinschriften genannt: „bis zu einem Zeitpunkt gelangen" und „vollenden, beenden", vgl. Onozawa Seiichi (1978), S. 14/15 und Porkert (1961), S. 426.
3 Guo Moruo datiert den Nephritgegenstand auf das Jahr 380 v. Chr., vgl. *Kaogu* (1972), S. 9, und Wilhelm, H. (1948) mit Abb.
4 Vgl. dazu Despeux (1979), S. 53 und 137 ff.
5 Vgl. dazu *Shuowen*, S. 20, und Porkert (1961), S. 426.
6 *Baopuzi* 5/96.
7 *Zhuangzi*, Kap. 4, Übers. Kaltenmark (1965), dtsche. Übers. (1981), S. 169.
8 Vgl. dazu den Abschnitt über *biqi* „Sperren des *qi*" im Glossar.
9 Vgl. dazu Anm. 199 in Teil 3.
10 S. *Zhuangzi* Kap. 25.
11 S. Porkert (1973), S. 139.
12 Vgl. Porkert (1973), S. 139 ff.
13 Im Heshang gong-Kommentar zum 21. Kap. des *Daodejing* werden *jing* 精 und *shen* 神 als „Kleinodien der Persönlichkeit" (身寶) bezeichnet. Zu den „Drei Kleinodien" bezüglich der „Inneren Alchimie", vgl. Despeux (1979), S. 50/51.
14 Vgl. Porkert (1961), S. 424-426.
15 S. *Laozi Xianger zhu* 老子想爾注 zu Kap. 21 des *Daodejing*, S. 29 und Kaltenmark (1960), S. 583.
16 Vgl. Porkert (1973), S. 144.
17 Vgl. *Suwen* 5/2a und hinten S. 103.
18 S. Porkert (1973), S. 144.
19 S. *Yijing* „Xici", 1. Teil, Kap. 5.
20 Zu diesen Begriffen vgl. Porkert (1984)
21 S. hinten S. 99.
22 Vgl. dazu auch das 13. Kap. *Daodejing.*
23 Zum Begriff *xue* „Blut" vgl. hinten Anm. 250 in Teil 3.
24 Zu den Fünf Orbes vgl. hinten S. 66.
25 Um den Verfall des Körpers bzw. der Gestalt als Yin-Aspekt aufzuhalten, ist es unerläßlich, das *qi* als Yang-Aspekt zu nähren, vgl. hinten S. 70.
26 Vgl. Maspero (1950), S. 201-218.
27 Vgl. vorn Anm. 3.
28 S. *Mengzi* 2A/2/11.
29 S. *Suwen* 3/10a.
30 Vgl. Ngo Van Xuyet (1976) und Robinet (1984), Bd. I, S. 3.
31 Genaue Ausführungen dazu, vgl. Robinet (1984), Bd. I, S. 161-180.
32 S. Sivin (1978), S. 314, Anm. 21.
33 S. *Baopuzi* 16/298.
34 Bei den Techniken der Aufnahme von kosmischen *qi*, die vor allem in der Shangqing-Schule eine große Rolle spielen, steht häufig die Visualisation im Vordergrund, während sie von Atemtechniken eher begleitet werden. Da wir im Rahmen dieser Arbeit die Visualisierungstechniken nur am Rande berühren, verweisen wir auf die grundlegende Arbeit von I. Robinet, vgl. Robinet (1976).
35 Vgl. dazu hinten S. 83-94.
36 Vgl. Sakade Yoshinobu (1983), S. 245 und vgl. die einzelnen Abschnitte im Teil III dieser Arbeit dazu.
37 Vgl. dazu die jeweiligen Abschnitte in Teil III.
38 Vgl. dazu Teil III Kap. 4 und Kap. 8.
39 Vgl. dazu Baldrian-Hussein (1984), Despeux (1979).
40 Vgl. Maspero (1971), S. 587 ff.
41 Vgl. Kaltenmark (1979), S. 41.
42 S. *Yangsheng lun*, S. 5a, Holzman (1957), S. 90.
43 Vgl. z. B. YJQQ, Kap. 59, S. 409, *Yanling jun xiuyang dalue*, Kommentar von Sangyuzi (vgl. Maspero (1971), S. 537, Anm.).
44 Vgl. Despeux (1976), S. 46, und dortige Anm.

45 Mit den Qi-Übungen in den fünfziger und sechziger Jahren hat sich vor allem Palos (1968) befaßt.
46 Zum Begriff „Aktualisieren“ vgl. *cun* im Glossar.
47 Zum Begriff „Vorstellungskraft“ *yi*, vgl. Teil III Anm. 90.
48 Zur „embryonalen Atmung“ *taixi*, die wir nur am Rande berühren können, vgl. Teil III, S. 74, und Glossar.
49 Zum „Sperren des *qi*“, *biqi*, vgl. Glossar.
50 S. Maspero (1971), S. 587.
51 An dieser Stelle möchte ich Prof. K. M. Schipper herzlich danken, da er mich bei der Auswahl dieses Textes freundlicherweise beraten und unterstützt hat.

Anmerkungen zum Teil 2

1 15 der 24 offiziellen Dynastiegeschichten enthalten spezielle Sektionen für Eremiten, die unter den Bezeichnungen *yinshi* 隱士, *yinyi* 隱逸, *gaoshi* 高士, oder *chushi* 處士 geführt werden, vgl. Li Ch'i (1962-63), S. 237.
2 Vgl. Kaltenmark (1953), S. 10, und Knaul (1981), S. 4.
3 Vgl. Knaul (1981), S. 3.
4 Vgl. Kaltenmark (1953), S. 6 ff.
5 Zur unklaren Autorenschaft dieses Werkes, vgl. Strickmann (1981), S. 79.
6 Z. B. das *Yixian zhuan* 疑仙傳 in 3 Kap. von Yu Jian 玉簡, ed. DZ *jinghua* 5/11, vgl. Knaul (1981), S. 13.
7 Vgl. Seidel (1970), S. 497-498.
8 Vgl. Sivin (1968), S. 83, Anm. 3.
9 Vgl. dazu Franke (1950).
10 Vgl. die Steleninschrift TWMJ S. 1a (in die „Chronik des Maoshan“ MSZ S. 2a übernommen) berichtet, daß Chengzhen bereits direkt nach der Geburt sprechen konnte, vgl. hinten S. 25 ff. und S. 33.
11 Vgl. hinten S. 39-40.
12 Vgl. hinten S. 41-46.
13 Vgl. Robinet (1979a), S. 29-37, diess. (1984), Bd. I, S. 51-59, 107-123.
14 Vgl. Quellen der Shangqing-Biographien, Strickmann (1981), S. 63/64.
15 Vgl. Robinet in TP 1981, S. 123-125, Rezension zu Porkert (1979).
16 Zur Unterscheidung der verschiedenen „Unsterblichen“ vgl. Knaul (1981), S. 7.
17 “Namhafte Berge“ steht hier für den Begriff *mingshan* 名山, womit meistens die „Fünf Berge“ (*wuyue*) bezeichnet werden, vgl. Anm. 542 in Teil 3.
18 Vgl. Stein (1972), S. 497.
19 Vgl. Porkert (1979), S. 6/7, anhand der Biographie von Zhou Ziyang aus dem 4. Jahrhundert.
20 Am stärksten tritt dies in der Steleninschrift von Chengzhens direktem Schüler Wei Sheng bzw. Wei Feng hervor, vgl. TWMJ hinten, S. 27 ff.
21 Vgl. S. 52-61.
22 Zur Integration der verschiedenen Elemente anderer Traditionen in das System der Shangqing, vgl. Robinet (1984), Bd. I, S. 11-104.
23 Vgl. Strickmann (1981), S. 32 ff.
24 Dieser Stelentext ist Teil des *Tiantai shan zhi* DZ Nr. 603, f. 332, S. 10a-13a.
25 Wir fanden keinerlei Angaben über Fan Huiqu 範惠趋.
26 Vgl. hinten, S. 31 ff.
27 Vgl. Des Rotours (1948), S. 510, 527.
28 Die Steleninschrift trägt den Titel *Tang Wangwushan zhongyantai zhengyi xiansheng miaojie* 唐王屋山中巖臺正一先生廟碣 Abkürz. TWMJ im DZ Nr. 970, f. 610, vgl. auch Chen Guofu (1963), S. 52.
29 Vgl. Hervouet (1978), S. 199-200.
30 Vgl. Hervouet (1978), S. 201-202.
31 Diese Hinweise verdanke ich Livia Köhn, Kyoto.
32 Eine genaue Beschreibung des Klosterkomplexes des *Yangtai guan* 陽臺觀 finden wir in der Monographie von Du Guangting TTWSJJ DZ Nr. 969, f. 610, S. 4a. Nach dem JTS soll das Kloster fälschlicherweise im Jahre 727 für Chengzhen gebaut worden sein. Zu *guan* 觀, daoist. Kloster bzw. Tempel vgl. Des Rotours (1948), S. 385.

33 Zu Li Po vgl. Strickmann (1977), S. 15, Anm. 25.
34 Das *Zhenxi* ist in zwei Versionen erhalten, die in Chengzhens Biographien nicht voneinander abweichen: 1. im YJQQ Kap. 5, S. 30 und 2. im DZ Nr. 65, f. 677, S. 14a-15b, vgl. Yoshioka (1955), S. 74 ff.
35 *Tiantan Wangwushan shengjiji* 天壇王屋山聖迹記 (Abk. TTWSJJ) von Du Guangting 杜光庭 im DZ Nr. 969, f. 610.
36 Im TTWSJJ, S. 4a.
37 Im TTWSJJ, S. 7 ff.
38 Zur Kalligraphie vgl. hinten S. 36.
39 Das *Xuxian zhuan* 續仙傳 (Abk. XXZ) von Shen Fen 沈汾 findet sich außer den beiden genannten Versionen zusätzlich im DZ-*jingjua* 5/11 in 3 Kap.
40 Zu der Geschichte um Lu Zangyong vgl. hinten S. 38.
41 Zu den Todesversionen Chengzhens Ableben vgl. hinten S. 39 ff.
42 Dies gilt vor allem für die Geschichte mit Lu Zangyong vgl. hinten S. 38 und die Anekdote über Chengzhens Meditation gemäß des *Huangting jing* aus der DZ-Version, vgl. hinten S. 32.
43 Zum *Taiping guangji* 太平廣記 (abk. TPGJ) von Li Fang kompiliert, vgl. Bauer (1966). Chengzhens Biographie im TPGJ Kap. 21, S. 143/144.
44 *Jiu Tangshu* 舊唐書 (Abk. JTS) Kap. 192, S. 5127-29 unter den Eremitenbiographien „Yinyi liezhuan" 隱逸列傳. Zu den beiden Dynastiegeschichten der Tang, speziell der Eremitenbiographien vgl. Sivin (1968), S. 87. ff., und Li Ch'i (1962-63), S. 244 ff.
45 *Xin Tangshu* 新唐書 (Abk. XTS), Kap. 196, S. 5605-5606, ebenfalls unter den Eremitenbiographien.
46 Abk. LSZXTJ im DZ Nr. 296, f. 143, Kap. 25, S. 7a-10a.
47 Z. B. die Erwähnung, daß Chengzhen mit berühmten Dichtern und Musikern seiner Zeit, die „Zehn Freunde der Genienschaft" bildete, vgl. LSZXTJ, S. 7b.
48 Abk. SDQXL im DZ Nr. 1248, f. 994, Kap. 4, S. 13b-14b.
49 Vgl Sivin (1968), S. 93, Anm. 18.
50 Abk. XPL im DZ Nr. 781, f. 558, Kap. 4, S. 19a-20.
51 Es handelt sich um die Geschichte über Lu Zangyong, vgl. hinten, S. 38.
52 Abk. MSZ im DZ Nr. 304, f. 154, Kap. 11, S. 2a-3a.
53 Vgl. Strickmann (1981), S. 79.
54 Nur die Erwähnung, daß Chengzhen den Text *Zhenbai xiansheng pei yinji* 真白先生碑陰記 verfaßte, der sich ebenfalls im MSZ Kap. 22, S. 18b-19b befindet, ist neu hinzugekommen.
55 Abk. XYXJ im DZ Nr. 1465 f. 1081, Kap. 2, S. 18a/b.
56 Zum methodologischen Ansatz vgl. Sivin (1968), S. 81 ff.
57 Vgl. Sivin (1978), S. 323 ff.
58 In beiden Steleninschriften wird als Präfektur Henei 河內 angegeben, vgl. Playfair Nr. 2228; im XTS Luozhou 洛州, vgl. Playfair Nr. 2079. Alle Angaben bezeichnen das Gebiet etwas nordöstlich von Luoyang.
59 Angabe nach TWMJ, vgl. Playfair, Nr. 2902.
60 Biographie von Sima Quan in *Jinshu*, Kap. 37.
61 Vgl. Zürcher (1959), S. 44.
62 Vgl. Playfair, Nr. 3625.
63 Angabe nach *Zhenxi*, Biographien des Herzogs in *Zhoushi*, Kap. 36, *Beishi*, Kap. 29.
64 Vgl. Zürcher (1959), S. 40, und Karten, S. 26/27.
65 Vgl. Zürcher (1959), S. 105.
66 Vgl. Strickmann (1981), S. 135.
67 Zu Großgeneralgouverneur *dadudu* vgl. Des Rotours (1948), S. 668.
68 Beide Angaben entsprechen beiden Steleninschriften.
69 Vgl. TWMJ, S. 1a.
70 Vgl. Strickmann (1981), S. 125 ff.
71 Vgl. Strickmann (1981), S. 122 ff.
72 Vgl. Zürcher (1959), S. 85.
73 Vgl. Strickmann (1981), S. 122 ff., zur Genealogie der Familie Xu vgl. Strickmann (1977).
74 Vgl. Strickmann (1981), S. 91/92.
75 M. Strickmann geht bei seiner „Chronik der Offenbarungen" hauptsächlich von dem *Zhengao* aus, das von Tao Hongjing kompiliert und kommentiert wurde und ursprünglich aus dem Umkreis der Familie Xu stammte, die der Bewegung der Himmlischen Meister nahestand. Auf die anderen Elemente der Shangqing-Offenbarungen geht I. Robinet genauer ein, vgl. Robinet (1984), Bd. I, S. 11-107.

76 Vgl. Zürcher (1959), s. 112, 150, und Strickmann(1977), S. 41/42.
77 Vgl. Strickmann (1981), S. 179 ff.
78 Angabe im TWMJ, S. 1a.
79 Vgl. Strickmann (1981), S. 179 ff.
80 Zu dieser diätetischen Technik vgl. hinten S. 105 ff.
81 Zu *daoyin*-Übungen, vgl. hinten S. 103-110.
82 Zur „Einnahme von Drogen", vgl. hinten S. 103-110.
83 Der Ausdruck *Shangqing fa* basiert auf dem *Zhenxi*, zu *zhengyi fa*, vgl. Schafer (1981), S. 378/379, ders. (1980), S. 39/40.
84 Nach TWMJ und TTWSJJ, im *Zhenxi* wird die Abfolge auf 6 Generationen festgelegt, zu dieser Überlieferung vgl. Schafer (1981), s. 378/379.
85 IM TTWSJJ S. 4a wird darauf hingewiesen, daß die vier Patriarchen in dieser Abfolge „nicht das rechtmäßige Dao verloren hätten".
86 Vgl. *Jiading chicheng zhi* 嘉定赤城志, Kap. 30, S. 7296.
87 Die im Text angegebenen 300 *pi* entsprachen nach Tang-Maßen ca. 984 m, vgl. zu Tang-Maßen Sivin (1968), S. 253.
88 Diese Angabe findet sich im JTS.
89 Wenqing Tianshi bezeichnet den Nachfolger Chengzhens, den 13. Patriarchen der Shangqing Li Hanguang 李含光 (683-769).
90 Dieser Palast soll zunächst Teil des Huaqing-Palastes gewesen sein, bis im Jahre 714 der gesamte Gebäudekomplex zu „Palast des Langen Lebens" *Changsheng dian* 長生殿 umbenannt wurde, vgl. *Tang Huiyao*, Kap. 30, S. 559.
91 Das „Fest der 1000 Herbste" 千秋節 war ein Fest zu Ehren des Geburtstages von Kaiser Xuanzong, das jeweils am 1. Tag des 8. Monats gefeiert wurde.
92 Im *Huangtingjing* treten die „Gottheiten" des ersten Palastes im Kopf in der Gestalt von Kleinkindern auf, die Nephritglöckchen am Gürtel tragen, vgl. Homann (1971), S. 76.
93 Zu *nihuan* vgl. Homann (1971), S. 60.
94 Zitat aus *Huangting neijing* DZ 331, Kap. 7, S. 2b, und Homann (1971), S. 68/69.
95 Zitat aus *Huangting neijing* DZ 331, Kap. 17, S. 5b.
96 S. *Xuxian zhuan* DZ Nr. 295, f. 139, S. 2a.
97 Gewöhnlich wird der „Innere Klassiker" um das 4. Jahrhundert datiert, vgl. Strickmann (1981), S. 61, S. 68; Zur unklaren Datierung des „Äußeren Klassikers" vgl. Robinet (1979a), S. 86 ff., besonders Anm. 20 auf S. 92.
98 Genaue Bezeichnung des Titels *Taishang Huangting neijing yujing* 太上黃庭內景玉經 vgl. Strickmann (1981), S. 61, die Konkordanz mit textkritischer Einführung, Schipper (1975c).
99 Zum Begriff *shen* 神 vgl. vorn S. 10 ff.
100 Vgl. Strickmann (1981), S. 35.
101 S. Strickmann (1981), S. 201.
102 Zur Bezeichnung als esoterisches Werk vgl. Robinet (1979a), S. 84 ff.
103 S. Strickmann (1981), S. 202, vgl. Robinet (1979a), S. 91.
104 Vgl. Strickmann (1981), S. 202.
105 Vgl. Robinet (1979a), S. 84-148.
106 Vor allem Teil III, Kap. 1, S. 69.
107 Bei dieser „Schrift der goldenen Schere" 金剪刀書 wird es sich wahrscheinlich um eine Zierschrift handeln, die vielleicht der sog. „Scherenförmigen Zierschrift" 剪刀篆 nahestand, die bis auf die Wei-Dynastie (220-265) zurückgeht, vgl. Stary (1980), S. 141, Abb. 31a-b.
108 Textstelle in TTWSJJ S. 4a und XXZ in DZ S. 1a und im *Zhenxi*.
109 S. Strickmann (1981), S. 119.
110 Vgl. hinten S. 144 ff.
111 Vgl. Strickmann (1977), S. 58, Anm. 143.
112 Vgl. Strickmann (1981), S. 86 und S. 117.
113 Diese Erwähnung findet sich in der DZ-Version des XXZ, S. 1b.
114 DZ Nr. 431, f. 196 und im *Quan Tangwen* Kap. 924, und vgl. hinten S. 51.
115 Vgl. Fukunaga Mitsuji (1973), S. 59 ff. Allgemein zu kosmologischen Spiegeln vgl. Kaltenmark (1974), S. 159 ff., Loewe (1979), S. 60-85.
116 Vgl. Fukunaga (1973), S. 63, 65. Zur Bedeutung des Schwertes als Herrscherinsignium vgl. Seidel (1973), S. 300.
117 Zu *jing* 景 „lichtem Glanz", vgl. Teil III, Anm. 158.
118 Zu *zhen* vgl. die Anlehnung an das Hexagramm 51 im *Yijing*; Zu dem Schwert vgl. Fukunaga (1973), S. 66 ff., und kurz behandelt von Schafer (1977), S. 157-159.

119 Vgl. Fukunaga (1973), S. 68, und hinten bei Chengzhens Todesversionen, S. 38.
120 Vgl. Robinet (1979b), S. 60.
121 Vgl. Fukunaga (1973), S. 60.
122 Das *Daojianlu* 刀劍錄 befindet sich im *Taiping yulan*, Kap. 343.
123 Vgl. die Analogie zu den Qi-Übungen, da hier für den Begriff der „Aufnahme" auch das Zeichen 服 *fu* verwandt wird, zu *fu* „aufnehmen" vgl. hinten S. 73 ff.
124 Vgl. Fukunaga (1973), S. 68, und TPYL, Kap. 343.
125 Vgl. Strickmann (1981), S. 30. Zum Maoshan in der Tang-Zeit vgl. Schafer (1980).
126 S. Strickmann (1981), S. 34.
127 Vgl. Strickmann (1981), S. 35 und S. 125, vgl. Chavannes (1919), S. 133-134 und Abb. 4, S. 65.
128 So wird z. B. im LSZXTJ, S. 7b, von einer Gemeinschaft der „Zehn Freunde der Genienschaft" berichtet, der sich Chengzhen zugesellte.
129 Vgl. Kroll (1978).
130 Das Gedicht befindet sich im *Quan Tangshi* 全唐詩 (1979), Bd. 2, Kap. 47, S. 566.
131 Wörtlich *xijing* 吸精. Zum Begriff *jing* vgl. vorn S. 5.
132 Wörtlich *lianyao* 鍊藥; Übersetzung des Gedichts vgl. Kroll (1978), S. 19/20.
133 Vgl. Kroll (1978), S. 25/26, und *Quan Tangshi* Kap. 52, S. 636.
134 S. *Zhengao*, Kap. 2, S. 5b.
135 Die „Echte" Jiu Hua soll Yang Xi als himmlische Geliebte zugedacht worden sein, vgl. Strickmann (1981), S. 83/84.
136 Diese „volle Entfaltung" wird mit dem Begriff *shi* 實 wiedergegeben.
137 Zu diesem Vermerk in der Einleitung vgl. hinten S. 62.
138 Zum tiefen Einfluß der Shangqing-Schule auf das Werk Li Bos, vgl. Kroll (1978), S. 19, Waley (1950), S. 7 ff.
139 Biographien Wu Yuns im JTS, Kap. 192; XTS, Kap. 196, und vgl. Schafer (1981).
140 In beiden Versionen des *Xuxian zhuan*.
141 Biographien von Lu Zangyong 盧藏用 im JTS Kap. 94, XTS Kap. 123.
142 Zur daoistischen Tradition auf dem Zhongnan-Berg vgl. Seidel (1970), S. 511.
143 S. XXZ in DZ-Version, S. 1a.
144 Chengzhen verurteilt diese Haltung ausdrücklich in seinem eher moralischen Traktat *Zuowang lun* (DZ Nr. 1036, f. 704, S. 1b, Übers. Köhn (1987)) mit den Worten: „Einige Leute geben vor, Einsiedler zu sein, während sie eigentlich auf Beförderung hoffen."
145 Vgl. Li Ch'i (1962/63), S. 240.
146 S. Strickmann (1979), S. 137.
147 Vgl. Bauer (1971), S. 160.
148 Vgl. Robinet (1979b), S. 57.
149 Vgl. Seidel (1970), S. 503 ff.
150 Vgl. Robinet (1979b), S. 58 und in Teil 1 die Aussagen Tao Hongjings zu diesem Prozeß, vgl. S. 12.
151 Vgl. Robinet (1979b), S. 60, dort werden auch weitere Arten des *shijie* aufgeführt.
152 Wörtlich: *chengkong er qu* 乘空而去, s. TWMJ S. 3a.
153 Zur Differenzierung der Tageszeit, wann sich der Adept emporhebt, vgl. Robinet (1979b), S. 60.
154 Bezug zu weißen Wolken: Chengzhen nannte sich selbst Tiantai baiyünzi 天臺白雲子, zu ähnlichen Motiven in Hagiographien vgl. Kaltenmark (1953), S. 184/185, und Köhn (1981), S. 66.
155 Vgl. TTWSJJ, S. 4b.
156 S. XXZ DZ-Version S. 2b.
157 Vgl. Strickmann (1981), S. 32.
158 Vgl. Sivin (1968), S. 97, und Strickmann (1981), S. 36. Allgemein zur Rolle der Shangqing bei der Dynastiegründung der Tang vgl. Miyakawa (1964), S. 176-188.
159 Im TWMJ wird dieses Ereignis auf das Jahr 724 datiert, im JTS auf 727.
160 Diese Aussage basiert auf dem *Zhenxi*.
161 Zu dieser, auf das Jahr 165 n. Chr. datierten Inschrift zu Ehren Laozis auf einer Steinstele vgl. Seidel (1978), S. 37.
162 Zur Tradition der Verbindung der Familie Li zu Laozi vgl. Seidel (1969/70).
163 Eine dieser Steininschriften fand sich im Longxing guan in Hebei und wurde 1936 in Peking unter dem Titel *Guben Daodejing jiaokan* 古本道德經校刊 reproduziert. Zur Förderung des Daoismus durch Kaiser Xuanzong vgl. Seidel (1983), S. 369.

164 S. Seidel (1978), S. 49.
165 Vgl. Angaben zu Xuanzong, Des Rotours (1981), S. L-LVII; Zu den Träumen vgl. Duyvendak (1947).
166 Vgl. Strickmann (1981), S. 36.
167 Vgl. Strickmann (1981), S. 33.
168 Vgl. Seidel (1969/70).
169 S. Seidel (1969/70), S. 228, und diess. (1983), S. 340 ff.
170 Vgl. Kaltenmark (1979), S. 21 ff.
171 Wörtlich *Taiping zhi qi* 太平之氣, s. Kaltenmark (1979), S. 23.
172 S. Kaltenmark (1979), S. 23.
173 Vgl. Knaul (1981), S. 126.
174 Vgl. Seidel (1978), S. 34.
175 Vgl. Porkert (1979), S. 8.
176 Vgl. Knaul (1981), S. 122 ff.
177 Basiert auf dem *Zhenxi*.
178 Zu den erlassenen Edikten von Ruizong vgl. TTWSJJ, S. 7a ff.
179 Vgl. TWMJ und *Zhenxi*.
180 Vgl. Sivin (1968), S. 101.
181 Vgl. Kroll (1978), S. 17/18.
182 Vgl. TTWSJJ, S. 4a.
183 Vgl. Kroll (1978), S. 21, und in den Biographien: *Zhenxi* und XXZ.
184 Vgl. TWMJ, S. 2a. Eine Bescheibung des Klosters ist in der „Stele des Tongbo-Klosters" (742 datiert) erhalten, vgl. *Tiantai zhi* DZ Nr. 603, S. 10a.
185 Vgl. Strickmann (1981), S. 34.
186 Vgl. hinten bei seinen Werken, S. 50 ff.
187 Gemäß des TWMJ im Jahre 724, fälschlich im JTS auf 727 datiert; eine genaue Beschreibung dieses Klosterkomplexes vgl. TTWSJJ, S. 4a.
188 Vgl. Des Rotours (1981), S. L, und Strickmann (1981), S. 34.
189 Früheste Erwähnung dieser Anekdote im *Zhenxi*.
190 Vgl. *Tang Huiyao* Kap. 50.
191 Vgl. *Erya* Kap. 7, „Erklärung über Berge", und vgl. Granet (1963), S. 260, und hinten Teil III, Anm. 542.
192 Zum Begriff der „Minderung" 損 vgl. Hexagramm 41 im *Yijing*; und zum Gedanken der täglichen Verminderung als tägliche Erneuerung, den Guo Xiang im *Zhuangzi*-Kommentar hervorhebt, vgl. Robinet (1983).
193 Chengzhen zitiert hier das *Daodejing*, Kap. 48.
194 Der Begriff „Am falschen Ende angreifen": *gong yiduan* 攻异端 aus dem *Lunyu* 2/3.
195 "Persönlichkeit" hier *shen*, entsprechend der Begriff „Persönlichkeit in Ordnung bringen" *zhishen* 治身, vgl. S. 12.
196 Zitat aus *Zhuangzi* Kap. 7; früheste Version dieser Anekdote im *Zhenxi* und Andeutungen in der Steleninschrift des Tongbo-Berges.
197 Guangchengzi gilt im *Laozi bianhuajing*, Ende des 2. Jhs. datiert, als Wiedererscheinung des deifizierten Laozi unter Kaiser Zhu Rong, vgl. Seidel (1969/70), S. 223. Guangchengzi soll Huangdi auf dem Tiantan shan das Dao offenbart haben; der Tiantan shan befindet sich oberhalb des Wangwushan, dem Ort des ersten der „Grottenhimmel" und der langjährigen Residenz Chengzhens, vgl. Chavannes (1919), S. 133-134, vgl. Abb. 4, S. 65.
198 Vgl. Sivin (1968), S. 98, und Köhn (1981), S. 127 ff.
199 Vgl. Kaltenmark (1979), S. 22/23.
200 Außerdem ist ein unspezifisches Gedicht von Sima Chengzhen im *Quan Tangshi* 全唐詩, Kap. 852, S. 9636, überliefert, das er Song Zhiwen als Antwort zugedacht hat, vgl. Übersetzung und Kommentar in Kroll (1978), S. 26/27.
201 Angaben basieren weitgehend auf Chen Guofu (1963), S. 58, der sich wiederum hauptsächlich auf das *Maoshan zhi* („Chronik des Maoshan") stützt; vgl. Köhn (1987), S. 17 ff.
202 Vgl. Strickmann (1981), S. 65, S. 37.
203 Vgl. TWMJ, S. 2b.
204 Vgl. Kaltenmark (1953), S. 160 ff., und hinten Anm. 438.
205 Vgl. *Tang Huiyao*, Kap. 50, und vorn S. 44.
206 Zum Titel dieses Werkes vgl. Lagerwey (1981), S. 115.
207 Vgl. Köhn (1987), S. 28 ff.
208 Vgl. Porkert (1961), S. 447 ff.

209 Vgl. Strickmann (1981), S. 35, 125, und Chavannes (1919), S. 133 ff.

210 Die 36 „Grottenhimmel" sind bereits im *Zhengao*, Kap. 11, nachzuweisen und demnach seit dem 5. Jahrhundert bekannt, vgl. auch Chavannes (1919), S. 141 ff.

211 Vgl. Kaltenmark (1953), S. 109 ff.

212 Vgl. Strickmann (1981), S. 34.

213 Vgl. Porkert (1979), S. 96 ff. Zur umstrittenen Historizität von Zhou Ziyang vgl. Porkert (1979), S. 20, und die Rezension dazu von Robinet TP (1981), S. 126 ff.

214 Vgl. DZ Nr. 300, f. 151, S. 5b ff.

215 Vgl. DZ Nr. 304, f. 154, Kap. 22, S. 18b-19b.

216 Dieser Text wurde ganz in das *Quan Tangwen* 全唐文-Sammelwerk aufgenommen, vgl. Kap. 924, S. 12157. Nur das *Daoti lun* und das *Fuqi jingyi lun* fehlen in dieser Textsammlung von Dong Gao 董誥 aus dem Jahre 1819. Die anderen Texte Chengzhens werden meist entweder verkürzt oder nur als Vorwort gegeben.

217 Zu dem Spiegel und Schwert vgl. vorn S. 36 ff.

218 Vgl. Fukunaga Mitsuji (1973), S. 59-72, kurze Erwähnung und Abbildung des Schwertes bei Schafer (1977a), S. 157-159.

219 Vgl. DZ Nr. 431, f. 196, S. 7a-b.

220 Übersetzung des Gedichtes, das sich auch im *Quan Tangshi* (1979) Kap. 3, S. 33, befindet, vgl. Kroll (1978), S. 17. Zur Bedeutung des Schwertes als Insignum des Herrschers vgl. Seidel (1983), S. 300.

221 Dieser Text ist in verschiedenen Fassungen im DZ enthalten: DZ Nr. 19, f. 25 nur Text; Text mit einem Yuan-zeitlichen Kommentar von Wang Daoyuan DZ Nr. 100, f. 50; Text mit Kommentar von Li Daochun DZ Nr. 101, f. 50; vgl. Knaul (1985), S. 5 und Anm. 15.

222 "Betrachtung" *guan* 觀 wird von Chengzhen hier nicht im Sinne des Terminus technicus „Visualisation" gebraucht, sondern im Sinne des buddhistischen Begriffs Samatha-Vipassana (*zhiguan* 止觀), einer speziellen Meditationstechnik der buddhistischen Tiantai-Schule, vgl. Lu K´uan-yü (1967), S. 282; Knaul (1985), S. 37.

223 S. DZ Nr. 312, f. 161, S. 4a.

224 Wir übersetzen hier *daoti* mit „Verkörperung des Dao", gewöhnlich bedeutet *tidao* „das Dao verkörpern", d. h., den im Kosmos immanenten primordialen Zustand in seinem Körper zu verwirklichen.

225 An dieser Stelle sei daran erinnert, daß sich Chengzhen den größten Teil seines Lebens im Tiantai-Gebirge aufhielt, wo Zhiyi 智線 (538-597) im Jahre 575 die buddhistische Tiantai-Schule begründete. Allein wegen der räumlichen Nähe liegen enge Verbindungen beider Schulen nahe.

226 Vgl. Zürcher (1980), S. 120 ff. Allgemein zum Buddhismus der Tang, vgl. Des Rotours (1981), S. XLI ff., und Tang Yongtong (1982), S. 22-31.

227 Zu den sieben Stufen dieses Prozesses bei *Zhuangzi* vgl. *Zhuangzi* Kap. 6, übers. von Watson (1968), S. 83. Livia Köhn vergleicht diesen Prozeß auch mit analogen buddhistischen Systemen, vgl. Knaul (1985), S. 65 ff.

228 Das Manuskript dieses Artikels, der Ende 1987 in der *Monumenta Serica* erschienen ist, wurde mir freundlicherweise von Livia Köhn zur Verfügung gestellt, vgl. Livia Köhn (1987).

229 Vgl. *Zhuangzi* Kap. 6, übers. Watson (1968), S. 90; vgl. Köhn (1987), S. 41 ff.

230 Zu diesem Kommentar von Guo Xiang vgl. Robinet (1983), Fukunaga Mitsuji (1954), Tang Yijie (1983).

231 Vgl. Köhn (1987), S. 27ff.

232 Vgl. Köhn (1987), S. 28 ff.

233 Diese Inschrift von Sun Simo findet sich am Ende des *Sheyang zhenzong fang* 攝養枕中方 im YJQQ, Kap. 33, und DZ Nr. 837, f. 572, und DZ Nr. 834, f. 571.

234 Vgl. Köhn (1987), im Appendix.

235 Vgl. Köhn (1987), S. 30 ff.

236 Vgl. DZ Nr. 1036, f. 704, S. 13b-14a.

237 Vgl. Köhn (1987), S. 31 ff.

238 Der Begriff *ding* 定, oft als Terminus technicus als „Fixierung" gefaßt, ist hier im buddhistischen Sinn von „Samadhi" zu verstehen, vgl. Köhn (1987), S. 55.

239 Vgl. Köhn (1987), S. 78 ff, Übersetzung des Textes ebenda, S. 145 ff.

240 Der Begriff *shexing* 捨形 (oder 捨身) „Wegwerfen der Gestalt" (Persönlichkeit) ist ein buddhistischer Terminus im Sinne eines „körperlichen Opfers", vgl. Soothill, S. 351.

241 Wörtlich: „近代常流識不及遠，唯聞捨形之道，未達即身之妙" s. *Zuowanglun*, DZ 1036, f. 704, S. 15a.

Anmerkungen zu Teil 3

1 Vgl. Sivin (1968), S. 78.

2 S. *Shiyao Erya* 石藥爾雅 DZ Nr. 901, f. 588, Kap. 2, S. 3b. Diesen Hinweis verdanke ich Frau Dr. Farzeen Baldrian-Hussein.

3 Vgl. *Tiantai shan zhi* DZ Nr. 603, f. 332, S. 10b. Zur *Tongbo guan bei* vgl. vorn S. 25.

4 Zur Entstehungsgeschichte des YJQQ vgl. Schipper (1981), S. II-IX.

5 Der Katalog: *Bishu sheng xubiandao siku queshu mu* 秘書省續編到四庫闕書目, der im Jahre 1145 fertiggestellt wurde, vgl. Van der Loon (1984), S. 12 ff. Sima Chengzhens Werk ist dort in Kap. 2, S. 25b, verzeichnet.

6 Vgl. *Songzhi*, „Yiwen"-Kap. 4, S. 5195.

7 Der früheste Beleg dafür ist die Inschrift des *Tongbo guan bei* (dat. 742), wo sein Beiname (hao) mit Tiantai baiyun angegeben wird, vgl. *Tiantai shan zhi*, DZ Nr. 603, S. 11b.

8 Die älteste erhaltene Version des YJQQ wurde zur Yuan-Zeit in den DZ inkorporiert und ist heute im *Zhengtong Daozang* erhalten, vgl. Schipper (1981), S. I. Die andere, sogenannte *Qingzhen guan* (清真館)-Edition wurde Anfang des 17. Jahrhunderts von Zhang Xuan 張萱 (1558-1641) erstellt. Da jedoch beide Editionen kaum voneinander abweichen, haben wir uns der *Sibu congkan*-Ausgabe des YJQQ bedient.

9 S. Schipper (1981), S. X:

10 Vgl. Schipper (1981), S. XXIII.

11 Die „Qi-Methoden verschiedener Meister" „Zhujia qifa" 諸家氣法, auf die wir noch öfter zurückkommen werden, umfassen die Kap. 56-62 des YJQQ.

12 Zum Begriff „Aufnahme des *qi*" *fuqi* 服氣, vgl. 74 ff.

13 Vgl. Chen Guofu (1963), S. 58.

14 Vgl. *Tangzhi*, „Yiwen"-Kap. 3, S. 1522.

15 Vgl. *Chongwen zongmu* 崇文總目 Kap. 9, S. 11a. Der Titel erscheint dort unter Auslassung des Zeichens 氣 und mit dem Tabu auf 禎, das zu 祥 wird, vgl. Van der Loon (1984), S. 125, zum *Chongwen zongmu* S. 6 ff.

16 Vgl. S. 63.

17 Vgl. S. 71, 72.

18 Vgl. S. 81.

19 Vgl. S. 92 ff.

20 Genaue Gründe hierfür, vgl. 102 ff.

21 Vgl. S. 111.

22 Vgl. *Yijing*, „Xici", 2. Teil, Kap. 5; „Die keimende Wirksamkeit ist das Subtile der Bewegung und die früheste Manifestation der Glückverheißung. Der Edle erkennt die keimende Wirksamkeit und handelt danach."
Zur „Keimenden Wirksamkeit" *ji* 幾 oder 機 vgl. *Zhuangzi* Kap. 18: „Auch der Mensch kehrt zurück in die keimende Wirksamkeit, aus der die 10.000 Wesen hervorkommen; alles findet sich in dieser keimenden Wirksamkeit."

23 Vgl. *Daodejing*, Kap. 42.

24 Der Begriff *hunyuan* 混元 erscheint bereits im *Hanshu*, Kap. 100a, S. 4224, wo es heißt: „Das Urchaos bringt die Wesen in Umlauf und fließt ohne an einem Ort zu verweilen." Der wohl Tang-zeitlich zu datierende (gemäß Onozawa [1978], S. 273) Text *Daojiao yishu* 道教義樞 DZ Nr. 1129, f. 762-763, enthält im 7. Kap. einen Abschnitt mit dem Titel „Die Bedeutung des *hunyuan*" 混元義 (S. 3b ff.). Hier wird das Urchaos sogar als frühere Phase des Urchaos *hundun* 混沌 bezeichnet.

25 Als „Große Wandlung" *taiyi* 太易 wird in *Liezi*, Kap. 1, die erste Entwicklungsphase genannt, in der „noch kein Qi in Erscheinung tritt".

26 Vgl. *Daodejing*, Kap. 4: „Das Dao ist neutral und dabei setzt es sich in unerschöpflicher Weise ein."

27 Vgl. *Daodejing*, Kap. 42: „Das Dao bringt das Eine hervor, das Eine gebiert die Zwei, ..."

28 Die früheste Erwähnung des Begriffes *taiji* 太極 findet sich im *Yijing*, „Xici", 1. Teil, Kap. 11: „In den Wandlungen gibt es das *taiji*, das die beiden Instrumente hervorbringt." 是故易有太極是生兩儀. In der Genese des Kosmos bezeichnet der Begriff *taiji* im *Zhengao* Kap. 5, S. 1a, die Phase zwischen der Entstehung des primären *qi* und der Gestaltung von Himmel und Erde.

29 Zu *shen* 神 und *jing* 精 vgl. vorn S. 11/12.

30 Textabweichung: YJQQ: *zheng* 正, DZ: *zhen* 真. Zu *zhen* vgl. *Zhuangzi*, Kap. 31: „Das Echte ist das, was man von der Natur empfängt."

31 Der Begriff *xiang* 象 Erscheinungsbild stellt das Undifferenzierte dar, gegenüber dem Begriff der „Gestalt" *xing* 形 als Differenziertes. So heißt es im *Daodejing* z. B. über das Dao (Kap. 41): „(das Dao) hat ein mächtiges Erscheinungsbild, aber keine Gestalt" 大象無形. Der Mensch besitzt beides: Differenziertes und Undifferenziertes, worauf seine Fähigkeit zur Läuterung und zum Wandel beruht.

32 *Ling* 靈 die „reaktive Wirkkraft" ist als Yin-Aspekt der „konstellierenden Kraft" *shen* zu fassen. *Ling* befähigt den Menschen zur Kommunikation mit dem Kosmos und zur Transzendenz, vgl. Porkert (1961), S. 432 ff. Im *Daodejing*, Kap. 39, heißt es dazu: „Die 'konstellierende Kraft' *shen* erreicht das Eine durch die 'reaktive Wirkkraft' *ling*." 神得一以靈

33 In Anlehnung an *Liezi* 7/11: 有生之最靈者人也. Nahe Zitate finden sich im WSBY 5/5b-6a: 一切萬物，人最為貴, und 夫人是生最靈者也 und YJQQ 29/211: 人君最靈之位

34 *qian* 乾 und *kun* 坤 bezeichnen die ersten beiden Hexagramme im *Yijing*.

35 Im *Yijing* „Shuogua", Kap. 2, werden Himmel, Mensch und Erde als die „drei Potenzen" *sancai* 三才 bezeichnet.

36 Zu den fünf Wandlungsphasen *wuxing* 五行 vgl. Porkert (1973), S. 39 ff.

37 *Tongxuan* 通玄 „das Obskure durchdringen" ist auch ein beliebter Terminus im *Zhengao*, z. B. Kap. 2, S. 9b.

38 Der Begriff *lianzhi* 鍊質 „die Substanz läutern" erscheint in seiner technischen Bedeutung bereits im WSBY, Kap. 87, als Methode, vgl. Lagerwey (1981), S. 186.

39 "Seinen lichten Glanz verbergen" *yinjing* 隱景 bezeichnet eine Methode zur Unsichtbarkeit, vgl. Robinet (1979b), S. 54. Zum Begriff *jing* 景 vgl. Anm. 158.

40 Zu dem Begriff *xuwu* 虛無 „Neutralität" vgl. *Zhuangzi*, Kap. 15.

41 Liangqiuzi 梁秋子 (Bai Lizhong 白履忠 floruit 722), ein Zeitgenosse Chengzhens, erwähnt den „fliegenden Zinnober" (*feidan*) unter anderen Techniken, wie „Aufnahme des *qi*" etc. in seinem Kommentar zum *Huangting jing*, vgl. DZ Nr. 263, f. 130-131, 57/2b.

42 Zum Begriff *gong* 功 „verdienstvolle Handlung" vgl. vorn S. 18.

43 Das Bild „sich in einen Gefiederten verwandeln" *yühua* 羽化 umschreibt den Aufstieg eines „Unsterblichen" in die anderen Gefilde, vgl. Seidel (1970), S. 503, und Kaltenmark über Gefiederte (1953), S. 10 ff.

44 Im YJQQ: *houzi* 候資 im DZ: *shixu* 實虛

45 Aussagen in diesem Sinne vgl. *Baopuzi*, Kap. 4 und 16.

46 Der Begriff *de* 德, der in konfuzianischen Texten gern als „Tugend" übersetzt wird, bedeutet bereits im *Daodejing* die gestaltende Kraft des Dao, deshalb übersetzen wir *de* als „Gestaltungskraft", vgl. Schipper (1982), S. 16.

47 S. *Huainanzi* (2. Jh. v. Chr.), 4/6-7, und *Baopuzi*, 15/268.

48 Zitat aus *Zhengao* DZ Nr. 1016, Kap. 6, S. 11a.

49 Zum Begriff *na* 納 „assimilieren" vgl. *Zhuangzi*, Kap. 15, S. 237: „Das Alte auswerfen, das Neue assimilieren" 吐故納新

50 Im *Zhengao* heißt es „das Erlangen nähren" *yangzhi* 養至, in beiden Versionen des Textes von Chengzhen hingegen *yangzhi* 養志 „das Streben der Persönlichkeit nähren".

51 Von der Notwendigkeit, das *qi* als „belebendes *qi*" 生氣 aufzunehmen, d. h. unter dem energetischen Charakter der steigenden Sonne von Mitternacht bis Mittag, zeugt bereits *Baopuzi* Kap. 8, S. 139. Die Vorschrift, morgens das frische *qi* zu sammeln, um den gesamten Körper damit zu durchdringen, findet sich bereits auf den Bambustäfelchen des *Yangsheng fang* verzeichnet, das im Mawangdui-Grab Nr. 3 gefunden wurde; vgl. Sakade Yoshinobu (1983), S. 262. Im *Zhengao* wird häufig eine Methode „das Todesqi auswerfen, das belebende Qi heranholen" 吐死氣取生氣 beschrieben, (z. B. Kap. 5, S. 13a), die sich zweifellos auf den locus classicus im *Zhuangzi* bezieht, vgl. oben Anm. 49 in diesem Teil.

52 Im YJQQ: *fenglu* 風露 „Tau des Windes". Im DZ: *fengshuang* 風霜 „Reif des Windes".

53 In Anlehnung an *Zhuangzi* Kap. 1: „Den Wind einatmen und den Tau trinken" 吸風飲露, ähnliche metaphorische, technische Ausdrücke finden sich im *Zhengao*, vgl. Kap. 2, S. 16b oder Kap. 10, S. 17b.

54 ImYJQQ: *jingyuan* 精源 „Quelle der freien verfügbaren Energie". Im DZ: *jingguang* 精光 „Glanz der freien, verfügbaren Energie".

55 Zur Bau- und Wehrenergie vgl. hinten S. 91 ff.

56 Zum „Sperren des *qi*" *biqi* vgl. Glossar.

57 In Anlehnung an die Beschreibung der „embryonalen Atmung" *taixi* 胎息, im *Baopuzi* 8/136, vgl. auch hinten S. 74.

58 In Anlehnung an das Zitat im *Yijing*, „Xici", Teil 2, Kap. 2, wo es heißt: 近取諸身，遠取諸物.

59 Zum Begriff des „Körpers" vgl. vorn S. 12 ff.

60 Vgl. dazu vorn S. 12 und 16.

61 Analoge bildhafte Ausdrücke finden sich im *Zhengao* und *Huainanzi*, z. B. 1/15b und *Huainanzi* 1.

62 Zur „Aufnahme des *qi*" *fuqi* 服氣 vgl. S. 74 ff.

63 Die Sommerzikaden *huigu* 蟪蛄 werden in *Zhuangzi* Kap. 1 als Beispiele der Kurzlebigkeit angeführt: „Die Sommerzikaden kennen weder Frühling noch Herbst" 蟪蛄不知春秋

64 Chengzhen zieht hier Schildkröten und Drachen als Symbole der Langlebigkeit heran, gegenüber den Sommerzikaden als Symbolen der Kurzlebigkeit.

65 Dieser Satz fehlt im DZ.

66 Die Orbisikonographie in der chinesischen Medizin nimmt bereits in dem Medizinklassiker *Huangdi neijing suwen* (seit Mawangdui-Funden Datierung um das 1. Jahrhundert v. Chr., vgl. Unschuld (1982), S. 413) breiten Raum ein, vgl. Porkert (1973), S. 88 ff. Im Daoismus stehen die fünf „Speicherorbes" (*wuzang* 五臟) im Vordergrund, da diese Fünf Orbes im menschlichen Körper den „Fünf heiligen Bergen" und den Pfeiler des Himmelszeltes bilden, die Fünf Wandlungsphasen die Ordnung im Kosmos bestimmen, so sind die Fünf Orbes die „Speichergefäße" im menschlichen Körper, die das Leben erhalten. Bereits im *Taiping jing* (um 2. Jh. n. Chr.) spielt die Visualisation der Fünf Orbes eine große Rolle, was im *Huangting jing* (*waijing* um 2.-3. Jh. n. Chr.) durch genaue Beschreibungen der in den Orbes residierenden Gottheiten ausgebaut wurde, vgl. Robinet (1979a), S. 96 ff., und vgl. hinten S. 117 ff.

67 Die „Fünf Shen-Gottheiten" *wushen* 五神 gelten in der Shangqing-Schule als die wichtigsten und ursprünglichsten Körpergottheiten; sie entsprechen den Fünf Himmelsrichtungen und somit den Fünf Orbes; sie nehmen in der „himmlischen Bürokratie" eine Funktion ein, die ihnen erlaubt, anhand der Register des Lebens und des Todes auf die Lebensdauer des Adepten Einfluß zu nehmen, vgl. Robinet (1979a), S. 156.

68 Der Begriff „Wolkenkeime" *yunya* 雲牙 wird im *Daodian lun* 道典論 DZ Nr. 1130, f. 764, 4/9a, als „Wolken-*qi* der fünf Richtungen" 五方雲氣 erkärt. Das Wolken-*qi*, das bereits in *Zhuangzi* häufig erwähnt wird (vgl. z. B. 1/Zeile 16), wird hier als weiches, zartes *qi* charakterisiert und mit den zarten Keimen einer Pflanze verglichen, genauere Beschreibung siehe Kommentar S. 96.

69 Den „lichten Glanz der Morgenröte" einzuatmen *xi xiajing* 吸霞景 entspricht wahrscheinlich weitgehend der Methode *canxia* „sich an der Morgenröte laben" aus dem *Zhengao* 2/5b, wo die „Morgenröte" *xia* als „freie Energie" *jing* der Sonne erläutert wird. Durch die Aufnahme der „freien Energie" der Sonne erwirbt der Körper des Adepten einen besonderen Glanz, vgl. auch Schafer (1981), S. 402 Anm.

70 Zu Bau- und Wehrenergie, vgl. hinten S. 91 ff.

71 In DZ-Version: „seine 'Echtheit' bewahren" 保其真. In YJQQ-Version: „seine 'Reinheit' bewahren" 保其純.

72 Die „Fünf Alten" *wulao* 五老 sind die fünf Gottheiten der fünf Richtungen, deren Biographien und Beschreibungen ihrer Kleidung im WSBY, Kap. 15/17 enthalten sind, vgl. Lagerwey (1981), S. 89. Im Verlauf der Methode der „Wolkenkeime der vier Extreme", wie sie im *Shangqing mingtang yuanzhen jingjue* 上清明堂元真經訣 DZ Nr. 424, f. 194, S. 5b-9b, beschrieben wird, werden je nach der Richtung, zu der man sich wendet, der „Alte" des jeweiligen Extrems (d. h. der jeweiligen Himmelsrichtung) angerufen. Nach ca. 10 Jahren der Rezitation erscheinen die Gottheiten vor dem Adepten und stehen ihm zu Diensten.

73 Die „Neun Echten" *jiuzhen* 九真 residieren als „Körpergottheiten" in den neun Palästen des Gehirns. Im *Huangting jing* gibt es genaue Beschreibungen dieser neun Gottheiten, die auch ins Pantheon der Shangqing aufgenommen wurden, vgl. Homann (1971), S. 72 ff., und Robinet (1979a), S. 157.

74 Zum Begriff *pingzuo* 平坐 vgl. Glossar.

75 Zu *wogu* 握固 „die Fäuste locker ballen" vgl. Glossar.

76 Zu *kouchi* 叩齒 „mit den Zähnen klappern" vgl. Glossar.

77 Der Begriff „Blüte des Morgens" *zhaohua* 朝華 wird im *Taishang yangsheng taixi qijing*, DZ Nr. 819, f. 568, S. 3a, wie auch bei Maspero bereits erwähnt (Maspero (1971), S. 54, Anm. 3), ganz funktionell auf die Übung bezogen und als „Wurzel der Zähne oben" gedeutet. Im *Lingbao wufu xu* 1/11b wird die „Blüte des Morgens" topographisch als „Quelle der Blüte des Morgens" bezeichnet, auf die sich der Glanz des „grünen Keimes" verbreitet.

78 Im YJQQ: *zhubi* 祝畢, im DZ: nächster Satz angeschlossen mit *qi* 訖.

79 Wir übersetzen *liao* 料 hier mit „spielen", da im *Taishang yangsheng taixi qijing* S. 3a dieses Verb durch *jiao* 攪 „herumrühren" ersetzt wurde.

80 Auch hier wird der Begriff „Zinnoberteich" *danchi* 丹池 im *Taishang yangshen taixi qijing* (vgl.

Anm. 77 oben) ganz funktionell auf die Übung bezogen, als „Wurzel der Zähne unten" bedeutet. Im *Lingbao wufu xu*, 1/11b, hingegen wird er topographisch als „riesiger Teich der Zinnoberquelle" 赤泉之泓池 beschrieben.

81 Der hohe Berg Taishan 太山, der hier mit den beiden mittleren (5. und 6.) der 10 Himmelsstämme in Beziehung gesetzt wird, bezeichnet den „heiligen Berg" des Ostens in Shandong, der in Chengzhens Werk *Tiandi gongfu tu*, YJQQ Kap. 27, als zweiter der 26 kleinen Grottenhimmel aufgeführt wird. Im *Lingbao wufu xu* 1/12B wird präzisiert: „der Berg der ursprünglichen Grotte des Großen Kaisers".

82 Der Begriff „Quelle der Flüssigkeit" *liquan* 醴泉 wird bereits im *Huangting jing*, *waijing*, 3. Abschnitt als Bezeichnung für „Speichel" verwendet. Der Tang-zeitliche Kommentar von Liangqiuzi (zur Datierung vgl. Schipper [1979], S. 75) zu dem *Huangting neijing* im DZ Nr. 402, f. 190 1/9b, erkärt *liquan* ausdrücklich als „Speichel im Mund". Im *Lingbao wufu xu* 1/12b wird wiederum eine Landschaft im Körper analog zu den „himmlischen Gefilden" beschrieben, wo auch ein „tiefes Gewässer der Quelle der Flüssigkeit und des Jadebreies" 醴泉玉漿之淵 liegt.

83 Der Begriff „dunkle Brust" *xuanying*, erscheint im YJQQ in der Schreibung *xuanying* 玄應 („dunkle Erwiderung") und im DZ als *xuanying* („Dunkle Brust") 玄膺. Der Begriff erscheint bereits im *Huangting neijing*, Abschnitt 6 und 33, und müßte demnach eine Stelle an der Rückwand des Rachens bezeichnen. Die Annahme Masperos (1971), S. 544, es handele sich bei *xuanying* um die Luftröhre, ist anzuzweifeln, da die genannte Übung physiologisch undurchführbar wäre.

84 Im *Huangting jing* erscheint häufig der Begriff „reines Wasser aus dem Jadeteich" 玉池清水, das eindeutig als Speichel identifiziert wird, z. B. *waijing*, Abschnitt 1.

85 Der „helle Stein" *mingshi* 明石 erscheint im *Lingbao wufu xu*, 1/13a, als andere Bezeichnung für den „Keim des Westens". Das *Taishang yangsheng taixi qijing*, S. 3b, interpretiert den „hellen Stein" als Entsprechung zu dem Orbis pulmonalis.

86 Die Bezeichnung *lingye* 靈液 „Wirkkräftiger Saft" ist bereits aus dem *Huangting neijing*, Abschnitt 3, als Begriff für den Speichel bekannt. Im *Lingbao wufu xu*, 1/13b heißt es: „Den wirkkräftigen Saft aus dem Drachenbart trinken."

87 Die „dunkle Feuchtigkeit" *xuanzi* 玄滋 entspricht gemäß dem *Taishang yangsheng taixi qijing*, S. 3b dem Orbis renalis.

88 Der Begriff „Jadesirup" *yuyi* 玉飴 ist aus den Schriften zu dem *Huangting jing* als Bezeichnung für den Speichel bekannt, vgl. Robinet (1979a), S. 140. Im *Lingbao wufu xu*, 1/13b, heißt es: „man kocht den Jadesirup im Dreifuß des Drachens ..." 煎玉飴于龍鼎... Die Erklärung im *Taishang yangsheng taixi qijing*, die Maspero herangezogen hat, nämlich *yuyi* sei die Zunge, erscheint in diesem Zusammenhang wenig einleuchtend.

89 Im YJQQ wird das Folgende als Kommentar gekennzeichnet. Im DZ wird kein Unterschied zwischen Kommentar und Originalquelle gemacht.

90 Allgemein stellt sich der Begriff *yi* 意, „Vorstellungskraft" in den daoistischen Techniken der Lebenspflege zwar als ein absichtsvoller Teil des Bewußtseins *xin* 心 dar, aber gegenüber dem „Streben der Persönlichkeit" oder dem „Willen" *zhi* 志 verkörpert die Vorstellungskraft *yi* einen schöpferischen Aspekt des Bewußtseins. Besonders deutlich wird dies bei der „Aktualisierung" (*cun*) eines physiologischen bzw. göttlichen Geschehens, die im wesentlichen von der „Vorstellungskraft" *yi* getragen wird, vgl. Glossar *cun*. Zur „Vorstellungskraft" *yi* in den Bewegungen des Taijiquan, vgl. Despeux (1976), S. 185, Anm. 63; Engelhardt (1981), S. 96 und 100.

91 Diese Zuordnung der Richtungen zu Zahlen der *qi* entspricht genau dem *Lingbao wufu jingxu*, 1/11 ff.

92 Zu dem Meister Yi 益 ist uns nichts bekannt.

93 Der Begriff „Jadebrei" *yüjiang* 玉漿 erscheint häufig in den Kommentaren zum *Huangting jing* und ist als Speichel zu identifizieren, vgl. Robinet (1979a), S. 140.

94 Bis hier stammt die gesamte Beschreibung der Methode der „Fünf Keime" inkl. Zauberspruch aus dem *Lingbao wufu xu* 3/20b.

95 Dieser Kommentar fehlt in der DZ-Version.

96 Im *Lingbao wufu xu* 3/21b, wird nach der Methode und dem Zauberspruch ausgeführt, daß die Methode nur für denjenigen zum Abbruch des Getreidegenusses dienen kann, der sich nicht unnötig bei der Übung erschöpft.

97 S. *Lingbao wufu xu*, 3/20b ff.

98 Der „Klassiker der Oberen Reinheit" *Shangqingjing* 上清經 ist eine Bezeichnung für den ersten Teil des DZ, auch als „Klassiker der großen Grotte" *Dadongjing* bezeichnet, vgl. Robinet

(1979a), S. 151 ff., und Strickmann (1981), S. 243.

99 Die Methode der „Wolkenkeime der vier Extreme“ *siji yunya fa* 四極雲牙法 befindet sich im *Shangqing mingtang yuanzhen jingjue*, S. 5b, in starker Anlehnung an die Methode der Fünf Keime aus dem *Lingbao wufu xu*. Die genaue Bezeichnung der Methode: „Hochrangige Rezeptur der Unsterblichkeit zur Aufnahme der Wolkenkeime der vier Extreme des Echten Herrn Taiji“ 太極真人服四極雲牙神仙上方

100 Die hier aufgeführten Entsprechungen stimmen mit dem *Huangdi neijing Suwen* (um das 1. Jh. v. Chr.) überein, vgl. Porkert (1973), S. 99.

101 Die Zuordnungen zu dem Orbis cardialis stimmen mit dem *Suwen* überein, vgl. Porkert (1973), S. 104, zu *xue* „Blut“, vgl. hinten Anm. 250.

102 Die Zuordnungen zu dem O.lienalis und O.pulmonalis stimmen mit dem *Suwen* überein, vgl. Porkert (1973), S. 109, 113.

103 Die Zuordnungen zu den Orbis renalis stimmen mit dem *Suwen* überein, vgl. Porkert (1973), S. 118/119.

104 Das Foramen *dadui* 大敦 ist der erste Punkt auf der „Cardinalis hepatica yin flectentis pedis“, Porkert (1973), S. 198.

105 Zu den „Fünf heiligen Bergen“ *wuyue* vgl. hinten Anm. 542. Zu den „Fünf Planeten“ *wuxing* vgl. hinten Anm. 347.

106 Die fünf „Speicherorbes“ *wuzang* sind: Orbis hepaticus *gan* 肝, Orbis cardialis *xin* 心, Orbis lienalis *pi* 脾, Orbis pulmonalis *fei* 肺, Orbis renalis *shen* 腎, vgl. Anm. 66 in diesem Teil. Zur Orbisikonographie vgl. Porkert (1973), S. 88 ff.

107 Dem „belebenden Qi“ *shengqi* 生氣 kommt der energetisch Charakter der steigenden Sonne von Mitternacht bis Mittag zu, vgl. Anm. 51 in diesem Teil.

108 Aus dem Kommentar zum *Taixi jingwei lun* 胎息精微論 YJQQ 58/404 1. Abschnitt, wo wörtlich heißt: 五牙者五行之生氣.

109 Die Bedeutung des Begriffes der „Küche“ *chu* 廚 als „Reiseküche“ *xingchu* bei Himmelswanderungen des Adepten und als „himmlische Banquette“ *tianchu*, die eine wichtige Rolle bei der Initiation des Adepten spielen, hat R. Stein umfassend studiert, vgl. Stein (1971) und (1972).

110 S. *Sandong zhunang*, 3/1b.

111 Der „Innere Klassiker der Gelben Halle“ (Voller Titel im DZ: *Taishang huangting neijing yujing*) ist einer der dem Yang Xi offenbarten Texte, vgl. Strickmann (1981), S. 61/62. Zur Bedeutung dieses Textes in der Shangqing-Schule vgl. S. 34 ff.

112 Im *Huangting neijing*, Abschnitt 22, heißt es wörtlich: 存漱五牙不饑不渴.

113 Zu den „Drei Würmern“ und den „Drei Leichendämonen“ vgl. hinten S. 106 ff.

114 Im *Laozi zhongjing*, YJQQ Kap. 18, Abschnitt 27, einem der ältesten erhaltenen Handbücher zur Lebenspflege (spätestens östliche Jin zu datieren, vgl. Schipper [1979], S. 75), wird die Methode der „Fünf Keime“ eindeutig zur Vertreibung der „Drei Leichendämonen“ ausgewiesen; nach 30tägiger Übung sollen sie verschwunden sein.

115 Vgl. *Zhuangzi*, Kap. 1, wo es z. B. heißt: „Den Wind einatmen und den Tau trinken“ 吸風飲露.

116 Detaillierte Übungsanweisung, wie das *qi* der Sonne je nach Jahreszeiten in unterschiedlicher Weise aufgenommen werden soll, finden wir in dem Kommentar von Wang Yi 王逸 aus dem 2. Jh. n. Chr. zu dem Gedicht „In der Ferne Wandern“ *Yuanyou* 遠游 der „Elegien von Chu“ (*Chuci* aus dem 3. Jh. v. Chr.) vgl. Kaltenmark (1953), S. 186/187.

117 Der Speichel wird bereits in den „Elegien von Chu“ *Chuci* als Nahrung der „Unsterblichkeit“ erwähnt, vgl. Robinet (1979a), S. 140 ff.

118 Vgl. Robinet (1979a), S. 140 ff. In der traditionellen chinesischen Medizin werden allgemein zwei Arten von Speichel unterschieden: der lienale Speichel *xian* 涎, der im Mund und an den Lippen austritt und der renale Speichel *tuo* 唾, der an den Zähnen entsteht, vgl. Porkert (1973), S. 119.

119 Vgl. hierzu die Aussagen im *Daodianlun* 道典論 DZ Nr. 1130, f. 764, 4/9a, wo die „Wolkenkeime“ direkt als weiches zartes *qi* bezeichnet sind und mit den zarten Keimen der 100 Pflanzen verglichen werden.

120 S. *Yijing*, *Xici*, 3. Teil, Kap. 5, wo es wörtlich heißt: 幾者動之微，吉之先見者也。君子見幾而作, vgl. auch Anm. 22 in diesem Teil.

121 Maspero hat bereits einen Teil der „Abhandlung über die Fünf Keime“ von Sima Chengzhen in seinem grundlegenden Werk „Les procédés de ‘nourrir le principe vital’“ (1971), S. 542 ff. übersetzt. Da aber damals die textkritische Bearbeitung daoistischer Texte am Anfang stand, bezog sich H. Maspero bei den Erklärungen zu der Übung nicht auf den wohl ältesten und

zitierten Text, nämlich das *Lingbao wufu xu*, sondern zog einen späteren Text, das *Taishang yangsheng taixi qijing,* für seine Erläuterungen heran, wo die Methode den Titel trägt: 上清氣秘法 „Geheime Qi-Methode der Shangqing".

122 Chengzhen zitiert das *Lingbao wufu xu*, DZ Nr. 388, f. 183 3/20b-21b. Mit diesem dritten und letzten Kapitel dieses Werkes hat sich I. Robinet (1984), Bd. I, S. 28 ff., auseinandergesetzt, vgl. auch Anm. 124 in diesem Teil.

123 Vgl. I. Robinet (1984), Bd. I, S. 30-34.

124 In den „Vorworten zu den fünf Talismanen der wirkkräftigen Kleinode" *Lingbao wufu xu*, einem Text, der um das Ende des 3. Jahrhunderts entstanden ist, und Ende des 4./Anfang des 5. Jahrhunderts mit Textmaterial angereichert in die Schriftensammlung der Lingbao-Texte aufgenommen wurde (vgl. Strickmann [1981], S. 68, Kaltenmark [1960], Schipper [1979], S. 75), wird diese ausführliche Version der „Methode der Fünf Keime" im 1. Kapitel mit dem Titel eingeführt: „Klassiker, wie 'Unsterbliche' durch die Aufnahme der Fünf Richtungen alle Himmels-*qi* aufnehmen" 仙人挹服五方諸天氣經 (1/11a-14b). Der Text entwirft eine genaue Vorstellung des Weges, den der Keim, von den himmlischen Gefilden kommend, im menschlichen Körper zurücklegt: dort gibt es Quellen, aus denen der Speichel entspringt und Paläste, die von Jadefrauen bewohnt werden. Diese minutiöse Beschreibung dient dem Adepten während der Rezitation dazu, das *qi* und den Speichel mittels seiner Vorstellungskraft durch das Innere seines Körpers zu leiten. Ein wesentlicher Unterschied dieser Fassung der Methode zu der im *Laozi zhongjing* und im Kap. 3 des *Lingbao wufu xu* besteht darin, daß hier jeder Richtung eine gewisse Anzahl von *qi* zugeordnet werden. So wird der „grüne Keim des Ostens" dem „Himmel der 9 *qi*" zugeordnet, der Süden dem „Himmel der 3 *qi*", die Mitte dem „Himmel der 12 *qi*", der Westen dem „Himmel der 7 *qi*", und der Norden entspricht dem „Himmel der 5 *qi*". Auf diese Einteilung greift der Kommentar zurück, wenn er erklärt, daß die Vorstellungskraft des Adepten mit den Himmelsrichtungen übereinstimmen sollte und er daher z. B. das *qi* des Ostens 9mal aufnehmen sollte.

125 Im *Laozi zhongjing* 老子中經, dem „Klassiker der Mitte von Laozi", YJQQ Kap. 18, Abschnitt 27, finden wir nämlich eine andere, frühere Version dieser Methode. Da das *Laozi zhongjing* häufig im *Lingbao wufu xu*, allerdings ohne Angabe des Titels, zitiert wird, datierte K. M. Schipper das *Laozi zhongjing* früher als das *Lingbao wufu xu*, vgl. Schipper (1979), S. 75. I. Robinet sieht in diesem Handbuch der Lebenspflege eher ein Sammelwerk von frühen Textfragmenten, die jedoch erst später zusammengestellt worden seien, vgl. Robinet (1984), Bd. I, S. 27 ff. Die Methode der Fünf Keime, die dort ausdrücklich zur Vertreibung der „Drei Würmer" dient, wird im *Laozi zhongjing* wie folgt beschrieben: Der Ausübende stimmt sich bereits 3 Tage vor dem eigentlichen Übungsbeginn durch Atemübungen auf die Rezitationen ein, die am 4. Tag um Mitternacht einsetzen und bei denen die einzelnen Keime angerufen werden. Da die emblematischen Bezeichnungen der Keime und ihrer Quellen in allen frühen erhaltenen Texten übereinstimmen (und auch von den späteren Texten aufgegriffen werden), muß diese Tradition der „Methode der Fünf Keime" bereits im 2. bis 3. Jahrhundert n. Chr. verbreitet gewesen sein.

126 Wie I. Robinet untersucht hat (Robinet (1984), Bd. II, S. 369-373), sind fünf Versionen dieser Methode der „Wolkenkeime der Vier Extreme" erhalten. Kommentare, die die Versionen begleiten, erklären eindeutig, daß diese Methode von Wei Huacun (gest. 334), einer der überirdischen Besucherinnen des Yang Xi, überliefert wurde und daß sie die Übungsanleitung ursprünglich als Vorwort zu der Biographie ihres Meisters Wang Ziqiao (Ende der Zhou-Zeit, vgl. vorn S. 66 ff.) verfaßte. Die ausführlichste der erhaltenen Versionen befindet sich im *Mingtang yuanzhen jingjue* DZ Nr. 424, f. 194, S. 5b-9b, unter dem Titel: „Hochrangige Rezeptur zur Unsterblichkeit über die Aufnahme der Wolkenkeime der Vier Extreme von dem 'Echten' des Taiji" 太極真人服四極雲牙神仙上方. Die gesamte Übungsbeschreibung und die Bezeichnungen der einzelnen Keime und ihrer Quellen stimmen genau mit den Versionen der „Methode der Fünf Keime" überein, deshalb ist eine Beeinflussung der Methode der Wolkenkeime durch die Methode der Fünf Keime unbestreitbar. Diese Annahme wird zusätzlich durch die Tatsache gestützt, daß das *Lingbao wufu xu* dem Vermittler der Shangqing-Offenbarungen, dem Yang Xi, nicht durch überirdische Besucher offenbart wurde, sondern Yang Xi gelangte durch einen Sohn der Wei Huacun in den Besitz dieses für die Shangqing-Schule außerordentlich wichtigen Werkes (vgl. Robinet [1984], Bd. I, S. 53 ff.). Nur die Ausrichtung der „Methode der Wolkenkeime der Vier Extreme" weicht etwas von der „Methode der Fünf Keime" ab: Zwar soll das Verfahren auch dem Abbruch des Getreidegenusses dienen, aber das Hauptgewicht liegt auf der Anrufung der „Fünf Alten" *wulao* 五老, der Gottheiten der fünf Richtungen, vgl. *Mingtang yuanzhen jingjue*, S. 8a/b. Nach 10 Jahren der Rezitation

erscheinen die angerufenen Gottheiten vor dem Adepten und stehen ihm zu Diensten. Entsprechend wird auch der Begriff der „Wolkenkeime" erklärt: „Die Wolkenkeime sind die 'freie Energie' *jing*, das *qi* der 'Fünf Alten' und zugleich der Rauch der Morgenröte des *taiji*." 雲牙者五老之精氣，太極之霞煙. Vgl. *Mingtang yuanzhen jingjue*, S. 8b.

127 Vgl. Strickmann (1981), S. 65. Diese Zuschreibung wird von I. Robinet bezweifelt; sie hält den Kommentar zu der „Methode der Wolkenkeime der Vier Extreme" eher für ein Werk von Wei Huacun, vgl. Robinet (1984), Bd. II, Analyse C 5 S. 363 und C 7, S. 369.

128 Zu den Entsprechungen zu den Orbes vgl. Porkert (1973), S. 88 ff.

129 Vgl. Homann (1971), S. 87-146, und Robinet (1979a), S. 85-146.

130 Die Orbes werden nicht nur häufig in Form von Blüten dargestellt und benannt, sondern es ist auch ein Anliegen des Adepten, seine Orbes „zur Blüte" zu bringen (*chenghua* 成華), indem er sie pflegt und nährt, so daß sie glänzend werden und den darin wohnenden „Gottheiten" zur Freude gereichen, vgl. Robinet (1979a), S. 98/99.

131 Vgl. *Wushang biyao* (WSBY), 76/1a-8a, und Lagerwey (1981), S. 179. Allgemein zum Prozeß der Ritualisierung in der Shangqing-Schule vgl. Robinet (1984), Bd. I, S. 212-224.

132 Nach mündlichen Aussagen von Prof. K. M. Schipper, Paris. Analoge Methoden werden im Ritual beschrieben in: Schipper (1982), S. 130 ff. Zum Einfluß der Shangqing-Praktiken in die Rituale, vgl. Robinet (1984), Bd. I, S. 232 ff.

133 Das Foramen *yongquan* 湧泉 ist der erste Punkt auf der „Cardinalis renalis yin minoris pedis", vgl. Porkert (1973), S. 187.

134 Vgl. Liu Guizhen u.a. (1981), S. 116 ff., und Guo Lin (1982), S. 99 ff., Zöller (1984), S. 390 ff.

135 Vgl. Lin Housheng u.a. (1982), S. 277.

136 Der Begriff *tai* 胎 kann im Chinesischen sowohl für „Embryo" als auch für „Gebärmutter" stehen (vgl. z. B. YJQQ 58/408 oben, Vorwort zum *Taixi koujue*: „In der Gebärmutter (*Tai*) bildet sich der Säuglich (*yinger*) heran" 在胎為嬰兒). Der Embryo der „Unsterblichkeit", der durch die „embryonale Atmung" (*taixi*, vgl. S. 74) entsteht, entwickelt sich nach chinesischer Vorstellung analog zum menschlichen Embryo im Mutterleib innerhalb von 10 Monaten. Er bildet sich aus dem Yang-*qi* des Vaters und dem Yin-*qi* der Mutter. Dazu heißt es ähnlich wie in Chengzhens Text im *Taixi genzhi yaojue*, YJQQ 58/405 Mitte, weiter: „Das bedeutet zu wissen, daß die Gestalt die Wurzel des empfangenen *qi* ist, und das *qi* das Fundament darstellt, um die Gestalt zu vollenden ..." Das Streben, in das Säuglings- bzw. Embryo-Stadium zurückzukehren, kommt bereits im *Daodejing* zum Ausdruck (z. B. Kap. 28). Aber auch im *Huangting neijing* aus der Zeit der Sechs Dynastien heißt es: „Man verknüpft die 'freie Energie' *jing*, um die Gebärmutter (*bao*) zu entwickeln und zu einem lebendigen Wesen zu wandeln. Wenn man den Embryo (*tai*) bewahrt und die 'freie Energie' *jing* hütet, kann man ein Langes Leben erreichen", s. Abschnitt 20, vgl. auch Abschnitt 1, und Despeux (1979), S. 68 ff.

137 Zu der „freien Energie" *jing* vgl. vorn S. 11.

138 Die Kosmogonie, die im 1. Kapitel des *Liezi* (dat. Zhou-Zeit mit Interpolationen bis zum 3. Jh.) entworfen wird, unterscheidet grob drei Phasen: im „Großen Urbeginn" (*taichu*) entsteht das *qi*, im „Großen Beginn der Gestaltung" (*taishi*) kommt die Gestalt hervor, im folgenden Stadium der „Großen Einfachheit" (*taisu*) entsteht die „Substanz" *zhi* 質. Daraus geht hervor, daß die Substanz *zhi* konkretisierter als Gestalt und das *qi* ist und daher stärker von Verfall bedroht wird.

139 Zu Begriff *naqi* 納氣 „das Qi assimilieren", vgl. Anm. 49 in diesem Teil.

140 Zum Begriff *cun* 存 vgl. Glossar.

141 S. *Daodejing*, Kap. 50.

142 S. *Daodejing*, Kap. 10.

143 Eine Abbildung dieses Talismans findet sich nur in der DZ-Version. Der „Talisman zur Führung des *qi* der Großen Reinheit" *Taiqing xingqi fu* 太清行氣符 war sonst in keinem der einschlägigen Werke über Talismane der Shangqing-Schule zu finden. Zu Talismanen vgl. hinten S. 141 ff.

144 Der Begriff *xiangwang* 向王 wird häufig in daoistischen technischen Traktaten verwendet (vgl. z. B. *Dengzhen yinjue*, 1/1a, und *Zhengao*, 9/4a) und bezeichnet die zu der jeweiligen Jahreszeit dominierende Himmelsrichtung gemäß der Fünf Wandlungsphasen (vgl. *Huangting waijing*, 3/2a), nach der sich der Adept auszurichten hat. Zu dem Begriff *wang* 王, „Königlicher Oberherr", der sich im Altertum gemäß der kosmischen Ordnung der Fünf Wandlungsphasen und der Jahreszeiten verhält und von dem sich der Begriff *xiangwang* herleitet, vgl. Granet (1934), deutsche Übers. (1963), S. 240.

145 Murakami Yoshimi, der anhand der in den Mawangdui-Gräbern gefundenen medizinischen Schriften die Begriffe *tun* 呑 und *yan* 燕 für „Schlucken" untersucht hat, gelangt zu dem

Schluß, daß *tun* und *yan* synonym verwendet wurden und das „Schlucken" von sowohl gasförmigen wie festen oder flüssigen Stoffen bezeichneten. Diese Aussage gilt offensichtlich auch für spätere Texte wie das *Fuqi jingyi lun* (vgl. Murakami [1981], S. 406).

146 *Hefu* 合符 „die Talismane zusammenfügen" hatte ursprünglich die Bedeutung, daß man beim Abschluß eines Vertrages, z. B. zwischen Lehensherr und Vasall, diesen „Vertrag" in zwei Teile trennte, wovon jede Partei einen erhielt; zur Erneuerung dieses Kontraktes fügte man die beiden Teile wieder zusammen *hefu* (vgl. Kaltenmark [1960], S. 573). Häufig findet man die beiden Zeichen *hefu* auf den Nahtstellen zweier gegenständlicher Talismane (vgl. Des Rotours [1952], S. 24, 41, 117, 124). Im Daoismus besteht seit den Himmlischen Meistern eine vertragliche Bindung zwischen den Gottheiten und den Adepten, die durch die Talismane *fu* besiegelt wird, vgl. hinten S. 96 ff.

147 Das Rezept des Trankes zur Austreibung des Schleimes wird hinten S. 169 aufgeführt. In der YJQQ-Version heißt es fälschlich: 去疾飲, in der DZ-Version 去痰飲

148 Ein *liang* entsprach in der Tang-Zeit 13,2 g, vgl. Sivin (1968), S. 253.

149 Die Rezeptur zu diesem Abführdekokt finden wir hinten S. 169 ff.

150 Zur Rezeptur dieses Auswurfmittels vgl. hinten S. 169 ff.

151 Allgemein bezeichnete *zhai* 齋 „rituelles Fasten" die Praxis der rituellen Abstinenz, die den Opfern voranzugehen hatte. Später entwickelten sich auch andere Arten des rituellen Fastens, die vor der Rezitation der kanonischen Schriften, vor dem Schreiben von Talismanen, vor dem Besuch seines Meisters oder vor der Ausübung spezieller daoistischer Techniken zur Lebenspflege vollzogen wurden. Der Verzicht auf jeglichen Getreidegenuß gehört übrigens ebenfalls in diesen Bereich des Fastens, wenn dieser auch weniger ritualisiert war, vgl. Lagerwey (1981), S. 147, Robinet (1979a), S. 60 und Anm. Der hier genannte „Ritus des reinen Fastens" *qingzhai* 清齋 erscheint zum ersten Mal im WSBY (um 573 n. Chr.) und ersetzt als Praktik das Fasten des Eremiten in den Bergen. Der Einfluß der Schule der Himmlischen Meister ist in dieser reformierten Form des rituellen Fastens unverkennbar, vgl. Lagerwey (1981), S. 46.

152 Zu Poria vgl. Porkert (1978), S. 230, zu Leinsamen vgl. Porkert (1978), S. 462, und vgl. Rezepturen hinten S. 155 ff.

153 An dieser Stelle ist die Kompilation der DZ-Version sehr undurchsichtig, wir übersetzen die YJQQ-Version.

154 Der letzte Passus fehlt in der DZ-Version.

155 Die hier aufgeführten gegensätzlichen Begriffspaare gehen auf das *Yijing* zurück, wo sie den spontanen Verlauf der Natur charakterisieren, dem sich der Edle anpaßt, vgl. *Yijing*, Urteile zu Hexagramm 23 und 55, Hexagramm 1, neun auf viertem Platz.

156 Das bedeutet gemäß obiger Erklärung zur Einnahme des Talismans: nach drei Tagen.

157 Der Begriff *jingshi* 淨室 „stiller Raum" ist ein Terminus technicus für den Meditationsraum, in den man sich zur Ausübung der Techniken der Lebenspflege begibt. Im *Huangting neijing* (Abschnitt 36) heißt es verkürzt: „sich in den Raum begeben" *rushi* 入室. In den Schriften der Shangqing-Schule sind uns genaue Beschreibungen dieses Raumes erhalten, vgl. Anm. 206 in diesem Teil und im Glossar zu *pingzuo*. Chengzhen selbst gibt in seinem Werk *Tianyinzi*, S. 26, genaue Anweisungen über die Ausgewogenheit zwischen Yin und Yang Licht und Dunkel, die im Meditationsraum zu herrschen hat.

158 Dem Begriff *jing* 景 „lichter Glanz" kommt bereits im *Huangting jing* eine große Bedeutung zu; (beide Schriften, die „innere" wie auch die „äußere") tragen auch den Titel „Jadeklassiker des lichten Glanzes der Gelben Halle" (*Huangting jing yujing*). Von den Kommentatoren des *Huangting jing* wird *jing* 景 meistens als „Gottheit" (*shen*) interpretiert. Allgemein stellt der „lichte Glanz" *jing* ein kosmisches „Erscheinungsbild" (*xiang* vgl. Anm. 10 in Einführung) dar, das im Makrokosmos als „äußerer lichter Glanz" *waijing* und im Mikrokosmos des menschlichen Körpers als „innerer lichter Glanz" *neijing* bezeichnet wird. (*jing* 景 ist verwandt mit 影 *ying* „durch Licht erzeugtes Abbild, Silhouette, schattenhafte Figur".) Der „äußere, lichte Glanz", den der Adept aus dem Kosmos visualisierend aufnimmt, ist meistens der „lichte Glanz" des Yang, der als eindrucksvolles Licht mit günstigem Omen am Himmel erscheinen kann (vgl. Schafer [1977a], S. 6 und 182) oder der der Sonne, dem Feuer, dem Morgenrot oder wie hier der morgendlichen Strahlung der Sonne entsprechen kann, vgl. Homann (1971), S. 59, Robinet (1979a), S. 89, Strickmann (1981), S. 190, Kaltenmark (1969), S. 1147-1154.

159 *Zi* 子 bezeichnet den Zeitraum zwischen 11 und 1 Uhr nachts.

160 Der Begriff „die Haare verteilen" *sanfa* 散髮 wird bereits im *Huangting neijing* (4. Jh.) als Vorbereitung zu meditativen Übungen erwähnt (vgl. Abschnitt 36). Später wurde dieses „Verteilen der Haare" *sanfa*, das wohl die Aufnahmebereitschaft für kosmische Einflüsse stei-

gern sollte, auch ein wichtiger Bestandteil bestimmter Rituale, vgl. Lagerwey (1981), S. 156.

161 Bei *Xunlu* 薰陸 handelt es sich um Mastix, vgl. Porkert (1978), S. 334.

162 Der hier verwendete Begriff *zhengzuo* 正坐 scheint dem Begriff *pingzuo* „ausgewogen sitzen" weitgehend zu entsprechen, vgl. Glossar.

163 Zum Begriff *kuochi* „mit den Zähnen klappern" vgl. Glossar.

164 Hier gibt uns der Kommentar einen wichtigen Hinweis, daß die in der YJQQ-Version erhaltene Anordnung des Textes in 9 Abhandlungen gegenüber der DZ-Version die authentischere sein muß, da in der YJQQ-Version die Abhandlung über *daoyin* unmittelbar folgt.

165 Der Begriff *ding* 定 „fixieren" ist hier nicht als starre Festlegung zu verstehen, sondern als stabilisierende, langsam fortschreitende Festigung der Atmung, die dadurch immer gleichmäßiger und ruhiger wird. In diesem Sinne erscheint der Begriff *ding* bereits in der Zhou-zeitlichen Inschrift über Atemtechnik auf einem Nephritgegenstand, vgl. Teil 1, Anm. 3.

166 Zu den Maßangaben in der Tang-Zeit vgl. Sivin (1968), S. 253.

167 Zum Begriff *tuqi* 吐氣 „das Qi auswerfen", vgl. *Zhuangzi* 15/237: „Das Alte auswerfen, um das Neue zu assimilieren" 吐故納新

168 Zum Begriff *zhuan* 專 vgl. Glossar.

169 Der Begriff *yao* 曜, den wir hier mit „Strahlung" übersetzen, weist auf die *qiyao*, die „Sieben Gestirne" hin, das sind die 5 Planeten, die den Fünf Wandlungsphasen entsprechen, sowie Sonne und Mond; die für das Geschick des Menschen von Bedeutung sind, vgl. Fukunaga Mitsuji (1973), S. 64.

170 Dieser Begriff des „fließenden Scheines" *liuhui* 流暉 war in keinem einschlägigen Werk zu finden. Einen Anhaltspunkt finden wir in dem Begriff der „fließenden Morgenröte" *liuxia* 流霞, der von Liangqiuzi (fl. 722) in seinem Kommentar zum *Huangting jing* (DZ Nr. 263, f. 130-131, 56/13a) als eine Art Verbindungsglied zwischen dem Adepten und den Sonnenstrahlen, die er aufnehmen will, erklärt wird. Bei den Shangqing-Techniken zur Aufnahme von Sonnenstrahlen wird außerdem öfter beschrieben, wie die Strahlen der Sonne oder des Mondes in eine spezielle Halle in den himmlischen Gefilden, wie z. B. die „Halle des fließenden Feuers" (vielleicht in unserem Fall „Halle des fließenden Scheines"?), geleitet werden, wo sie vor dem Eintritt in den menschlichen Körper durch Elixiere gereinigt werden, vgl. Robinet (1976), S. 215.

171 Eine analoge Methode, die mit Zeige- und Mittelfinger der linken Hand durchgeführt wird und zur Abwehr von Dämonen und schlechten Einflüssen dient, die in die Nase eindringen könnten, finden wir im *Zhengao*, 10/8a.

172 Der hier verwendete Terminus *xiyin* 吸引 „durch Einatmen heranziehen", umfaßt sowohl den Begriff *xi* 吸 „einatmen", der allgemein für das Atmungs-*qi* verwandt wird, wie das „Heranziehen" *yin* 引, was konkreter das „Heranziehen" von z. B. „lichtem Glanz" *jing*, „Schlucken" oder gar das „Heranziehen" bzw. „Dehnen" eines Armes etc. bedeutet. Im Text wird erklärt, wie man durch Einatmen das durch die Sonnenstrahlen mit mehr Yang angereicherte *qi* heranzieht. Allgemein zum Begriff *yin* vgl. 85 ff.

173 Zum Begriff *cun* „Konzentration" vgl. Glossar.

174 Zu *xi* „Atmung" oder „Atemzüge" vgl. Glossar.

175 Der Begriff „Qi-Atmung" *qixi* 氣息 scheint in den frühen Texten weitgehend synonym zu der „wahrnehmbaren Atmung" *xi*, vgl. Glossar, gebraucht worden zu sein (vgl. *Liezi* 2, Wang Bing-Komm. zu *Suwen* 62/2 etc.) und somit auch die Aufnahme von *qi* durch die Atmung, die ja einen Teilaspekt des *qi* darstellt, zu implizieren. Heute spielt die Qi-Atmung als spezielle Technik im modernen *qigong* eine Rolle, vgl. Zöller (1984), S. 46.

176 Zur Technik „Sperren des *qi*" *biqi* 閉氣, vgl. Glossar.

177 Der Begriff *chuanxi* 喘息, der eine geräuschvolle, keuchende Atmung beinhaltet, erscheint bereits im *Huangting neijing* (4. Jh.) (Abschnitt 9), wo es heißt: „Atmet man geräuschvoll keuchend ein und aus, dann ist der Körper nicht gesund" 喘息呼吸，體不快.

In späteren Texten kommt der Begriff *chuanxi* in Verbindung mit der „embryonalen Atmung" (*taixi*, vgl. S. 74) vor. Wie in der „Mündlichen Lehrformel zur Embryonalen Atmung" *Taixi koujue* (YJQQ 58/408, 409) an mehreren Stellen ausgeführt wird, geht es bei der „Embryonalen Atmung" u.a. darum, keine Atmungsgeräusche mehr durch Mund und Nase zu erzeugen, sondern die geräuschvolle Atmung *chuanxi* wie ein Säugling im Bauch zu vollziehen, deshalb bezeichnet man sie als „embryonale Atmung". Weiter heißt es: „Bei dem Ein- und Austreten des embryonalen *qi* befindet sich die geräuschvolle Atmung nur im Nabel" (YJQQ, S. 408). Auch in dem hier übersetzten Text läßt man zunächst einen Anflug von „geräuschvoller Atmung" zu, um sie dann auf den Bauch zu konzentrieren und somit zu harmonisieren.

178 Das Schlucken des *qi* wird nur in der DZ-Version erwähnt.

179 Hier berichtigt der Kommentar eine Lehrmeinung und stellt dem Adepten eine flexiblere Anwendung der Übung frei.

180 Vgl. *Zhuangzi* 28/51: „Derjenige, der das Dao erreicht hat, vergißt sein Bewußtsein."

181 Die gleiche Rezeptur gegen Schweiß findet sich im *Zhubing yuanhou lun* (dat. 610), 33/174, unten, Mitte.

182 Zu „ausgewogen sitzen" *pingzuo* vgl. Glossar.

183 Zur „Vorstellungskraft" *yi* 意, vgl. Anm. 90 in diesem Teil.

184 In der DZ-Version: „schmerzhaft" 酸疼.

185 Zu dem Begriff *zhuan* 專 vgl. Glossar.

186 In der traditionellen chinesischen Medizin versteht man unter *zhengqi* 正氣 „orthopathisches *qi*" die energetischen Ressourcen, die die Harmonie der physiologischen Kreisläufe im Körperinnern aufrechterhalten oder wiederherstellen. Demnach kommt dem „orthopathischen *qi*" die Fähigkeit zu, fremde oder schädliche Einwirkungen abzuwehren oder zu kompensieren, vgl. Porkert (1973), S. 142.

187 Dieser bildhafte Funktionszusammenhang ist gemäß der Orbisikonographie wie folgt zu erklären: Das Knochenmark, in dem Lebenskräfte gespeichert und potenziert werden, ist die funktionelle Darstellung des Orbis renalis, des „Fundaments der angeborenen Konstitution" (vgl. Porkert [1973], S. 118-121 und S. 134). Nach langer Übung ist nun das Knochenmark dermaßen mit Struktivpotential angereichert, daß keine Bewegung mehr (die Sehnen und Muskeln [nervus] scheinen hier für die mechanischen Antriebselemente des Bewegungsapparates und somit für Bewegung zu stehen, vgl. Porkert [1973], S. 109) die Gedärme, Orbes oder die körperliche ungeläuterte Substanz zu erschöpfen vermag.

188 "Jadefrauen" *yunü* 玉女 sind „weibliche Boten himmlischer Geheimnisse, die den in Trance befindlichen Adepten besuchen und schließlich seine göttliche Frau werden", s. Schafer (1978), S. 391.

189 In der chinesischen Medizin ist das Gehirn *nao* 腦 ebenso wie das Knochenmark eine funktionelle Darstellung des Orbis renalis. Wie im Mark wird auch im Gehirn das Lebenspotential gespeichert und bewahrt, vgl. Porkert (1973), S. 134. Die bereits während der Han-Zeit verbreitete Technik „die Samenessenz (sie entspricht der freien Energie *jing*) zurückzuführen, um das Gehirn zu stärken" *huanjing bunao* weist ebenfalls auf die Bedeutung des Gehirns als Speicher des Lebenspotentials hin, vgl. Despeux (1979), S. 56.

190 In der berühmten, auf die Zhou-Zeit datierten Inschrift über Atemtechnik auf einem Nephritgegenstand finden wir nur den Begriff „das *qi* führen" (*xingqi*), vgl. Wilhelm (1948), S. 385-388. In den Schriften aus dem Mawangdui-Grab Nr. 3 (168 v. Chr.) wird das entsprechende Verfahren als „Essen des *qi*" bezeichnet, vgl. Mawangdui Hanmu boshu zhengli xiaozu in WW (1975) 6, S. 1. Aber auch in späteren Werken, wie z. B. dem *Laozi zhongjing* (3. Jh. n. Chr.) kommt der Begriff *fuqi* „das *qi* aufnehmen" nicht vor. Nur im Klassiker der chinesischen Medizin *Suwen* (1. Jh. v. Chr.) erscheint der Begriff „aufnehmen" (*fu* 服) öfter in Verbindung mit *qi*, wobei aber meistens das „heteropathische *qi*" *xieqi* als exogener oder endogener, pathologischer Faktor oder aber das „*qi* des Himmels" (*tianqi*) aufgeführt werden, vgl. *Suwen* 3/10, 13/4, 14/5 etc.

191 Vgl. Murakami Yoshimi (1981), S. 406/407. Nach der Konkordanz zum *Baopuzi* von K.M. Schipper (1965b) erscheint der Begriff „aufnehmen" (*fu* 服) tatsächlich nur einmal in der Verbindung mit *qi*: „Die Unsterblichen nehmen die Sechs *qi* auf ...", s. *Baopuzi* 8/137. 仙人服六氣

192 Vgl. *Shuowen jiezi zhu* (1981), S. 404.

193 Vgl. Porkert (1979), S. 26.

194 Zur „Aufnahme des *qi*" im 6./7. Jh. vgl. WSBY, Kap. 76. Sun Simo (starb 682) unterscheidet seine im „Kopfkissenbuch zum Sammeln und Nähren (der wesentlichen Energie)" *Sheyang zhen zhongfeng* 攝養枕中方 dargelegte Methode zur „Führung des *qi*" (*xingqi*) eindeutig von der Tradition der „Aufnahme des *qi*", vgl. YJQQ 33/240 Mitte.

195 Vgl. YJQQ, Kap. 58-62, und Maspero (1971), S. 507 ff.

196 Needham hat die „Aufnahme des *qi*" mit dem Phänomen der Aerophagie d. h. des Schluckens des *qi* bis in die Eingeweide, in Zusammenhang gebracht, vgl. Needham (1983), Vol. V, S. 149.

197 Vgl. Mawangdui Hanmu boshu zhengli xiaozu in WW (1975) 6, S. 1-5.

198 Vgl. *Baopuzi* 8/136. Übrigens ist das fortgeschrittene Stadium in der modernen Technik des Qigong ebenfalls durch eine „Innere Atmung" gekennzeichnet, vgl. Liu Guizhen (1981), S. 248 ff.

199 Das „primäre *qi*" (*yuanqi*) 元氣 bezeichnet das neutrale, unkonstellierte *qi*, das dem Dao ent-

spricht, vgl. Porkert (1961), S. 426 und ders. (1973), S. 143, und vgl. vorn S. 3/4. In der „Abhandlung über das primäre *qi*“ (*Yuanqilun*) 元氣論 YJQQ Kap. 56 (S. 387 oben) heißt es dazu: „Was das primäre *qi* anbelangt, so ist es die Quelle des belebenden *qi* und es ist das *qi*, das sich zwischen den beiden Orbes renalis bewegt“ 元氣者乃生氣之源則腎間動氣是也

200 Vgl. dazu Maspero (1971), S. 497 ff.

201 Vgl. *Fuqi zafa biyao koujue* 服氣雜法祕要口訣 im YJQQ 61/434, Mitte, und Maspero (1971), S. 519.

202 In dem Text *Taiwu xiansheng fuqi fa* 太无先生服氣法 YJQQ 59/412, oben (Maspero [1971], S. 499), werden Methoden wie die „Aufnahme der Fünf Keime oder der Sechs *wu*“ verworfen, da es sich dabei um die Aufnahme des „äußeren, harten *qi*“ handele.

203 Vgl. z. B. die Beschreibung der Zirkulation des *qi* in dem Text *Fuqi zafa biyao koujue* 服氣雜法祕要口訣 im YJQQ 61/433-435, Maspero (1971), S. 516 ff., wo das *qi* durch die Gliedmaßen strömen soll, was durch eine Massage des Bauches verstärkt wird. Diese Methode weist gewisse Parallelen zu Chengzhens Darstellung auf. Das gilt ebenso für die Methode *Yin zhenren fuyuanqi shu* 尹真人服元氣術 YJQQ 58/406, wo das *qi* zuerst in den Orbis stomachi und dann in das untere Zinnoberfeld geleitet wird und anschließend in die vier Extremitäten dringt.

204 Vgl. Porkert (1961), S. 428, und ders. (1973), S. 25, 144.

205 Zu den Talismanen *fu* vgl. hinten S. 96 und Robinet (1979a), S. 49-57.

206 Genaue Beschreibungen des „stillen Raumes“ finden wir im *Zhengao* 18/6a ff., vgl. dazu Strickmann (1981), S. 149, 171/172, und im *Dengzhen yinjue* ebenfalls von Tao Hongjing (456-536) kompiliert und kommentiert, 3/5a ff.

207 Zu dem „lichten Glanz“ *jing* 景 vgl. Anm. 158 in diesem Teil.

208 Vgl. Robinet (1976) und diess. (1979a), S. 74-149.

209 Identische Aussagen zu dem kribbelnden Gefühl unter der Haut und der Schweißabsonderung als Anzeichen, daß der Körper von *qi* durchdrungen ist, finden wir im *Maoshan xianzhe funa qijue* 茅山賢者服内氣訣 YJQQ 58/405.

210 Als Beispiele dafür, daß das *qi* zunächst in den Bauch und erst dann in die Gliedmaßen geleitet wird, vgl. *Yin zhenren fuyuanqi shu*, YJQQ 58/406, oder *Fuqi zafa biyao koujue*, YJQQ 61/433-435, vgl. auch dazu Maspero (1971), S. 506-531.

211 Vgl. dazu die Angaben in der Methode *Yin zhenren fuyuanqi shu* YJQQ 58/406. Die Methode *Taiqing wanglao kouzhuan fa* 太清王老口傳法 YJQQ 62/438, enthält eine besondere Technik mit der man durch das *qi* die Darm-Orbes reinigt.

212 S. *Suwen* 9/109.

213 Die von Chengzhen ausgeführten Funktionen des Orbis pulmonalis gehen im wesentlichen auf die Kap. 8 und 9 des *Suwen* zurück, vgl. Porkert (1973), S. 115/116.

214 S. *Suwen* 11/128 und 29/294.

215 Vgl. Porkert (1973), S. 128/129, zu *wuwei* „Fünf Sapores“ vgl. hinten S. 110 ff.

216 Im *Yuanqilun* 元氣論 (YJQQ 56/387 oben) wird „die Quelle des belebenden *qi*“ 生氣之源 mit dem „primären *qi*“, das sich zwischen den beiden Orbes renalis bewegt, gleichgesetzt.

217 Auch diese Aussagen stimmen weitgehend mit dem *Suwen* überein, vgl. Porkert (1973), S. 120/121.

218 Vgl. Robinet (1979a), S. 98 und S. 136.

219 Vgl. Porkert (1973), S. 123 ff.

220 Vgl. Porkert (1973), S. 148/149.

221 Diese von Sima Chengzhen aufgeführten Aussagen gehen wörtlich auf den Han-zeitlichen Kommentar des Heshang gong 河上公 zum *Daodejing*, Kap. 6, zurück.

222 Vgl. hinten Abhandlung über Diätetik und Drogeneinnahme, S. 103 ff.

223 Diese Einteilung geht auf die Zuordnung der Fünf Orbes gemäß den Fünf Wandlungsphasen zurück, nach der die Orbes cardialis und pulmonalis Yang entsprechen (Ausatmung) und die Orbes hepaticus und renalis Yin zugeordnet (Einatmung) werden, vgl. *Suwen*, Kap. 9, und vor allem *Nanjing*, Kap. 1 und zugehörige Kommentare, vgl. Maspero (1971), S. 485.

224 Vgl. *Zhengao* 6/6b und Zitat S. 1.

225 Dem Orbis lienalis wird gemäß den Fünf Wandlungsphasen die Mitte oder die Erde zugeordnet; er ist die Grundlage der Speicherung und Zuteilung.

226 Zur Wahl der Uhrzeiten allgemein vgl. Maspero (1971), S. 536 ff. Zur Zeit des „belebenden *qi*“ (*shengqi*) vgl. Anm. 51 in diesem Teil.

227 Im 1./2. Monat des Jahres befindet sich das *qi* des Menschen vornehmlich im Orbis hepaticus, vgl. Porkert (1973), S. 98. Im 3./4. Monat befindet es sich im Orbis lienalis, vgl. Porkert (1973), S. 108. Im 5./6. Monat befindet sich das *qi* im Kopfe; im 7./8. Monat befindet es sich hauptsächlich im Orbis pulmonalis, vgl. Porkert (1973), S. 114; im 9./10. Monat im Orbis car-

dialis, vgl. Porkert (1973), S. 103, und im 11./12. Monat befindet sich das *qi* des Menschen hauptsächlich im Orbis renalis, vgl. Porkert (1973), S. 117.

228 Die meisten Übungsanleitungen zu den Techniken der Lebenspflege weisen auf diese zeitlichen und klimatischen Zusammenhänge hin, vgl. Maspero (1971), S. 536 ff. Im *Sheyang zhen zhongfang*, Sun Simo (gest. 682) zugeschrieben, findet sich eine ähnliche Aussage zu den klimatischen Bedingungen wie bei Chengzhen, vgl. YJQQ 33/239 unten, Mitte. Vgl. auch S. 115 ff.

229 S. *Fuqi jingyi lun*, YJQQ 57/397 oben.

230 K.M. Schipper weist explizit auf den physischen Aspekt der Rezitation innerhalb des daoistischen Rituals hin, vgl. Schipper (1982), S. 116 ff.

231 An dieser Stelle sei daran erinnert, daß auch Ignatius von Loyola (1481-1556) spezielle Anweisungen hinterlassen hat, wie Atmung und Rezitation zu verbinden seien. Hier ein Auszug aus „Über die dritte Art, in Rhythmen zu beten": „Die dritte Gebetsweise besteht darin, bei jedem Ein- oder Ausatmen im Geiste so zu beten, daß man jedes Wort des Paternoster oder irgendeines anderen Gebetes rezitiert, indem man zwischen dem einen und dem andern Atemholen jeweils nur ein Wort ausspricht und sich im Zeitabschnitt von einem Atemholen zum andern vor allem darauf verlegt, den Sinn des Wortes, oder die Person, an die sich das Gebet wendet, die eigene Niedrigkeit oder die Distanz zwischen solcher Höhe und solcher Niedrigkeit, zu betrachten." (zitiert nach Gouillard [1953], deutsche Übers. [1957], S. 28).

232 Vgl. *Taiqing wanglao kouzhuan faxu* 太清王老口傳法序 YJQQ, 62/436 unten. Dort heißt es: „Wenn man mit den Übungen zur 'Aufnahme des *qi*' beginnt, sollte man Zaubersprüche rezitieren. Ist das Erlernen der Methode abgeschlossen, braucht man diese Formeln bei der Anwendung des *qi* nicht mehr zu rezitieren. Behandelt man jedoch Krankheiten anderer Leute, sollte man unbedingt Zauberformeln rezitieren."

233 Es war uns nicht möglich, in den einschlägigen Werken die Quelle dieses „Bittgesuches des zentralen Elixiers der fünffachen reaktiven Wirkkraft" *wulingxindan zhang* 五靈心丹章 ausfindig zu machen.

234 Vgl. Robinet (1984), Bd. I, S .64.

235 Vgl. *Baopuzi* 4/69. Dieses Elixier wird ebenfalls in dem alchimistischen Werk von Sun Simo *Danjing yaojue* 丹經要訣 als Elixier von allerdings beschränkter Wirksamkeit erwähnt, vgl. Sivin (1968), S. 151/152.

236 Auch den „Lobgesang des Großen Dao" *Dadao zan* 大道讚 konnten wir in keinem der einschlägigen, früher zu datierenden Werke finden.

237 Vgl. Seidel (1969).

238 Zu „Talisman-Wasser" (*fushui*) vgl. hinten S. 96 ff.

239 Die zyklischen Zeichen bestehen aus den „Himmelsstämme" genannten Zeichen des Zehnerzyklus und den als „Erdzweige" bezeichneten Zeichen der Zwölferreihe, die alle durch ihre Lagen in Raum und Zeit eindeutig bestimmt sind.

240 S. *Baopuzi* 15/270, wo diese Methode, „die freie Energie *jing* der Sechs *wu* zu essen" (*shi liuwu zhi jing*) 食六戊之精 als sehr wirksam bezeichnet wird. Die Übungsbeschreibung selbst weicht jedoch erheblich von der Chengzhens ab.

241 Vgl. Strickmann (1979), s. 168, Robinet (1984), Bd. I, S. 23, Anm. 1, und Tang Changru (1957), S. 351-381.

242 Vgl. Maspero (1971), S. 547.

243 Das „Todes*qi* (*siqi*) 死氣 entspricht dem energetischen Charakter der Tageszeit mit sinkender Sonne von Mittag bis Mitternacht, vgl. Porkert (1973), S. 142.

244 Zum „belebenden *qi*" (*shengqi*) vgl. Anm. 51 in diesem Teil.

245 Vgl. *Shangqing huangshu guodu yi* 上清黃書過度儀 DZ Nr. 1294, f. 1009, S. 15a/b. Dieser Text der Himmlischen Meister soll auf die Zeit vor dem Ende der Sechs Dynstien (3.-6. Jh.) zurückgehen, vgl. Schipper (1975c), S. 11.

246 Vgl. Maspero (1971), S. 546.

247 Zu der Bezwingungsreihenfolge der Fünf Wandlungsphasen, bei der jeweils die nachfolgende Wandlungsphase die vorangehende bändigt, und den physiologischen Bezügen dieser Reihenfolge vgl. Porkert (1973), S. 46 ff.

248 Zur Definition der „Bauenergie" *ying* 營 und der „Wehrenergie" (*wei*) 衛, vgl. Porkert (1973), S. 146/147, und die Erklärungen im Kommentar S. 91 ff.

249 S. *Houhanshu* 72b/2739 und die Übersetzung dieses Auszuges aus der Biographie des Arztes Hua Tuo 華佗 im Kommentar S. 87/88.

250 Der Begriff *xue* 血, den wir gemäß der Alltagssprache als „Blut" wiedergeben, ist als Terminus technicus weiter zu fassen als Oberbegriff für die individualspezifische struktive Energie im

menschlichen Organismus, vgl. Porkert (1973), S. 145/146.

251 In der DZ-Version heißt es „nährt der Mensch ..." (*yang* 養).

252 Hier sei angemerkt, daß der Begriff *mo* 脈 sowohl für „Leitbahnen" und „Pulse" stehen kann, als auch den aktiven Aspekt der pulsierenden Bewegung des „Blutes" (*xue*) impliziert, vgl. Porkert (1973), S. 145 und 151.

253 Die beiden Begriffe für die Säfte im menschlichen Körper in der traditionellen chinesischen Medizin bezeichnen beide struktives Potential des Organismus in Gestalt von Körperflüssigkeit, und zwar *jin* 津 dessen aktiven („aktive Säfte"), *ye* 液 seinen struktiven Aspekt. Das aktivierte Potential *jin* diffundiert durch und aus dem Körper: „Was aus den Poren sickert und transpiriert, das nennt man *jin*", s. Porkert (1973), S. 147.

254 Das „oberflächliche *qi*" *fuqi* 浮氣 bedeutet die „sich als Pulsschlag aktiv manifestierende, aktive physiologische Energie". Als pharmakodynamische Qualität kommt ihr zudem die Funktion zu, „Wirkungen an der Oberfläche zu neutralisieren", s. Porkert (1973), S. 143.

255 Im Gegensatz zu den „oberflächlichen *qi*" (*fuqi*) umfaßt das „essentielle *qi*" *jingqi* 精氣 sowohl struktive als auch aktive Energien und nähert sich somit in gewisser Weise auch dem Begriff des „primären *qi*" (*yuanqi*) an, vgl. Porkert (1973), S. 140, 143.

256 S. *Nanjing* Kap. 2, Abschnitt 4, Frage 30, S. 54. Zuvor heißt es in diesem Text: „Alle fünf Orbes horreales und sechs Orbes aulici empfangen von dem *qi* ihre klaren Anteile, das ist die 'Bauenergie' und ihre trüben Anteile, das ist die 'Wehrenergie'. Die 'Bauenergie' bewegt sich in den Leitbahnen, während sich die 'Wehrenergie' außerhalb der Leitbahnen befindet. Die 'Bauenergie' zirkuliert ohne Unterlaß (pro Tag) 50mal durch den Körper. Yin und Yang wechseln sich gegenseitig ab ..." Dann folgt das von Chengzhen angeführte Zitat.

257 S. *Suwen* 17/2. Der Arzt Qi Bo führt diese Zuordnungen auf, um die Diagnose zu veranschaulichen, wenn in den einzelnen Körperteilen Funktionsstörungen vorliegen. Sima Chengzhen übernimmt die Grundsätze wörtlich; nur im letzten Satz weicht er vom heute erhaltenen Original ab, wo es heißt: „Was die Knochen betrifft, so sind sie der Sitz des Knochenmarks" 骨者髓之府也.

258 Hier weicht Chengzhen vom Original im *Suwen* 10/10 ab, dort heißt es: „Alle Leitbahnen und Pulse (*mo*) werden den Augen zugeordnet."

259 Dieser Abschnitt ist ein Zitat aus dem *Suwen* 10/10. Der letzte Satz, der diese Funktionszuordnungen bildhaft mit dem Ablauf von Tag und Nacht vergleicht, was wir mit „Wechselspiel" übersetzen, wird im Kommentar von Wang Bing 王冰 (762 n. Chr.) genauer erklärt. Er erläutert auch die „acht Vertiefungen" (*baxi* 八僊) im *Suwen*, die Chengzhen mit „acht Ringscheiben" (*bahuan* 八環) wiedergibt, als die „acht Hauptgelenke": beide Knie, Ellenbogen, Handgelenke und Hüftgelenke.

260 Die „Fünf Überanstrengungen" (*wulao* 五勞) werden im *Suwen* 23/10 wie folgt dargestellt: „Zu langes Sehen schadet dem 'Blut' (*xue*); zu langes Liegen schadet dem *qi*; zu langes Sitzen schadet dem Fleisch; zu langes Stehen schadet den Knochen und zu langes Gehen schadet den Nervus. Das sind die Schädigungen, die die 'Fünf Überanstrengungen' hervorrufen können.", vgl. S. 116.

261 Zu dem von Hua Tuo entwickelten „Spiel der Fünf Tiere" (*wuqinxi* 五禽戲) vgl. Übersetzung der Biographie von Hua Tuo im Kommentar, S. 87, und zur Ausführung dieses „Spieles der Fünf Tiere" vgl. Anm. 283.

262 Mit den „Fünf Kardinalpunkten" (*wuti* 五體) werden in diesem Zusammenhang beide Knie, Ellenbogen und Scheitel bezeichnet.

263 Wörtlich heißt es: „nach *chou* 丑 (1.00 bis 3.00 Uhr morgens) und vor *mao* 卯 (5.00 bis 7.00 morgens)."

264 Zum „Verteilen der Haare" (*sanfa*) vgl. Anm. 160 in diesem Teil.

265 Eine ähnliche Methode, bei der man die Haare allerdings mit den Händen verteilt, ist uns im *Yangxing yanming lu*, YJQQ 32/235 Mitte, erhalten. Diese Übung soll dazu dienen, die Zirkulation des „Blutes" und des *qi* anzuregen und zu verhindern, daß die Haare weiß werden.

266 Zu dem Begriff *pingzuo* „ausgewogen sitzen" vgl. Glossar.

267 Zu *wogu* „die Hände locker zu Fäusten ballen" und *kouchi* vgl. Glossar.

268 Der Begriff *pingqi* 平氣, den wir hier als „das *qi* ausgewogen werden lassen" übersetzen, kommt bereits im *Taiping jing* 116/630 vor und steht dort für die Ausgewogenheit des *qi* zwischen Himmel, Erde und dem Menschen, die eine würdige Regierung erst ermöglicht. Später kommt dem Begriff *pingqi* auch als Titel für daoistische Meister eine besondere Bedeutung zu, vgl. Welch/Seidel (1979), S. 52.

269 Zu dem Terminus „das *qi* sperren" *biqi* s. Glossar.

270 In der DZ-Version erscheint *lie* „hin- und herschwingen" in der Schreibung: 捩; in der YJQQ-

Version: 綟

271 Zur „Atmung“ *xi* s. Glossar.

272 Der Kommentar im YJQQ bemerkt: „Etc.“ (*yunyun*) und weist somit auf die 16 weiteren Übungen hin, die jedoch in der YJQQ-Version des Textes nicht weiter aufgeführt werden. Wir finden sie dafür in der DZ-Fassung, vgl. hinten S. 92 ff.

273 Zu der Biographie von Pengzu vgl. Kaltenmark (1953), S. 82 ff.

274 S. *Zhuangzi*, Kap. 15. Zhuangzi berichtet von diesen Personen mit abschätzigem Unterton, da sie ihr Leben zu einseitig auf die Ausübung dieser gymnastischen Methoden ausrichten, vgl. auch weiterführende Passagen im Text *Zhuangzi*, Kap. 15.

275 Dieser *Zhuangzi*-Kommentar wird in chinesischen Sekundärwerken entweder Li Yi 李頤 (starb 304) (vgl. Wu Shouju [1981], S. 42) oder dem phonetischen Kommentar von Li Gui 李軌 (starb 335) (vgl. Tang Lan [1979], S. 3) zugeschrieben. Beide Texte sind jedoch nur noch fragmentarisch erhalten. Es ist gut möglich, daß die Fragmente auf einen gewissen Li (李氏) zurückgehen, so daß beide genannten Autoren in Frage käme, da beide dieser Autoren sowohl jeweils einen Kommentar als auch einen phonetischen Kommentar zu *Zhuangzi* verfaßt haben, vgl. Yan Lingfeng (1965) Bd. II, S. 50/52.

276 In den frühen Quellen werden die gymnastischen Übungen und die Massage nicht einheitlich mit *daoyin* 導引 oder *anmo* 按摩 bezeichnet. Wir finden sowohl Varianten in der Schreibung, z. B. im *Zhuangzi* erscheint auch 道引, als auch erhebliche Abweichungen in der Gesamtbezeichnung. So heißt es von dem berühmten Arzt Qin Yueren 秦越人, auch Bian Que genannt (2. Jh. v. Chr.) in seiner Biographie im *Shiji* Kap. 105, daß er die Ärzte des Altertums lobte, da sie die Patienten nicht mit Drogen kurierten, sondern ihnen eine Methode zum „Heben und Dehnen, Drücken und Reiben“ (撟引案扤) verordneten; vgl. auch Anm. 288 in diesem Teil.

277 Vgl. *Shuowen*, S. 121 und S. 640.

278 Vgl. Übers. über die „Aufnahme des *qi*“, S. 72ff.

279 An dieser Stelle ist es interessant festzustellen, daß auf dem Seidenbild *daoyintu* aus dem Mawangdui-Grab Nr. 3 (vgl. hinten S. 129) bei den den einzelnen dargestellten Positionen beigegebenen, rekonstruierten Benennungen der Terminus *yin* 引 im Sinne von „dehnend lösen und zugleich austreiben“ vorkommt. So heißt es z. B. zur Abb. 23 der Tafel: „die Knieschmerzen dehnend lösen und austreiben“ (*yin xitong* 引膝痛), oder zu Abb. 29: „den Nacken dehnen“ (*yin xiang* 引項) oder aber zur Abb. 20: „die Taubheit dehnend lösen und austreiben“ (*yin long* 引聾), vgl. Tang Lan (1979), S. 8 ff., Shen Shou (1979), S. 89, Sakade Yoshinobu (1983), S. 255 ff.

280 Die Verbindung „Führung des *qi*“ und *daoyin* wird als therapeutische Maßnahme auch im *Lingshu* erwähnt, Kap. 72, Buch 11, S. 115.

281 S. *Shiji* 128/3228.

282 Vgl. dazu auch den Diskurs im *Baopuzi* 3/29. Baopuzi erklärt dazu, daß es beim Nachahmen der Tierbewegungen, z. B. eines Kranichs, nicht darauf ankommt, tatsächlich fliegen zu können, sondern, daß der Kranich als Vorbild für die Fülle und Länge des Lebens dient, dem man nacheifern sollte, indem man sich von *qi* ernährt und auf den Getreidegenuß verzichtet, vgl. auch hinten S. 159 ff.

283 Es existieren zahlreiche Übungsbeschreibungen zum „Spiel der Fünf Tiere“, vgl. *Yangxing yanminglu*, YJQQ 32/236 oben, und *Taishang laojun yangshengjue*, DZ Nr. 821, f. 569, S. 1a/b. Weiterhin gibt es illustrierte Anleitungen zu diesen Übungen, vgl. *Neiwaigong tushuo*, S. 183-198, die zuerst von Dudgeon (1974), S. 386-392 übersetzt wurden; deutsche Übers. vgl. Stiefvater (1980), S. 82-86. Die moderne Ausübung des „Spieles der Fünf Tiere“ hat sich merklich verändert: Die Atmung wurde vereinfacht und die Abfolge der Bewegungen verändert; die gesamte Übung erinnert nur sehr entfernt an die Darstellung aus den früheren Quellen. Die Durchführung der Bewegungen soll zusammenhängend in gleichmäßigem Fluß erfolgen, womit sie sich der Ausübung des Taiji quan annähert; vgl. Jiao Guorui (1964), S. 80-106, Zöller (1984), S. 256-293.

284 S. *Houhanshu* 72b/2739, Übersetzung nach Porkert (1972), S. 524 ff. Zu Hua Tuo vgl. auch *Sanguo yanyi*, Kap. 78.

285 Vgl. *Baopuzi*, 5/93.

286 S. *Baopuzi*, 15/278.

287 Wörtlich „Leiten und Dehnen, Massieren und Treten“ (*daoyin anqiao* 導引按蹻). Wang Bing (8. Jh.) erklärt die Begriffe in seinem Kommentar zum *Suwen* wie folgt: „'Leiten und Dehnen' (*daoyin*) bedeutet, Nervus und Knochen zu schütteln sowie Gelenke und Gliedmaßen zu bewegen. 'Massieren' (*an*) bedeutet (mit den Händen) auf Haut und Fleisch zu drücken.

'Treten' (*qiao*) heißt, Arme und Beine emporzuheben", Kommentar zu *Suwen*, 12/2.

288 Vgl. *Suwen*, 47/3.

289 Vlg. *Suwen*, Kap. 72. Zur Interpolation der Kap. 66-74 vgl. Porkert (1973), S. 50 ff.

290 Das bedeutendste Werk in dieser Hinsicht ist das *Zhubing yuanhou lun* von Chao Yuanfang (610 entstanden), in dem nach einer genauen Beschreibung von Ursprung und Verlauf einer bestimmten Krankheit häufig eine *daoyin*-Übung zur Behandlung folgt. Diese Übungen werden jeweils mit dem Titel „Methode zum Leiten und Dehnen und zum Nähren des Lebens" (*yangsheng daoyin fa*) eingeführt, vgl. auch hinten S. 137.

291 Vgl. z. B. *Sheyang zhenzhongfang* von Sun Simo (starb 682), YJQQ 33/239 oben. Dieser Abschnitt trägt zwar den Titel *daoyin*, beschreibt aber hauptsächlich Techniken der Selbstmassage, die in Verbindung mit einigen einfachen Dehnungsübungen durchgeführt werden. Bei der „Methode zum Leiten und Dehnen des Obskuren Spiegels" (*Xuanjian daoyinfa*), YJQQ 36/253, wird ein Abschnitt zwar mit der Überschrift „Massage" betitelt, es überwiegen jedoch eindeutig die Bewegungsübungen gegenüber der Massage. Das gleiche gilt für das *Qianjinfang* von Sun Simo, 27/481.

292 Vgl. Tang Lan u.a. (1979), *Wenwu* 1975/76, S. 1-28, und *Kaogu* 1975/1, S. 47-59, und Sakade Yoshinobu (1980).

293 Vgl. Tang Lan (1979), S. 5 ff., Sakade Yoshinobu (1983), S. 254 ff.

294 Vgl. Unschuld (1982a), S. 398 ff.

295 Vgl. *Wenwu* 1975/6, S. 1-5, und hinten über Diätetik S. 157 ff.

296 Vgl. Maspero (1971), S. 586.

297 Vgl. z. B. *Laozi zhongjing* (3. Jh.) YJQQ Kap. 19, Abschnitt 44, S. 138. Auch im *Zhengao* (499 n. Chr.) nehmen die gymnastischen Übungen einen gewissen Stellenwert ein, vgl. Robinet (1984), Bd. I, S. 36.

298 Vgl. *Taiqing daoyin yangsheng jing* DZ Nr. 818, f. 568, und YJQQ, Kap. 34, Übers. Maspero (1971), S. 578-588.

299 Vgl. Schipper (1979), S. 77.

300 Zu den Biographien beider „Unsterblicher" vgl. Kaltenmark (1953), S. 35 und 82.

301 Biographie des Meisters Ning im *Liexianzhuan*, vgl. Kaltenmark (1953), S. 43.

302 S. *Taiqing daoyin yangsheng jing* DZ Nr. 818, f. 568, S. 6a.

303 S. *Daoshu* DZ Nr. 1017, f. 641-648, Kap. 28, S. 1a.

304 Needham gibt einen kurzen Abriß über die Weiterentwicklung der „Übungen zum Leiten und Dehnen" und zur Überlagerung der verschiedenen Übungsabfolgen seit der Tang-Zeit. Zugleich weist er auf die Rezeptionsgeschichte der chinesischen gymnastischen Übungen im Westen hin, die wohl mit dem Werk von P.M. Cibot „Notice du Cong-Fou des Bonzes Tao-Sée" aus dem Jahre 1799 (das oft Pater J.J. Amiot zugeschrieben wurde) begann, vgl. Needham (1983), Vol. V., Part 5, S. 154-179. Zur Rezeption des *daoyin* in Japan vgl. Sakade Yoshinobu (1983), S. 246/247.

305 Vgl. Anm. 256 in diesem Teil.

306 Vgl. Porkert (1973), S. 146.

307 Vgl. Porkert (1973), S. 147.

308 "Ventus" ('Wind') bezeichnet einen klimatischen Exzeß, zugleich die durch diesen Exzeß im Mikrokosmos induzierte Heteropathie, die zeitlich über die aktuelle Wirksamkeit des äußeren Geschehens hinausgehen kann", s. Porkert (1976), S. 53.

309 S. *Xuanjian daoyin fa*, YJQQ 36/252 unten, wo es wörtlich heißt: 一則以調營衛，二則以消穀水，三則以排却風邪，四則以長進血氣. Das Werk basiert zwar auf einigen Zitaten aus *Baopuzi*, ist jedoch im Stil und in der Zusammensetzung sicher erst später (vermutlich um das 8./9. Jh.) kompiliert worden.

310 Zu *wogu* und *kouchi* vgl. Glossar.

311 Diese vorbereitenden Maßnahmen sind fast allen Techniken zur Lebenspflege gemein; insbesondere gilt dies für die Praktiken der Shangqing-Schule, vgl. Robinet (1979a), S. 57-65. Diese Vorbereitungen vor den „Übungen zum Leiten und Dehnen" werden bereits im *Taiqing daoyin yangsheng jing* DZ Nr. 818, f. 568, und YJQQ, Kap. 34, erwähnt; vgl. Übersetzung Maspero (1971), S. 578-588.

312 *Xiuzhen jingyi lun* 修真精義論 DZ Nr. 277, f. 134, S. 1a-5b. Vgl. vorn S. 57.

313 Zu *biqi* „das *qi* sperren" s. Glossar.

314 Vgl. S. 73.

315 Vgl. S. 71.

316 Die Frage, ob die *daoyin*-Übungen vor oder nach der „Aufnahme des *qi*" praktiziert werden sollen, wird im *Fuqi zafa biyao koujue* YJQQ, 61/434 unten, (Übers. Maspero [1971], S. 520) wie

folgt gestellt und beantwortet: „Wie kommt es, daß die fortgeschrittenen Adepten zuerst die ‘Übungen zum Leiten und Dehnen’ und danach Atemübungen (*churu*) praktizieren, während die beginnenden Adepten zuerst die Atemübungen und dann das *daoyin* üben? Antwort: Wenn die fortgeschrittenen Adepten zuerst die ‘Übungen zum Leiten und Dehnen’ vollziehen, wird das unreine *qi* (durch die Übungen) angeregt und verteilt, bis es ausgestoßen wird. Die beginnenden Adepten praktizieren die *daoyin*-Übungen nach den Atemübungen, da sie fürchten, daß das unreine *qi* in die Gelenke dringt und sich nicht mehr verteilen (und ausstoßen) läßt.“

317 Diese Massagetechnik entspricht weitgehend den von Chao Yuanfang im *Zhubing yuanhou lun* (610 datiert) 28/148 und 9/53 dargelegten Methoden.

318 S. *Qianjinfang* von Sun Simo (650/659 entstanden) DZ Nr. 1163, f. 800-820, Kap. 82, S. 1a.

319 Diese Art von reibender Massage wird im *Zhubing yuanhou lun* 9/53 erwähnt.

320 Vgl. S. 127 ff.

321 Vgl. Anm. 317 und 319 in diesem Teil.

322 Vgl. vorn Anm. 290 in diesem Teil.

323 Vgl. Sivin (1968), S. 107, Anm. 46.

324 Vgl. Anm. 318 oben.

325 Zu „trockene Reinigung“ *ganyu* 乾浴 s. *Zhubing yuanhou lun* 9/53 unten.

326 Vgl. Liu Guizhen (1981), S. 329.

327 Vgl. z. B. Liu Weiwen (1983).

328 Vgl. Palos (1968), S. 93 ff.

329 Beide Begriffe stehen wohl in Verbindung mit dem *Zhengao* 1/8b, wo es heißt: „Siegelschrift der Wolken und Bittgesuch des hellen Glanzes, das sind die Schriftzeichen der mit ‘konstellierender Kraft’ *shen* und reaktiver Wirkkraft *ling* ausgestatteten Talismanschriften, die heute erschienen sind.“ 雲篆明光之章，今所見神靈符書之字是也
Bis heute hat sich auch eine Art von Talismanen mit der Bezeichnung „Siegelschrift der Wolken“ innerhalb der Jingwei-Schule erhalten, vgl. Schipper (1977), S. 4.

330 Der Begriff *shenling* 神靈, den wir hier als „mit konstellierender Kraft *shen* und reaktiver Wirkkraft *ling* ausgestattet“ übersetzt haben, bezeichnet eigentlich ein komplementäres Paar von Wirkkräften. Dazu heißt es im *Dadai liji* 大戴禮記 (dat. um 1. Jh. v. Chr.) Kap. 5: „Das essentielle *qi* des Yang wird *shen* (konstellierende Kraft) genannt; das essentielle *qi* des Yin wird *ling* (‘reaktive Wirkkraft’) genannt. So sind *shen* und *ling* die Wurzel aller (differenzierter) Dinge.“ 陽之精氣曰神，陰之精氣曰靈，神靈者品物之本也 vgl. auch Porkert (1961), S. 432 zu den Begriffen *ling* und *shen*.

331 In der YJQQ-Version nur „Schrift“ 書.

332 Zum Begriff „Erscheinungsbild“ *xiang* 象 vgl. Anm. 31 in diesem Teil.

333 *Shenqi* 神氣 „das *qi* der konstellierenden Kraft *shen*“ ist ein binominales Synonym von *shen* und bedeutet die Vollkommenheit beider von einander abhängigen Aspekte *shen* und *qi*. vgl. Porkert (1973), S. 143, und ders. (1961), S. 429/430. Daher ist unter *shenqi* auch das „göttliche *qi*“ zu verstehen, das der Adept erst in seinem Körper erkennen und unterscheiden kann, wenn er im Besitz von z. B. Talismanen ist, vgl. Seidel (1983), S. 330 Anm., und vgl. im Fushui-Komm. S. 141 ff. Nach dem *Taiqing wanglao kouzhuanfa* 太清王老口傳法 im YJQQ 62/438 (um die Tang-Zeit zu datieren und z.T. der Daoistin Li Ye zugeschrieben) geht das *shenqi* aus den Orbis cardialis hervor.

334 Zum Begriff *cun* „Aktualisieren“ vgl. Glossar.

335 In der YJQQ-Version: „Das Erscheinen der Schriftzeichen“ 文字顯.

336 Zur Verwendung von Zinnober beim Schreiben von Talismanen vgl. S. 97.

337 Zum Begriff *jin* 津 als aktiven Saft im menschlichen Körper vgl. Anm. 253.

338 In Anlehnung an das *Yijing*, Hexagramm 1: „Das Yang-*qi* fließt latent im Verborgenen“ 陽氣潛藏

339 Zu „Mutter des *qi*“ *qimu* 氣母 vgl. *Zhuangzi* Kap. 6 (Übers. nach Watson (1968), S. 81): „Fu Xi empfing es (das Dao) und drang somit in die Mutter des *qi* ein“ 伏戲氏得之以襲氣母. Guo Xiang kommentiert (*Sibu congkan*-Ausgabe, 3/11) erklärend: „Die Mutter des *qi* ist die Mutter des primären *qi*“ 元氣之母. Das bedeutet, daß der Begriff *qimu* auf den primordialen Zustand des primären *qi* hinweist, das in dieser Primordialität dem Dao sehr nahe kommt. Zum primären *qi* vgl. vorn S. 10.

340 Zu den Zusammenhängen zwischen „Bau- und Wehrenergie“ und den inneren Säften im menschlichen Körper vgl. Porkert (1973), S. 146/147, zur „Bau- und Wehrenergie“ allgemein vgl. 91 ff.

341 In der DZ-Version: „Bauch und Orbis stomachi 腹胃; in der YJQQ-Version: „Orbis intestinum

und Orbis stomachi“ 腸胃.

342 Sima Chengzhen hat in seinem Text bereits wiederholt auf die Wirksamkeit der „Methode der Fünf Keime“ und der „Aufnahme des *qi*“ zur „Durchdringung“ (*tong* 通) der Orbes hingewiesen.

343 Der YJQQ-Text schließt mit dem Vermerk: „Die Talismane befinden sich im Originaltext.“ Die DZ-Version enthält weiteres Material, von dem wir die erste Talismanmethode im folgenden übersetzen. Zu der zweifelhaften Authentizität des Materials in der DZ-Version vgl. S. 102.

344 Diese Art von ritueller Handlung mit dem „Talisman-Wasser“ findet sich auch im modernen daoistischen Ritual, vgl. Schipper (1975), S. 20.

345 Ein *sheng* 升 entsprach in der Tang-Zeit 198 ml, vgl. Sivin (1968), S. 253.

346 Im *Bencao gangmu* (Ming-Zeit) von Li Shizhen wird das „Edelwasser aus dem Brunnen“ (*jing huashui* 井華水) wie folgt beschrieben: Geschmack: süß, nicht giftig; Wirkweise: reinigende Wirkung, besonders auf die Sinnesorgane, mit Zinnober eingenommen bewirkt es eine gute Gesichtsfarbe, hat eine beruhigende Wirkung, vgl. *Bencao gangmu* 5/415. Auch im YJQQ finden wir einige Beispiele für den Gebrauch von „Edelwasser“: z. B. zum Austreiben von Dämonen und zum Ausgleich der Sehschärfe zwischen beiden Augen, vgl. YJQQ 48/2a und 7a. Im WSBY 93/11b-13a ist das „Edelwasser“ der Ausgangsstoff zur Herstellung von einer Art Talisman-Wasser zur Visualisation der Gottheiten des Mondes, vgl. Lagerwey (1981), S. 200. Aus der Beschreibung von Li Shizhen ist zu entnehmen, daß es sich bei dem „Edelwasser aus dem Brunnen“ wohl um sauberes Brunnenwasser handeln wird. Reines, wohl unabgekochtes Wasser galt auch als bevorzugte Nahrung der „Unsterblichen“, vgl. z. B. *Shenxianzhuan* 10/5a.

347 Die „Fünf Planeten“ (*wuxing* 五星), die den Fünf Wandlungsphasen, den „Fünf heiligen Bergen“ und den Fünf Orbes horreales im Menschen entsprechen, sind: Venus, Jupiter, Merkur, Mars und Saturn. Vgl. Needham SCC (1953) Vol. 3, S. 398. Gemäß ihrer Beschreibung im WSBY 3/6a-7b residiert auf jedem dieser „Fünf Planeten“ ein „Echter Kaiser“, vgl. Lagerwey (1981), S. 73.

348 Zum Begriff der *Liujia* vgl. S. 95.

349 Die „Drei echten Himmel“ (*san zhentian* 三真天) bezeichnen wohl allgemein die „Drei Himmel“, die als Manifestationen des Ur-*qi* drei himmlische Bereiche bilden. Dieses Schema der Drei Himmel geht ursprünglich auf die Tradition der Himmlischen Meister zurück, vgl. Schipper (1982), S. 86 ff. Die Shangqing-Schule kennt 9 primordiale Himmel, aus denen 36 Himmel hervorgegangen sind, vgl. Robinet (1984), Bd. I, S. 131 ff.

350 Eine Gottheit mit dem Namen „Vater des Gelben“ (*Huangfu*) konnten wir nicht finden. Es ist möglich, daß der „echte Herr der gelben Halle“ (*Huangting zhenren*) damit gemeint sein könnte, der gemäß des Kommentars zu Abschnitt 4/1 des *Huangting neijing* von Liang Qiuzi (fl. 722) auch als Daofu 道父 bezeichnet wird. Der Regierungsbereich dieser Gottheit kann drei Zentren im Körper umfassen: Das Zentrum des Gehirns, den Orbis cardialis oder Orbis lienalis, vgl. Homann (1971), S. 57 ff. In unserem Zusammenhang könnte vielleicht der Orbis lienalis gemeint sein.

351 Der Säugling Chizi 赤子 verkörpert symbolisch die Rückkehr des Adepten in den angestrebten primordialen Zustand. Besonders in der Shangqing-Schule war die Technik der Visualisation der drei Gottheiten verbreitet, die in den drei Zinnoberfeldern residierten. Die Gottheit des oberen Zinnoberfeldes (im Kopf) trug den Namen Chizi „Säugling“, vgl. Robinet (1984), Bd. I, S. 80 ff.

352 Der Begriff *zhuochi* 琢齒 wird nach unseren Kenntnissen meistens synonym zum Begriff *kouchi* „mit den Zähnen klappern“ (vgl. Glossar) gebraucht, z. B. *Zhengao* 10/9a. Vgl. Glossar zu *kouchi*.

353 Die weiteren in der DZ-Version erhaltenen Anleitungen haben wir im Kommentar S. 100ff inhaltlich zusammengefaßt.

354 Vgl. Kaltenmark (1960), S. 573, Seidel (1983), S. 310 ff. Zu den Tang-zeitlichen Talismanen zum Abschluß von Verträgen vgl. Des Rotours (1952).

355 Zu dem Begriff *hefu* vgl. Anm. 146 in diesem Teil.

356 Zu berühmten Beispielen dieser Art von Vertragsabschluß, die bereits auf die mythischen Herrscher des Altertums zurückgehen sollen, vgl. Seidel (1983), S. 310 ff., Kaltenmark (1960), S. 573.

357 Vgl. Kaltenmark (1960), S. 573.

358 Vgl. Kaltenmark (1960), S. 574, und Seidel (1983), S. 311. A. Seidel wertet hauptsächlich apokryphe Texte der Han-Zeit zu diesem Thema aus.

359 Vgl. Seidel (1983), S. 313 ff. und S. 370.

360 Vgl. Seidel (1983), S. 313 ff. und S. 370. Zur Tradition der *fangshi* der „Rezeptkundigen", ihrem Bezug zu den Techniken zur Lebenspflege und zur Shangqing-Schule vgl. Robinet (1984), Bd. I, besonders Teil 1, und Ngo Van Xuyet (1976).

361 Zur Bewegung der Himmlischen Meister, die hauptsächlich von der Provinz Sichuan ausging, vgl. Kaltenmark (1965), S. 142, deutsche Übers. von M. Porkert (1981), S. 197 ff., und Schipper (1982), Welch (1958).

362 Vgl. Kaltenmark (1960), S. 582 ff.

363 Zu *shenqi* 神氣 dem „*qi* der konstellierenden Kraft *shen*" oder „göttlichem *qi*" vgl. Anm. 333 in diesem Teil.

364 Vgl. Seidel (1983), S. 330.

365 Zur Bedeutung der Kalligraphie in der Shangqing-Schule vgl. vorn S. 36.

366 Zu den drei modernen Haupttypen der *fu* vgl. Schipper (1977); Zu Versuchen, diese Schriften zu deuten, vgl. Ch´en Hsiang-ch´un (1942) und Doré (1913) Bd. V.

367 Vgl. Schipper (1982), S. 88, ders. (1977), S. 3.

368 Vgl. Robinet (1979a), S. 44 ff., 53 ff. Als archäologisches Beispiel dazu sei angeführt: Im Jahre 1977 wurde in Turfan, Xinjiang, in einem Grab (Nr. 303), das auf das Jahr 551 n. Chr. zu datieren ist, ein daoistischer Talisman in einem kleinen Seidesäckchen gefunden. Er ist dreigeteilt: oben befindet sich die Abbildung einer Kriegsgottheit, die Mitte wird von einer unlesbaren Talisman-Schrift eingenommen, unten befindet sich ein Zauberspruch, vgl. Huang Lie (1981).

369 Talismane spielen bis heute eine Rolle bei den daoistischen Initiationsritualen. Die Transmission erfolgt vom Meister zum Schüler, indem der Meister dem einzuweihenden Schüler eine Talisman-Hälfte übergibt, vgl. Schipper (1982), S. 88 ff., S. 102 ff., und Seidel (1983), S. 316.

370 Vgl. dazu die Aussagen von Liu Xiujing, S. 192 hinten im Text, und Robinet (1984) Bd. I, S. 69.

371 Vgl. *Hou Hanshu*, Kap. 101, De Groot (1964) Bd. VI, S. 1052.

372 Vgl. *Baopuzi*, besonders Kap. 9, 17 und 19.

373 Vgl. *Baopuzi*, Kap. 19. Zum *Wuyue zhenxing tu* 五嶽真形圖 vgl. Schipper (1967), und Robinet (1984) Bd. I, S. 12.

374 Zu den „Jadefrauen", den weiblichen Boten des Himmels, vgl. Schafer (1978).

375 Auf die Traditionen der Anrufung der Jadefrauen der *Liujia* gehn wir in diesem Kommentar weiter hinten genauer ein, vgl. S. 150.

376 Bereits De Groot wies darauf hin, daß „Zauberspruch-Wasser" *zhoushui* 咒水, das Ge Hong an dieser Stelle verwendet, und „Talisman-Wasser" *fushui* synonym gebraucht werden, vgl. De Groot (1964) Bd. VI, S. 1052.

377 Vgl. *Baopuzi*, 15/270 ff.

378 Vgl. *Baopuzi*, 15/270-273.

379 Vgl. *Zhouhou beiji fang*, DZ Nr. 1306, f. 1013-1015, 1/13a.

380 S. *Zhengao*, 9/13b; WSBY Kap. 66, Lagerwey (1981), S. 174.

381 Vgl. auch Robinet (1979a), S. 52 ff.

382 Die Abbildung eines zeitgenössischen Talismans, der zur Herstellung von Talisman-Wasser benutzt wird, ist in Schipper (1977) Abb. 1 enthalten. Zu der Anwendung von Talisman-Wasser in daoistischen Ritualen vgl. Schipper (1982), S. 103 ff., ders. (1975), S. 20.

383 Vgl. Seidel (1983), S. 299 ff.

384 S. *Taiping jing hejiao*, 108/512, wo es wörtlich heißt: 欲除疾病而大開道者取訣於丹書吞字也

385 Vgl. Sivin (1968), S. 67, S. 275.

386 Vgl. Schipper (1977), S. 4.

387 Vgl. Kaltenmark (1965), deutsche Übers. (1981), S. 231 ff.

388 Zu diesem *Liujia yinyang fu* 六甲陰陽符 vgl. Schipper (1965), S. 38, zum Bezug dieser Yin-Yang-Talismane zu den apokryphen Schriften vgl. Seidel (1983), S. 301 Anm.

389 Der umfassende Begriff „Reiseküche" *xingchu* 行廚 wurde von R. Stein (1971), S. 491/492, ausführlich untersucht, vgl. auch Robinet (1984) Bd. I, S. 24/25, Levi (1983), S. 27 ff. Dieses Bankett kann sowohl im Körper des Adepten stattfinden, als auch kollektiv in der daoistischen Gemeinschaft gefeiert werden.

390 Die Biographie des Anqi Sheng ist im *Liexianzhuan* enthalten, vgl. Kaltenmark (1953), S. 115.

391 Zur „Tradition des Südens" vgl. S. 32.

392 Vgl. Schipper (1965), S. 34 ff.

393 Vgl. *Han Wudi neizhuan*, Übers. und eingeführt von Schipper (1965).

394 Vgl. Strickmann (1981), S. 128.

395 Vgl. *Zhengao*, 13/1b-2a. Robinet hat die Überlieferung der *Liujia*-Talismane genauestens ver-

folgt, vgl. Robinet (1984) Bd. I, S. 12/13 und Tafel S. 18.

396 Vgl. Porkert (1979), S. 70. K. M. Schipper zog einen Vergleich zwischen den Bezeichnungen der Talismane im *Han Wudi neizhuan* und im *Ziyang zhenren neizhuan*, vgl. Schipper (1965), S. 40/41, Robinet (1984) Bd. I, S. 13.

397 S. *Baopuzi*, 4/75.

398 Auch im *Hou Hanshu*, 80/1627 ist belegt, daß den Tagen des Zyklus Gottheiten zugeordnet waren, vgl. Schipper (1965), S. 36.

399 Anwendung des Talisman-Wassers mit Anrufung der Jadefrauen der *Liujia* und *Liuding* im *Baopuzi*, vgl. vorn S. 98.

400 Zum Begriff „aktualisieren" *cun* 存 vgl. Glossar. Zu diesem Begriff in Verbindung mit den Jadefrauen vgl. Schafer (1978).

401 Vgl. Schipper (1965), S. 37.

402 Vgl. *Shangqing qionggong lingfei liujia lu* 上清瓊宮靈飛六甲錄 DZ Nr. 1391, f. 1046 und *Shangqing qionggong lingfei liujia zuoyou shangfu* 上清瓊宮靈飛六甲左右上符 DZ Nr. 84, f. 37. Beide Texte sind ins 4. Jahrhundert zu datieren.

403 Vgl. Analyse von I. Robinet (1984) Bd. II, S. 207 ff.

404 *Shangqing wozhong jue* 上清握中訣 DZ Nr. 140, f. 60, 2/12b. Analyse dieses Textes, der zwar frühe Fragmente enthält, aber insgesamt später als das 6. Jahrhundert zu datieren ist, bei Robinet (1984) Bd. II, S. 353.

405 Zum Begriff „Edelwasser aus dem Brunnen" *jinghuashui* 井華水 vgl. Anm. 346 in diesem Teil.

406 Zu dem Begriff *xiangwang* 向王 vgl. Anm. 144 in diesem Teil.

407 Vgl. *Zhouhou beiji fang* 4/48b. Die dort beschriebene Methode ist der „Methode zur Einnahme von Wasser und zum Abbruch des Getreidegenusses" ähnlich, aber bei letzterer Methode wird mehr Gewicht auf den Umgang und die Qualität des Wassers gelegt.

408 Im *Zhouhou beiji fang* von Ge Hong 4/48b ff. werden nach obengenannter Übungsanleitung und dem Zauberspruch auch Drogen aufgeführt, mit denen das einzunehmende Wasser zusätzlich angereichert werden kann. Dies sind vor allem: Kiefernnadeln (vgl. hinten Anm. 438 bei Diätetik) und Rhizoma Imperatae (*baimaogen* 白茅根) vgl. Porkert (1978) S. 173 ff.

409 Vgl. *Qianjing yifang*, Kap. 13.

410 Vgl. Wu Shouju (1981), S 35 ff., zum Trinken von Wasser allgemein vgl. Needham/Liu Guizhen (1962), S. 449 ff.

411 Neuerdings erheben sich unter den Autoren der *qigong*-Literatur doch einige Stimmen zu diesem Thema: In seinem neuesten Buch geht Zhou Qianchuan kurz auf die Rezitation von Zaubersprüchen und den Gebrauch von Talismanen ein und beweist anhand einiger Beispiele, daß der Glaube an wirkkräftige Talismane höchstens eine psychologische Wirkung haben kann, aber keineswegs wissenschaftlich sei. Die Anwendung der Talismane, die z. B. mit Zinnober beschrieben geschluckt werden, zeigten dagegen eine eindeutige, wissenschaftlich überprüfbare Wirkung, wegen der unbestrittenen pharmakologischen Wirkkraft des Zinnobers gegen Krämpfe etc., vgl. Zhou Qianchuan (1984), S. 240 ff.

412 Zu „Bau- und Wehrenergie" vgl. Erklärung S. 91 ff.

413 Den sechs Orbes aulici (*liufu* 六腑) kommt im Gegensatz zu den „Speicherorbes", den Orbes horreales, die Funktion der Bewegung und Assimilation von „Nahrung" in weitem Sinne zu, vgl. Porkert (1973), S. 136 ff. Im *Lingshu*, Abschnitt 47, S. 80, heißt es dazu: „Durch die sechs Orbes aulici werden flüssige und feste Nahrung assimiliert, werden die aktiven und struktiven Säfte bewegt."

414 Der erste Satz stammt aus dem *Huangdi neijing taisu* (komm. von Yang Shangshan, Anfang Tang) Kap. 2, S. 15. Das Zitat aus *Suwen* 5/439 beginnt mit: „Das klare Yang ..." etc. Vgl. hinten S. 130.

415 In der DZ-Version fehlt: „Sapores" (*wei*). Die enge Verquickung und das gegenseitige Bedingen von Sapores als Yin-Aspekt und *qi* als Yang-Aspekt kommt durch den Terminus *jian* zum Ausdruck. *Jian* 兼 bedeutet „zusammenfassen, zusammenwachsen, vereint und insgesamt"; als philosophischer Terminus der Mohisten erscheint *jian* im Sinne von „universell", vgl. Porkert (1973), S. 106.

416 In der YJQQ-Version: „erfüllt" *shi* 實.

417 Ab „das klare Yang bildet den Himmel ..." verkürztes Zitat aus *Suwen*, 5/439 und *Taisu* Kap. 3, S. 25.

418 Im DZ-Text: „das Yin zu kennen" *zhiyin* 知陰.

419 Der Begriff „Drogen pflanzlicher Art" oder „Drogen der Gräser und Wurzeln" *caoben zhi yao* 草本之藥 steht in der Tradition des Begriffes *bencao* 本草, der, wie Unschuld (1973a), S. 17/18 ausführt, in den frühesten Zitaten „sich auf Pflanzen stützen", um ein langes Leben zu errei-

chen, bedeutet, und später die allgemeine Bedeutung „Drogenkunde“ erhält.

420 Unter „Natura“ oder „Natur“ *xing* 性 der Arzneimittel versteht man die Aussage über ihr Temperaturverhalten. Man unterscheidet warme, heiße, kühle und kalte Mittel und solche mit neutralem Temperaturverhalten, vgl. Porkert (1978), S. 52.

421 Diese beiden Rezepte finden sich in beiden Versionen des Textes. Die beiden Rezepturen zum Auswerfen und Ableiten sind nur in der DZ-Version erhalten.

422 Zu Poria vgl. Anm. 425 in diesem Teil.

423 Sesam (*Jusheng* 巨勝 oder *Huma* 胡麻 oder *Zhima* 脂麻) ist wahrscheinlich aus dem Iran importiert worden. Sesam wurde wohl auch noch in der Tang-Zeit nicht als Getreide angesehen, sondern galt, wie bereits im *Liexianzhuan* als Getreideersatz und „Nahrung zum Langen Leben“, vgl. Kaltenmark (1953), S. 67, Anm. 7.

424 Es war uns nicht möglich, dieses Rezept in einem früheren Text ausfindig zu machen.

425 Die Poria cocos Wolff (*fuling* 茯苓) (s. Abb. 9), eine Pilzart die auf Kiefernwurzeln wächst, ist eine der häufigsten Drogen in den Rezepten zur Lebensverlängerung, vgl. Kaltenmark (1953), S. 143, Anm. 3. Nach Li Shizhen (*Bencao gangmu* 37/1b) soll es sich bei der Poria um Emanationen des *qi* der mit „konstellierender Kraft“ *shen* und „reaktiver Wirkkraft“ *ling* ausgestatteten (*shenling* 神靈, vgl. Anm. 330 in diesem Teil) Kiefer handeln, die sich unter der Erde in Tausenden von Jahren heranbilden. In der chinesischen Medizin wird die Poria als Medicamentum diureticum exstillantium humoris verwendet, s. Porkert (1978), S. 230. Sie wird bereits im *Wushier bingfang*, das im Mawangdui-Grab Nr. 3 gefunden wurde, als Arzneidroge erwähnt, vgl. Unschuld (1982b), S. 29.

426 Die Cortex Cinnamomi (*Guixin* 桂心 oder *Rougui* 肉桂), die getrocknete Rinde des Zimtbaumes, gilt bei den Daoisten als eine Verkörperung des „reinen Yang“ und wirkt entsprechend stimulierend und wärmend. Im *Baopuzi* (Kap. 11) wird Zimt mehrfach erwähnt und u.a. von einem Adepten berichtet, dem nach zwanzigjähriger Einnahme von Zimt Haare unter den Füßen wuchsen, so daß er täglich 500 *li* laufen und Gewichte von tausend Pfund heben konnte (vgl. *Baopuzi* 11/210). Zimt ist bereits seit dem 2. Jahrhundert v. Chr. vielseitig als Medikament verwendet worden, denn es erscheint häufig im *Wushier bingfang*, vgl. Unschuld (1982b), S. 37. Es ist noch heute als Medicamentum tepefacientum intimae gebräuchlich, vgl. Porkert (1978), S. 277.

427 Die Radix Glycyrrhizae (*Gancao* 甘草) (s. Abb. 9), die getrocknete Wurzel des Süßholzes, gehört ebenfalls zu den bereits aus dem *Wushier bingfang* bekannten Drogen, vgl. Unschuld (1982b), S. 35. Im *Baopuzi* (4/55 und 15/269, 272) wird die Süßholzwurzel als Antisepticum und als Mittel gegen Hunger erwähnt. Gemäß den Schriften der Shangqing-Schule wurde der „Echten“ Wei Huacun ein Rezept zur Zubereitung der Radix Glycyrrhizae zur Heilung ihrer Krankheiten offenbart, vgl. Robinet (1984) Bd. I, S. 52/53. In der chinesischen Medizin wird die Süßholzwurzel zu den Medicamenta supplentia *qi* gerechnet, vgl. Porkert (1978), S. 425.

428 Bei der Umrechnung aller folgenden Maßangaben haben wir uns nach der Tabelle der „Apotheker-Maße in der Tang-Zeit“ gerichtet, Sivin (1968), S. 252 ff.

429 Der letzte Zusatz findet sich nur in der YJQQ-Version.

430 Radix Ginseng (*Renshen* 人參) (s. Abb. 9) gehört zu den Medicamenta supplentia *qi* und ist ebenfalls seit der Han-Zeit als Heilpflanze nachzuweisen, vgl. Porkert (1978), S. 419.

431 Semen Biotae (*Boziren* 柏子仁), die Samen einer speziellen chinesischen Zypressenart, sind seit der Han-Zeit als Heildrogen bekannt und werden in der chinesischen Medizin als Medicamenta sedativa sustinentia mentis angewandt, vgl. Porkert (1978), S. 298.

432 Die Rhizoma Batatatis (*Shuyu* 薯蕷 oder *Shanyao* 山藥) wird in der chinesischen Medizin zu den Medicamenta supplentia *qi* gezählt und wird bereits im *Shennong bencao jing* aus der späten Han-Zeit erwähnt, s. Porkert (1978), S. 423.

433 Radix Ophiopogonis (*Maimendong* 麥門東 oder *Maixindong* 麥虋冬 oder *Xindong* 虋冬) gehört seit der Han-Zeit zu den Medicamenta supplentia rigantia *yin*., Porkert (1978), S. 459.

434 Radix Asparagi (*Tianmendong* 天門冬 oder *Tianxindong* 天虋冬) wird im 11/184 im *Baopuzi* auch *Dimendong* 地門冬 genannt. Dieser Droge werden viele wundersame Wirkungen zugeschrieben: Sie dient dazu, die Kälte besser zu ertragen, so schnell wie ein galoppierendes Pferd zu laufen, die „Drei Würmer oder Leichendämonen“ zu vertreiben, das *qi* zu vermehren und schließlich keinen Hunger aufkommen zu lassen, vgl. *Bencao gangmu* 18/37, Porkert (1978), S. 48, Anm. 115 und Kaltenmark (1953), S. 136, Anm. 3. In der chinesischen Medizin ist die Radix Asparagi als Medicamentum supplentium rigantium *yin* gebräuchlich, vgl. Porkert (1978), S. 457.

435 Weißer Honig entsteht, wenn gewöhnlichem Honig „durch langes Erhitzen die Feuchtigkeit entzogen wurde“. Der weiße Honig „wirkt als Sapor auf die Orbes lienalis und stomachi und

unterstützt die suppletive Wirkung anderer Arzneien", s. Porkert (1978), S. 79.

436 Im *Baopuzi* (4/74) werden bereits Firmiana-Samen (*Wutongzi* 梧桐子) für die Größenangabe von Pillen verwendet; im (*Shennong*) *Bencaojing jizhu* von Tao Hongjing werden die Firmiana-Samen als Standard für die Pillengröße bei Rezepturen bis zu 10 Bestandteilen festgelegt, vgl. Unschuld (1973a), S. 35. Aus dem Überblick über die Standardgrößen der Pillen in der Tang-Zeit von Sivin (1968), S. 254, geht hervor, daß die Größe eines Firmiana-Samens der Größe von etwa zwei Sojabohnen entsprach.

437 Der Begriff *yin* 飲 „Trank" oder „Potio" bezeichnet einen abgekochten, bereits abgekühlten Absud (Dekokt). Allgemein zu diesen Aufbereitungsverfahren, vgl. Unschuld (1973b), S. 62 ff.

438 Kiefernnadeln (*Songye* 松葉) wie auch Kiefernzapfen und -samen galten als Nahrung zur „Unsterblichkeit". Die Nadeln sollten in bestimmten Monaten geerntet werden. Im *Baopuzi* (11/208, Übers. Schipper (1982), S. 219) wird die Geschichte einer Frau erzählt, die über 200 Jahre alt wurde, indem sie sich in der Wildnis einzig von Kiefernnadeln und -zapfen ernährte und auf diese Weise überlebte. Ihre Haut war mit schwarzem Fell überzogen und sie konnte so schnell laufen, als hätte sie Flügel. Sowie sie, in die Zivilisaton zurückgekehrt, Getreide aß, starb sie innerhalb von zwei Jahren, vgl. auch Kaltenmark (1953), S. 54, Anm. 2 und 3.

439 Fructus Lycii (*Gouqizi* 枸杞子), Lycium-Früchte sind in der chinesischen Medizin seit der Han-Zeit nachzuweisen. Diese Früchte gehören zu den Medicamenta supplentia rigantia *yin*, vgl. Porkert (1978), S. 458.

440 In der YJQQ-Version steht für „Regulierung" *zhi* 治, in der DZ-Version *li* 理. Es ist möglich, daß das ebenfalls gebräuchliche Zeichen *zhi* für „regulieren" wegen des Tabus, das auf dem persönlichen Namen des Tang-Kaisers Gaozong 高宗 (650-684) Li Zhi 李治 lag, durch *li* 理 ersetzt wurde. Da aber diese Tabus, wie wir wissen, in der Tang-Zeit nicht strikt eingehalten wurden, und da die Vertauschung dieser beiden Zeichen durch die Jahrhunderte hindurch wiederholt zu beobachten ist, reicht diese mögliche Namens-Tabuisierung nicht als Indiz aus, um den gesamten Text eindeutig in die frühe Lebensperiode Chengzhens zu datieren.

441 Auch dieses Rezept der Shangqing-Schule konnten wir in keinem früheren Werk finden.

442 Zu Radix Asparagi vgl. vorn Anm. 434 in diesem Teil.

443 Die Rhizoma Polygonati (*Huangjing* 黃精), das Weißwurz-Rhizom gilt als stärkendes Mittel und als Verkörperung der „freien Energie" *jing* der Erde und des Yin. Es wird bereits im *Liexianzhuan* und im *Baopuzi* 11/185 erwähnt, vgl. Kaltenmark (1953), S. 132, Anm. 4, und Porkert (1979), S. 48. In der chinesischen Medizin wird das Weißwurz-Rhizom zu den Medicamenta supplentia *qi* gerechnet, vgl. Porkert (1978), S. 427.

444 Radix et rhizoma Rehmanniae (*Dihuang* 地黃) wird bereits im *Huainanzi* 6/3b (2. Jh. v. Chr.) zur Heilung von Knochenfrakturen erwähnt. Im *Baopuzi* 11/210 wird der Rehmannia u. a. die Wirksamkeit zugesprochen, daß der Adept nach achtjähriger Einnahme einen leuchtenden Körper erhält, vgl. Kaltenmark (1953), S. 156, Anm. 3, und Porkert (1978), S. 43, Anm. 96. In der chinesischen Medizin gehört die Rehmannia zu den Medicamenta refrigerantia *xue*, vgl. Porkert (1978), S. 163, 448.

445 Die Rhizoma Atractylodis (*Shu* 朮) (s. Abb. 9), seit der Song-Zeit als *Baishu* 白朮 und *Cangshu* 蒼朮 unterschieden, wird im *Baopuzi* 11/209 auch als „'freie Energie' *jing* der Berge" (*shanjing*) bezeichnet. Die Atractylodis ist eine der meist verwendeten Heilpflanzen der Daoisten und soll den Körper des Adepten ganz leicht werden lassen, positiv auf seine Verdauung wirken und nach langer Einnahmezeit sogar bewirken, daß die Ohren des Adepten bis fünf Daumen lang werden; darüber hinaus wird seine Körperkraft enorm erhöht, vgl. Kaltenmark (1953), S. 69 Anm. 1, und Porkert (1979), S. 44, Anm. 97. Die Atractylodis wird bereits im frühesten uns erhaltenen Rezepturwerk *Wushier bingfang* (2. Jh. v. Chr.) erwähnt, vgl. Unschuld (1982b), S. 25. Für die Rhizoma Atractylodis (*Cangshu*), die zu den Medicamenta aromatica transformatoria humoris gehört, ist als Hauptfundort der Maoshan in Jiangsu bekannt. Entsprechend wurde die Wirksamkeit dieser Pflanze von den „Echten der Shangqing" hochgelobt und dem Adepten die Einnahme wärmstens empfohlen, vgl. *Zhengao* 6/1a-5b; 10/4a-b. Gemäß den Aussagen der „Dame des Ziwei", einer offenbarenden „Echten" der Shangqing, kann die regelmäßige Einnahme der Atractylodis nach drei Jahren sogar die „Unsterblichkeit" herbeiführen, vgl. Robinet (1984) Bd. I, S. 37.

446 Zur Herstellung eines Absudes vgl. Porkert (1978), S. 77.

447 Die Kommentare in der YJQQ-Version und DZ-Version sind etwas unterschiedlich gegliedert.

448 Zu Poria vgl. vorn Anm. 425 in diesem Teil.

449 Zu Cortex Cinnamomi vgl. vorn Anm. 426 in diesem Teil.

450 Zur Radix Glycyrrhizae vgl. Anm. 427 in diesem Teil.

451 In der YJQQ-Version wird als Maß für die Cortex Cinnamomi zwei *liang* angegeben.

452 Zu Rhizoma Batatatis vgl. vorn Anm. 432 in diesem Teil.

453 Rhizoma Alismatis (*Zexie* 澤瀉) ist in der chinesischen Medizin seit der Han-Zeit gebräuchlich und gehört zu den Medicamenta diuretica exstillantia humoris, vgl. Porkert (1978), S. 253.

454 Der Begriff *jian* 煎 „Absud" oder „Dekokt" ist von dem Begriff „Aufguß" *tang* 湯 deutlich abzugrenzen, vgl. Porkert (1978), S. 77.

455 Zu Sesam vgl. vorn Anm. 423 in diesem Teil.

456 *Xingren* 杏仁 sind die bitteren Mandeln, die von der Aprikose gewonnen werden und die von den süßen Mandeln zu unterscheiden sind. Nach Sivin (1968), S. 277 ist der Begriff *xingren* für Mandeln in unserem Sinne erst in der modernen Zeit gebräuchlich, daher übersetzen wir „Aprikosenkerne". In der chinesischen Medizin sind *xingren* seit Tao Hongjing als Droge belegt; sie gehören zu den Medicamenta tussostatica, vgl. Porkert (1978), S. 400.

457 Diese Rezeptur hat eine stark wärmende Wirkung und ist deshalb im Sommer nicht einzunehmen.

458 Die YJQQ-Version ist hier zu Ende. In der DZ-Version folgen noch zwei weitere Rezepturen zum Auswerfen von Schleim und zur Ableitung.

459 Vgl. *Zhuangzi*, Kap. 1. Zhuang Zhou berichtet von göttlichen Wesen, die in den Bergen leben, deren Haut wie Schnee ist und die „nicht die fünf Getreidearten essen, sondern den Wind einatmen und den Tau trinken" 不吃五穀吸風飲露, vgl. auch *Lüshi chunqiu* 14/23b.

460 Levi hat dies auch für das umfangreiche biographische Kompendium *Lishi zhenxian tidao tongjian* aus dem frühen 12. Jahrhundert nachgewiesen, vgl. Levi (1983), S. 7, Anm. 6.

461 An dieser Stelle sei daran erinnert, daß auch Chengzhen gemäß seiner Biographien von seinem Meister Pan Shizheng lernte, sich des Getreides zu enthalten, vgl. vorn S. 40.

462 Weitere Angaben dazu finden sich bei Levi (1983), S. 3 ff.

463 S. *Danan yangshenglun*, S. 7a, in Anlehnung an die Übers. von Holzman, S. 107.

464 Vgl. Schipper (1982), S. 216-221. Auch dem zivilisatorischen Einsatz von Feuer für die Zubereitung von Speisen haftete für die Daoisten etwas Unreines und Verdorbenes an, da sich auf diese Weise der Grundstoff des Nahrungsmittels von seinem Urzustand entfernte. In diesem Zusammenhang ist es interessant, daß, wie R. Stein nachgewiesen hat, es erstaunliche Parallelen zwischen den Funktionen des „Küchengottes", der „Göttin der Latrinen" und den „Drei Würmern" gibt, vgl. Stein (1971) (1972), und Levi (1983), S. 12 ff.

465 Vgl. Levi (1983), S. 5/6, Maspero (1971), S. 365-373, und vgl. die Beispiele in den Anm. zu Drogen bei der Übersetzung in diesem Teil.

466 Vgl. *Shenxianzhuan* 10/4b, 5b. Es sei daran erinnert, daß auch die mythologischen Gottheiten oft tiergestaltig waren, vgl. Levi (1983), S. 16/17, 37/38. Vgl auch Anm. 282 in diesem Teil.

467 Zum *Daoyintu* vgl. vorn S. 129 ff.

468 Zur Herba Pyrrosiae (*Shiwei* 石葦) vgl. Porkert (1978), S. 241. Nach den Untersuchungen von Unschuld, der die Drogen des *Wushier bingfang* aus dem Mawangdui-Grab Nr. 3 mit den Drogen des *(Shennong) Bencaojing jizhu* (um 500) von Tao Hongjing verglichen hat, ist der Grad der Übereinstimmung der damaligen Bezeichnung mit der heute üblichen sehr groß, so daß eine Identifikation angemessen erscheint, vgl. Unschuld (1982b), S. 47.

469 S. *Wenwu* 1975/6, S. 1.

470 Tang Lan sieht in diesen Arten der Ausatmung eindeutige Belege für eine frühe Anwendung der „Sechs *qi*" (*liuqi* 六氣), vgl. Tang Lan (1975), S. 14/15. Die „Sechs *qi*" werden bereits im *Chuci* (3. Jh. v. Chr.) in dem Gedicht „In der Ferne wandern" (*Yuanyou*), S. 2, erwähnt, und von Wang Yi als farblich unterschiedene *qi* der vier Jahreszeiten und des Himmels und der Erde erklärt, vgl. Kaltenmark (1953), S. 186/187. Der Ausatmung auf einem Laut der „Sechs *qi*" (*xu* 噓, *he* 呵, *si* 毬, *chui* 吹, *hu* 呼, *xi* 嘻) wird bis heute in der modernen Praxis der Qi-Übungen eine therapeutische Wirkung auf die sechs Orbes (die fünf Orbes horreales und dem Orbis tricalorii *sanjiao*) zugesprochen. Zur Praxis in der Tang- und Song-Zeit vgl. Maspero (1971), S. 532 ff., *Qianjinfang*, Kap. 27, Abschnitt 5, *Huanzhen xiansheng funa yuanqi juefa*, YJQQ, 60/424, und *Yangxing yanminglu*, YJQQ 32/234, *Yuanqi lun* YJQQ 56/393 oben. Zur modernen Praxis vgl. Palos (1968), S. 131 ff., Han Qiusheng (1981), S. 58 ff.

471 Vgl. *Shiji* 55/2048, *Hanshu* 40/2037.

472 Zur Atractylodis (*Shu*) vgl. Anm. 445 in diesem Teil.

473 Vgl. Übersetzung des *Ziyang zhenren neizhuan* Porkert (1979), S. 38-51. Auch im *Zhengao* 5/15b gilt der Getreideabbruch als der erste Schritt zu jeder weiteren Vervollkommnung zur Erlangung der „Unsterblichkeit". Ge Hong wendet sich gegen die Annahme, daß der Abbruch des Getreidegenusses allein förderlich sei oder zu langem Leben verhelfen könnte. Als wirksames Mittel zur Erlangung der „Unsterblichkeit" empfiehlt er alchimistische Rezepturen (*Baopuzi* Kap. 15). Trotzdem führt Ge Hong im 11. Kapitel des *Baopuzi* zahlreiche Rezepturen

auf, die dem Abbruch des Getreidegenusses und der Vertreibung der „Drei Leichendämonen" dienen.

474 S. *Santong zhunang* 3/1b zitiert das *Dayoujing* 大有經.

475 S. *Danan yangshenglun* S. 8a, vgl. Holzman (1957), S. 110.

476 Vgl. *Lun Heng* 16/377 ff.

477 S. *Lun Heng* 16/338.

478 Zu den verschiedenen Namen der „Drei Leichendämonen" vgl. Porkert (1979), S. 41/42. Zu ihren Namen und ihrer unterschiedlichen Gestalt vgl. Maspero (1971), S. 366 ff.

479 Vgl. *Ziyang zhenren neizhuan*, Übers. Porkert (1979), S. 41, und *Taishang Sanshi zhongjing* YJQQ 81/584. Weiterhin vgl. Kaltenmark (1953), S. 178, ders. (1965), deutsche Übers. (1981), S. 217 ff.

480 Vgl. *Baopuzi* 6/108, Maspero (1971), S. 367.

481 Vgl. *Lingbao wufu xu* 2/22a ff., zu Getreide-*qi* vgl. hinten S. 113.

482 An dieser Stelle sei daran erinnert, daß der chinesische Begriff des Getreides sich nicht uneingeschränkt mit der im Westen üblichen Definition von Getreide deckt. So galt beispielsweise „Sesam" (*Jusheng* oder *Huma*) bei den Daoisten nicht als Getreide, sondern als „Nahrung zum langen Leben", vgl. Kaltenmark (1953), S. 67, Anm. 7.

483 Vgl. Maspero (1971), S. 368, YJQQ 12/85, Levi (1983), S. 9/10.

484 S. *Danan yangshenglun*, S. 8a, vgl. Holzman (1957), S. 111.

485 Die früheste der zahlreichen Drogenkunden zum Überleben in Notzeiten ist das *Cui Hao Shijing* 崔浩食經 („Nahrungsklassiker des Cui Hao") aus dem 5. Jahrhundert, von dem nur noch das Vorwort erhalten ist, vgl. Unschuld (1973a), S. 179 ff. B.E. Read hat sich mit einer Überlebenspharmakopoe aus dem Anfang des 15. Jahrhunderts beschäftigt, vgl. Read (1939).

486 Vgl. *Hou Hanshu* 82/2738.

487 Vgl. *Baopuzi* 11/200 ff. Auch im *Shenxian zhuan* 3/2b, 4b; 4/3b erwähnt Ge Hong, daß das Meiden von Getreide und das Schlucken von *qi* nicht ausreichen zur Erlangung der Unsterblichkeit.

488 Vgl. *Qianjinfang* DZ Nr. 1163, f. 800-820, 82/8b ff.

489 Vgl. Unschuld (1982b), S. 11.

490 S. *Huainanzi* 19/1a.

491 Vgl. Unschuld (1973a), S. 17, S. 177-194, und ders. (1982b), S. 60 ff.

492 Vgl. vorn Anm. 114 in diesem Teil.

493 Vgl. vorn Anm. 151 in diesem Teil.

494 S. Heshanggong-Kommentar zum *Daodejing* Kap. 6, den Chengzhen im *Fuqi lun*, YJQQ 57/396 unten, zitiert, vgl. S. 79.

495 Orbis hepaticus - Holz - Saures, Orbis cardialis - Feuer - Bitteres, Orbis lienalis - Erde - Süßes, Orbis pulmonalis - Metall - Scharfes, Orbis renalis - Wasser - Salziges, vgl. Porkert (1976), Tabelle 1, nach *Suwen* 23/80, vgl. hinten S. 174.

496 Vgl. Porkert (1978), S. 52/53.

497 S. *Huangting neijing wuzang liufu buxie tu* DZ Nr. 432, f. 196, S. 1a, wörtlich: 氣味相感，結為五臟.

498 Es besteht, wie im 36. Abschnitt des *Huangting neijing* bereits beschrieben, auch die Möglichkeit, den Verdauungsvorgang so „zu aktualisieren, daß die Fünf Sapores alle zum 'rechtmäßigen *qi*' werden". Ähnliche Methoden der Sublimation der „freien Energie" *jing* in den fünf Getreidearten, die dazu dienen, „die freie Energie *jing* zurückzuführen, um das Gehirn zu stärken" (*huangjing bunao*), sind aus der „Inneren Alchimie" bekannt, vgl. Despeux (1979), S. 107 ff.

499 Es war uns leider nicht möglich, die Originalquellen beider Rezepturen ausfindig zu machen.

500 Vgl. die Anm. im Übersetzungsteil, bei denen für jede einzelne Droge die Wirktendenz nach Porkert (1978) angegeben wurde.

501 Nach Aussagen von Prof. Porkert.

502 Vgl. vorn S. 70 ff.

503 Vgl. Porkert (1978), S. 43/44. „Pituita", zäher Schleim, bewirkt Stauungen und Blockaden des Energieflusses und kann auch andere Krankheiten hervorrufen, vgl. Porkert (1976), S. 66.

504 Zu Radix Glycyrrhizae vgl. vorn Anm. 427 in diesem Teil.

505 Zu Poria vgl. vorn Anm. 425 in diesem Teil.

506 S. DZ-Version: *Xiuzhen jingyi zalun* DZ Nr. 277, f. 134, S. 11b.

507 Zu Rhizoma Rhei vgl. Porkert (1978), S. 131; zu Rhizoma Atractylodis vgl. vorn Anm. 445 in diesem Teil; zu Poria rubra vgl. Porkert (1978), S. 232; zu frischem Ingwer vgl. Porkert (1978), S. 107; zu Semen Arecae vgl. Porkert (1978), S. 493; zu Fructus Evodiae vgl. Porkert (1978), S. 277; zu Radix Glycyrrhizae vgl. vorn Anm. 427 in diesem Teil; zu Fructus Citri immaturus

exsiccatus vgl. Porkert (1978), S. 313.

508 Auch diese Aussage stützt sich weitgehend auf Äußerungen von Prof. Porkert.

509 Vgl. *Baopuzi* 2/23, wo es heißt: „Die Methoden der ‘Unsterblichen’ wollen dem Gestank (im Körper) ein Ende bereiten und dem Abbruch des Getreidegenusses und der Reinigung der Gedärme förderlich sein.“ Im Kap. 15 finden wir zahlreiche Rezepte, die es erlauben, Nahrung zu sich zu nehmen, ohne sie zu verdauen.

510 Vgl. *Taiqing Wanglao kouzhuan faxu* YJQQ 62/438 und 440.

511 S. *Taishang Sanshi zhongjing* YJQQ 81/584.

512 Vgl. *Taiqing Wanglao kouzhuan faxu* YJQQ 62/438. Andere Methoden dazu: *Yinzhenren fu yuanqi shu* YJQQ 58/406 und *Shen Tianshi fuqi yaojue* YJQQ 59/415, Übers. Maspero (1971), S. 524.

513 Vgl. Zhou Qianchuan (1963), (1968) und (1984); darauf aufbauend z. B. Li Jiping (1976).

514 Die Verbindung *tuna* 吐納 „Auswerfen und Assimilieren“ finden wir bereits im *Zhuangzi*, Kap. 15: „Das Alte auswerfen, um das Neue zu assimilieren“ 吐故納新. Im modernen *Qigong* bildet das *Tunagong* 吐納功, „Übungen zum Auswerfen und Assimilieren“ eine besondere Kategorie unter der Vielfalt der Techniken; vgl. Liu Guizhen (1981), S. 296 ff., und vorn S. 16.

515 In der YJQQ-Version: „Gesicht“ *mian* 面; in der DZ-Version: „Gesichtshaut“ *mianpi* 面皮; im Original (*Zhengao* 6/11a): „Gesicht und Augen“ *mianmu* 面目.

516 S. *Zhengao* 6/11a.

517 Der Begriff *ji* 急 steht hier wohl für *ji* 疾 „akute Krankheit“.

518 S. *Zhengao* 6/11a.

519 Lachen als stimmliche Manifestation des Orbis cardialis und Rufen als stimmliche Manifestation des Orbis hepaticus können im Übermaß zu einer Erschöpfung des jeweiligen Orbis führen, vgl. Porkert (1973), S. 102, 98.

520 Zu Bau- und Wehrenergie vgl. 91 ff.

521 Der Begriff *huxi* 呼吸, der bereits im *Zhuangzi* (Kap. 15) belegt ist, wird im *Shuowen*, S. 56, eindeutig als „Aus- und Einatmung“ bzw. das dazugehörige Geräusch erklärt.

522 Die „beiden Instrumente“ (*eryi* 二儀) stehen für die Polaritäten Yin und Yang, vgl. *Yijing* „Xici“, 1. Teil, Kap. 11, Zeile 15.

523 “‘Ventus’ (*feng* 風 ‘Wind’) ist durch die Wandlungsphase Holz qualifiziert, hat also eine besonders enge Affinität zum Frühling, zu den Orbes hepaticus und felleus.“ „Ventus“ wird in der traditionellen chinesischen Medizin zu den „Sechs klimatischen Exzessen“ gerechnet, ihm kommt eine besondere Bedeutung zu, da eine „Ventus“-Heteropathie in jeden Orbes eindringen kann, s. Porkert (1976), S. 54.

524 Vgl. *Zhengao*-Zitat (6/11a), das Chengzhen bereits in der Einleitung zum *Fuqi jingyi lun* angeführt hat, S. 86.

525 Die hier als „innere und äußere“ bezeichneten Krankheiten deuten nach den Leitkriterien der chinesischen Diagnostik darauf hin, „ob eine Krankheit sich innen oder außen, oberflächlich oder tief entfaltet“, s. Porkert (1976), S. 39.

526 Es folgt eine Sammlung verschiedener *Suwen*-Zitate, deren Zusammenstellung wir im Kommentar eingehender behandeln werden.

527 Vgl. Porkert (1973), S. 72 ff., 98 ff., 123 ff., und ders. (1976), S. 56 ff.

528 Nach dem Kommentar von Wang Bing (762 n. Chr.) bezeichnen *bazheng* 八正 „die Acht Rechtmäßigen“ „die ‘orthopathischen *qi*’ der ‘acht (zeitlichen) Abschnitte’ (*bajie*)“, s. Kommentar von Wang Bing zu *Suwen* 26/6a. In anderen Worten sind mit den *bazheng* „Acht Rechtmäßige“ die *qi* gemeint, die den „acht (zeitlichen) Abschnitten“ entsprechen, d. h. dem ersten Tag jeder Jahreszeit, den Equinoxen und den Solstitien, vgl. Schipper (1979), S. 79, Robinet (1979a), S. 62 ff.

529 Im *Zhongyue Xijian shiqi fa* (YJQQ 61/342, Übers. von Maspero (1971), S. 539 ff.) wird eine besondere Methode erwähnt, in der das Yang-*qi* am Morgen durch die Nase und das Yin-*qi* am Abend durch den Mund aufgenommen wird. Im *Taiqing Wanglao kouzhuan faxu*, YJQQ 62/438, 441 finden sich Techniken, mit deren Hilfe man das Yang-*qi* so zirkulieren läßt, daß bestimmte Körperteile oder der gesamte Körper warm werden.

530 Zum „belebenden *qi*“ (*shengqi*) vgl. Anm. 51 in diesem Teil.

531 Vgl. S. 80.

532 Vgl. S. 84/85.

533 Die „Sieben Emotiones“: „Lust“, „Zorn“, „Sorgen“, „Nachdenken“, „Trauer“, „Furcht“ und „Schreck“ weisen jeweils bestimmte Orbesbezüge auf und können, im Übermaß ausgelebt, zur Erschöpfung des jeweils betroffenen Orbis führen, vgl. Porkert (1976), S. 56 ff.

534 Vgl. S. 110 ff.

535 Vgl. S. 110 ff.
536 Das „Scharfe“ *xin* 辛 ist dem Orbis pulmonalis, dem „Sitz des *qi*“ zugeordnet, vgl. Porkert (1973), S. 113, 116.
537 *Sheyang zhenzhong fang* 攝養枕中方 in YJQQ 33/237-238.
538 Sivin macht zwar gewisse Zweifel an der Zuschreibung des Werkes deutlich, hält es aber, wenn nicht von Sun Simo, so doch für eine Fälschung aus seiner Zeit, vgl. Sivin (1968), S. 119/120, Anm.
539 Zum Einfluß der buddhistischen Moralvorstellungen auf die daoistische Ethik vgl. Zürcher (1980), S. 129-135.
540 Der Verfall der Gestalt darf nur zeitweise auftreten, wie z. B. beim Abbruch des Getreidegenusses, vgl. S. 72 ff.
541 Zu den „Fünf Planeten“ *wuxing* vgl. vorn Anm. 347 in diesem Teil.
542 Die „Fünf heiligen Berge“ (*wuyue* 五嶽) sind nach dem *Erya* 爾雅, 7. Kap. „Shishan“ 釋山
Taishan 泰山 in Shandong im Osten (*dongyue* 東嶽)
Huashan 黃山 in Shenxi im Westen (*xiyue* 西嶽)
Huoshan 霍山 in Hunan im Süden (*nanyue* 南嶽)
Hengshan 恆山 in Hebei im Norden (*beiyue* 北嶽)
Songshan 嵩山 in Henan im Zentrum (*zhongyue* 中嶽), vgl. dazu auch Granet (1936), deutsche Übers. (1963), S. 261 ff.
543 Aus dem hier verwendeten chinesischen Zeichen für „Vermischen“ *hun* (in der DZ-Version in der Schreibung: 渾, in der YJQQ-Ausgabe: 混) setzt sich auch der Ausdruck für den „chaotischen Urzustand“ *hundun* 混沌 (渾沌) zusammen. Durch die Verwendung der Begriffe *hun* „vermischen“ und *hua* „wandeln“ wird somit auf den primordialen Zustand der den Fünf Wandlungsphasen zugeordneten *qi* hingewiesen, die im wesentlichen die Fünf Orbes erhalten. Im *Daoshu* von Zeng Cao aus dem Jahre 1151 38/14b, heißt es dazu: „Das Geschick zu nähren, bedeutet die Wurzeln der Fünf Orbes zu nähren.“
544 Der Begriff „gesamte Kraft der Persönlichkeit“ *jingshen* 精神, der bereits im *Suwen* als Zeichenverbindung häufig gebraucht wird, (vgl. z. B. *Suwen* 3/13-14) setzt sich komplementär zusammen: *Jing* 精 als „freie Energie“ und „Struktivpotential“ bildet den Yin-Aspekt der menschlichen Persönlichkeit, während *shen* 神 „die konstellierende Kraft“ dem Yang zugeordnet wird, vgl. Porkert (1973), S. 20. Die „gesamte Kraft der Persönlichkeit“ *jingshen* umfaßt demnach alle „mit einem entsprechenden Struktivpotential kombinierten konstellierenden Kräfte“, s. Porkert (1973), S. 120.
545 Es folgt eine Zusammenstellung verschiedener Zitate aus dem *Suwen*, die wir im Kommentar genauer behandeln werden.
546 Vgl. S. 34 ff.
547 Vgl. S. 78 ff.
548 Vgl. Hayashi (1984), S. 23-31.
549 Vlg. *Suwen* 11/14a.
550 Zu der Funktion des „Speicherns“ in Verbindung mit dem Bewahren eines Schatzes (*bao*) oder mit „wirkkräftigen Kleinodien“ (*lingbao*) vgl. Kaltenmark (1960), S. 581.
551 Zu den charakteristischen Funktionen des Orbis allgemein vgl. Porkert (1973), S. 95 ff.
552 Vgl. Porkert (1973), S. 94.
553 Dieser Passus ist übersetzt in Porkert (1973).
554 Vor allem in Porkert (1973), S. 91.
555 Zu Stellung des *Huangtingjing* innerhalb der Shangqing-Schule vgl. S. 34 ff.
556 Genauere Angaben dazu vgl. Robinet (1979a), S. 94-149.
557 Vgl. Anm. 130 in diesem Teil.
558 Vgl. Robinet (1979b), S. 64, diess. (1979a), S. 99.
559 Am Beispiel des „Echten“ Zhao Chengzi 趙成子, *Zhengao* 4/16a.
560 Vgl. *Taipingjing hejiao*, S. 27, Robinet (1979a), S. 101.
561 Zu den Körpergottheiten des *Huangtingjing* vgl. Homann (1971). Zur Visualisation der Körpergottheiten als wesentliches Merkmal der Shangqing-Schule vgl. Robinet (1984) Bd. I, S. 30 ff.
562 Vgl. z. B. *Huangting waijing* 3/1a. Eine entsprechende Konzeption findet sich im *Suwen* 8/1-2 und wird auch von Chengzhen in dieser Abhandlung zitiert, vgl. S. 118, Punkt 10.
563 In der DZ-Version heißt es nur „Abhandlung über die Behandlung von Krankheiten“ (*Liaobing lun* 療病論).
564 Zum Begriff *gong* 功, vgl. S. 18.
565 S. *Lüshi chunqiu* 1/3a.

566 S. *Lüshi chunqiu* 1/3a.
567 Zu den „beiden Instrumenten" *eryi* 二儀 vgl. Anm. 552 in diesem Teil.
568 Zum Begriff „aktualisieren" *cun* vgl. Glossar.
569 Zum Begriff *shengling* vgl. Anm. 330 in diesem Teil.
570 Zu *pingzuo* „ausgewogen sitzen" vgl. Glossar.
571 Zu *wogu* und *kouchi* vgl. Glossar.
572 Gemäß einer Visualisierungsmethode aus dem *Dengzhen yinjue* 2/16 „aktualisiert" man die scharlachrote Farbe und die neun violetten Strahlen der Sonne. Zur Farbenemblematik bei dieser Art von Meditationen vgl. Porkert (1961), S. 439-442.
573 Zum Begriff *xiyin* „durch Einatmen heranziehen" vgl. Anm. 172 in diesem Teil.
574 Ein besonders augenfälliges Beispiel hierfür findet sich im *Taiqing Wanglao kouzhuan faxu* YJQQ 62/440 und 442. Bei der Behandlung von verminderter Sehfähigkeit genügt es gemäß diesem Text ausdrücklich nicht, das *qi* nur in die Augen zu leiten, es muß auch gleichzeitig in den Orbis hepaticus, der den Augen zugeordnet ist, eindringen. Erst dann ist eine Heilung möglich.
575 Zum Begriff „Sperren des *qi*" *biqi* vgl. Glossar.
576 Zum Begriff *ding* „fixieren" bezüglich der Atmung vgl. Anm. 165 in diesem Teil.
577 In der DZ-Version heißt es nur: *dao* 導 „leiten", in der YJQQ-Version: *daoyin* 導引.
578 In der YJQQ-Version: 按念, in der DZ-Version: 按捻.
579 Zum Begriff *sanfa* „die Haare verteilen" vgl. Anm. 160 in diesem Teil.
580 In der DZ-Version: *ding* 頂 „Scheitel".
581 Analoge Methode im *Zhengao* 9/3a.
582 Zum „Gehirn" *nao* vgl. Anm. 189 in diesem Teil.
583 Ähnliche Behandlungen für Erkrankungen im Bereich des Kopfes finden sich, wenn auch nicht so detailliert, in *Fu yuanqi fa*, YJQQ 58/408, und im *Taiqing Wanglao kouzhuan faxu*, YJQQ 62/441.
584 Zu *bi* „Sperren" und zu *xi* „Atmung" vgl. Glossar.
585 Das hier aufgeführte Zeichenpaar *xiaoxi* 消息, wörtlich „Ab- und Zunahme" geht auf das *Yijing* zurück, wo es den spontanen Verlauf der Natur charakterisiert, dem sich der Edle anpaßt; deshalb übersetzen wir hier *xiaoxi* mit „Verlauf" vgl. *Yijing*, Urteile zu Hexagramm 23 und 55.
586 Zur „Vorstellungskraft" *yi* vgl. Anm. 90 in diesem Teil.
587 *Zhengkuai* 癥塊 sind nach den ZGYXDC, S. 4519, krankhafte Verfestigungen im Bauch, die auf unregelmäßige Eßgewohnheiten und Verdauungsstörungen zurückzuführen sind.
588 "Knoten" (im YJQQ *jianji* 堅積, im DT *xuanji* 痃積) können sich aufgrund von Unausgewogenheiten des *qi* in unterschiedlicher Größe in der Nähe des Nabels bilden, vgl. ZGYXDC, S. 2220.
589 Als „Wesensnatur", „Natura" (*xing* 性) „bezeichnet man die elementarste der technischen Wertungen von Arzneien, die Aussage über ihr Temperaturverhalten", s Porkert (1978), S. 52.
590 Es ist möglich, daß sich Chengzhen mit den „Abbildungen der Hellen Halle" (*Mingtangtu* 明堂圖) entweder auf das *Mingtangtu* bezieht, das im *Jiu Tangshu* 47/2046 mit drei Kapiteln vermerkt und heute nicht mehr enthalten ist, oder aber daß Chengzhen allgemein auf Tafelwerke hinweist, in denen die Foramina des menschlichen Körpers in Abbildungen zusammengestellt sind.
591 Foramina (*xue* 穴) werden als Durchtrittsöffnungen des *qi* betrachtet, welche in tastbaren Vertiefungen der Körperoberfläche liegen, vgl. Porkert (1973), S. 152.
592 Zu den „Klangrohren", „Pfeifen" oder „Bambusflöten" *lüguan* 律管 vgl. auch S. 125 ff.
593 Im YJQQ: 相, im DZ: 想
594 Der hier nicht übersetzte folgende Teil enthält nur eine Auflistung der zwölf „Klangrohre" und eine kurze Beschreibung ihres Gebrauches; ansonsten zitiert Chengzhen zwei Passus aus dem *Zhengao* (10/12a-b; 9/4a-b), vgl. S. 124.
595 Vgl. S. 72.
596 S. *Zhengao* 10/14b.
597 Vgl. Zitat zu Hua Tuo S. 87.
598 YJQQ-Version gibt nur einmal den Durchmesser von neun *fen* an, in der DZ-Version wird bei jedem der zwölf Rohre der Durchmesser extra aufgeführt.
599 Zu den Maßangaben in der Tang-Zeit vgl. Sivin (1968), S. 253.
600 Der Kreis Shanyang 山陽 im heutigen Shandong war bereits seit dem 3. Jh. für den Bambus zur Flötenherstellung berühmt, vgl. *Jinshu* die Biographie des Xiang Xiu 向秀, 49/1375.
601 Vgl. *Zhengao* 10/12a-b.
602 *Neishi* 内視 „nach innen schauen" ist eine Visualisationsmethode, mit der der Adept die

Gottheiten seines Körpers visualisiert; gemäß dem *Zhengao* geht diese Technik bereits auf die „Magier" (*fangshi*) aus dem *Hou Hanshu* und die „Unsterblichen" aus dem *Shenxianzhuan* zurück, vgl. Robinet (1984) Bd. I, S. 39 ff.

603 Zu *Yunü* „Jadefrauen" vgl. Anm. 188 in diesem Teil.

604 Vgl. *Zhengao* 10/12a-b.

605 Vgl. *Zhengao* 9/4a-b.

606 Zum „belebenden *qi*" (*shengqi*) vgl. Anm. 51 in diesem Teil.

607 Zu dem Begriff „sich in die Richtung wenden, die in der jeweiligen Jahreszeit dominiert" *xiangwang* 向王, vgl. Anm. 144 in diesem Teil.

608 Vgl. *Zhengao* 9/4a-b.

609 Vgl. *Suwen* 16/7-8.

610 Vgl. *Zhengao* 9/9b; 10/8-9, 14-15.

611 Vgl. *Taipingjing* 50/179-180.

612 An dieser Stelle sei vermerkt, daß bei einigen Autoren auch angestrebt wurde, das *qi* in einer Weise durch den Körper zu leiten und gezielt einzusetzen, „daß man keiner Akupunkturnadeln, Drogen oder Moxa mehr bedarf", s. *Yangxing yanming lu*, YJQQ 32/234 oben.

613 Vgl. Granet (1934), deutsche Übers. (1963), S. 159 ff.

614 S. Kaufmann (1976), S. 148.

615 S. Kaufmann (1976), S. 140.

616 Vgl. Tabelle in Kaufmann (1976), S. 148/149.

617 Die Länge der zwölf Bambuspfeifen aus dem Mawangdui-Grab Nr. 1 variiert zwischen 10,10 cm bis 17,65 cm, vgl. *Changsha Mawangdui Yihao Hanmu* (1973) Bd. I, S. 109/110.

618 Vgl. Granet (1934), deutsche Übers. (1963), S. 162.

619 S. *Suwen* 54/7-8, wörtlich heißt es: 人陰陽合氣應律.

620 S. *Taipingjing* 113/586.

621 Hier liegt unbestreitbar eine gewisse Analogie zu den „Sechs *qi*" (*liuqi*) vor, vgl. Anm. 470 in diesem Teil.

622 Vgl. *Taipingjing* 113/587.

623 Aus westlicher Sicht vgl. dazu den früheren Artikel (1925) von Roemer „Atmung und musikalisches Erleben" in Heyer-Grothe (1970), S. 48 ff.

624 Zum Begriff *xue* „Blut" vgl. Anm. 250 in diesem Teil.

625 Zu *nao* „Gehirn" vgl. Anm. 189 in diesem Teil.

626 S. *Zhengao* 10/17b.

627 Vgl. S. 105 ff.

628 Zu den verschiedenen Arten, wie ein „Unsterblicher" die Welt der Sterblichen verlassen kann, vgl. S. 39 ff.

629 S. *Zhengao* 10/17a-18a.

630 Vgl. auch *Taipingjing* 50/168-183.

631 Vgl. S. 96 ff.

632 Vgl. *Daomen kelüe* 道門科略 DZ Nr. 1127, f. 761, S. 1b-2a und Kommentar auf S. 8a. Zum Vergleich der Auffassung von Krankheit bei den Himmlischen Meistern und der Shangqing-Schule vgl. Robinet (1984) Bd. I, S. 68 ff.

633 Vgl. Strickmann (1981), S. 146-152.

634 Vgl. *Zhengao* 10/11a am Beispiel der „Ventus"-Erkrankungen und vgl. S. 128 ff.

635 Vgl. Robinet (1984) Bd. I, S. 69. Zu den *fangshi* 方士 und ihrer Tradition vgl. diess. (1984) Bd. I, S. 3, 23, und vorn S. 15, 97.

636 Zu „Aktualisieren" *cun* 存 vgl. Glossar.

637 Zur „Vorstellungskraft" *yi* vgl. Anm. 90 in diesem Teil.

638 Andere Beispiele dazu: *Yuanqi lun*, YJQQ 56/393 oben. Zur Bekämpfung von Krankheiten „aktualisiert" man in diesem Text mittels der Vorstellungskraft die Fünf Wandlungsphasen und die zugeordneten Fünf Farben in der jeweils heilsamen Reihenfolge, vgl. auch *Fu yuanqi fa*, YJQQ 58/408 oben.

639 S. Guo Lin (1982), S. 15.

640 Vgl. Guo Lin (1982), S. 24 ff.

641 Vgl. Jiao Guorui (1964), S 34 ff., 102 ff.

642 Der Ausdruck *zhengu* 貞固 (in der YJQQ-Version *zhenshun* 貞順), den wir mit „beharrlich den rechten Weg verfolgen" übersetzen, geht bereits auf das *Yijing*, Hexagramm 1 zurück und beschreibt dort die Art, wie der „Edle" seine Angelegenheiten erledigt.

643 Zu *tai* 胎 „Embryo" vgl. Anm. 136 in diesem Teil.

644 Im *Liji* 禮記 19/211 werden die Fünf Wandlungsphasen auch die „Fünf Dauerhaften“ *wuchang* 五常 genannt. Wörtlich heißt es in diesem 19. Kapitel, den „Aufzeichnungen über die Musik“: „Wenn man sich mit der Harmonie des ‘belebenden *qi*’ vereint, folgt man dem Verlauf der ‘Fünf Dauerhaften’.“

645 Zu den „Sieben Emotiones“ als Krankheitsagentien vgl. Porkert (1976), S. 56. Im DZ: 恐, im YJQQ: 傷.

646 Im YJQQ: 升 „erheben“.

647 Im YJQQ: 後, DZ: 候. Zum Begriff der „Anzeichen“ von Krankheiten vgl. S. 131.

648 “Erschöpfung“ *jue* 厥 „ist ein wichtiger Terminus technicus in der chinesischen Medizin, der ganz allgemein eine Inversion der physiologisch normalen Strömungsrichtung der Energie bedeutet“, s. Porkert (1973), S. 34-35.

649 Vgl. S. 108 ff.

650 Wörtlich im YJQQ: *shenhun* 神魂, im DZ: *shenpo* 神魄, wobei hier sowohl *hun* 魂 als auch *po* 魄 als den *shen* 神 untergeordnete Aspekte aufzufassen sind.

651 Im YJQQ: *zhao* 兆 im Sinne von „Omen“, im DZ: *fan* 犯 „Widerläufigkeit“.

652 Zu *xuxie* 虛邪 „Erschöpfungsheteropathie“, vgl. Porkert (1973), S. 48.

653 YJQQ: 勿藥, DZ: 物藥

654 Zu diesen beiden Arten von Heteropathien vgl. Porkert (1973), S. 47/48.

655 Vgl. S. 126.

656 Vgl. vor allem Porkert (1973) und (1976).

657 Zu *xue* „Blut“ vgl. Anm. 250 in diesem Teil.

658 *Xueqi* 血氣 „*qi* des Blutes“ ist ein Antonymkompositum, das zumeist „die aktiven und struktiven physiologischen Energien“ im menschlichen Organismus bezeichnet, s. Porkert (1973), S. 142.

659 Zum „belebenden *qi*“ (*shengqi*) vgl. Anm. 51 in diesem Teil.

660 Vgl. Porkert (1976), S. 43 ff.

661 Zu *fengxie* 風邪 „Ventus-Heteropathie“ vgl. Anm. 308 in diesem Teil.

662 Vgl. Yamada (1979) und (1980) und vorn S. 117.

663 Vgl. S. 127 ff.

664 S. *Suwen* 2/9, Übers. Porkert (1982), S. 88.

665 Vgl. S. 61.

Glossar

biqi 閉氣„ Sperren des *qi*"

Das „Sperren des *qi*" (*biqi*) ist ein wichtiger Grundbaustein innerhalb des Übungssystems der Qi-Techniken und bildet eine unerläßliche Voraussetzung für die Lenkung des *qi* im Körper. In der Regel bedeutet „Sperren des *qi*", daß der Adept nach der Einatmung nicht sofort ausatmet, sondern das *qi* im Innern des Körpers sperrt, bzw. die Ausatmung verzögert.
Bereits im *Baopuzi* (um 320 n. Chr.) beschreibt Ge Hong, wie man das *qi* zunächst durch die Nase heranzieht, dann sperrt und allmählich wieder entweichen läßt, nachdem das Herz hundertzwanzigmal geschlagen hat (vgl. *Baopuzi* 8/136). Im YJQQ werden uns zahlreiche Methoden, das *qi* zu sperren, überliefert. Oft wird dabei Speichel oder *qi* geschluckt, und wenn sich an den Fußsohlen Schweiß bildet, ist dies ein untrügliches Anzeichen, daß der ganze Körper von *qi* durchdrungen ist (vgl. *Maoshan xianzhe funei qi jue* YJQQ 58/404s, *Zhangguo xiansheng fuqi fa* YJQQ 59/415 und *Taiwu xiansheng fuqi fa* YJQQ 59/411).
Das „Sperren des *qi*" wird auch therapeutisch eingesetzt, indem das im Innern gesperrte *qi* an die erkrankten Stellen im Körper gelenkt wird, um dort die Krankheit anzugreifen (vgl. „Biqi jue" in *Huanzhen xiansheng funa yuanqi fa* YJQQ 60/424 und *Zhubing yuanhou lun* 2/13).
Außer zur Bekämpfung von Krankheiten wird das Verfahren auch als Methode empfohlen, die äußere Wahrnehmung der Sinne zu reduzieren, das Bewußtsein nicht mehr abschweifen zu lassen und sich ganz auf das Geschehen im Innern des Körpers zu konzentrieren (vgl. *Yuanqi lun* 56/391).
Einige Song-zeitliche Autoren weisen nachdrücklich darauf hin, daß beim „Sperren des *qi*" äußerste Vorsicht angeraten ist und man die Dauer des „Sperrens" langsam steigern sollte (vgl. *Taixi jingwei lun* YJQQ 58/404).
Im modernen Qigong wird das „Sperren des *qi*" hauptsächlich bei den „Inneren nährenden Übungen" (*neiyang gong*) angewendet und geht zumeist mit dem Schlucken von Speichel bzw. *qi* und der Konzentration auf das untere Zinnoberfeld einher. Um den Zeitraum des „Sperren des *qi*" zu rhythmisieren, was in den älteren Texten durch das Zählen des Herzschlages oder der Atemzüge erfolgte, empfehlen die modernen Qigong-Experten, an ein vorgegebenes einsilbiges Wort zu denken (z. B. *song* „entspannen"). Sie sehen die Vorteile des „Sperren des *qi*" hauptsächlich in der Anregung der Peristaltik der Eingeweide, warnen jedoch davor, das *qi* lange zu sperren, da sich durch Hyperventilation beträchtliche Nebenwirkungen wie Schwindel etc. einstellen können und auch die Gefahr eines Lungenemphysems besteht (vgl. Liu Guizhen [1981], S. 339/340).

cun 存 „aktualisieren"

Der Begriff *cun*, für den wir im Deutschen keinen analogen Ausdruck kennen, ist von zentraler Bedeutung für alle Techniken der Lebenspflege, gleich welcher daoistischen Schule sie angehören.

Cun erscheint bereits im *Yijing* (Hexagramm 1) im Sinne von „Bestand haben, leben" und steht im Gegensatz zu „vergehen, untergehen" *wang*.
Im Zusammenhang mit den Praktiken zur Lebenspflege beschreibt das transitive Verb *cun* die Konzentration auf eine im Körperinnern hervorzurufende Erscheinung, z. B. einer Gottheit oder des Zirkulierens des *qi*, bis diese physische Präsenz gewinnt. Da sich der Adept das angestrebte physiologische oder göttliche Geschehen unter Einbeziehung aller seiner Sinne und dabei insbesondere mittels seiner Vorstellungskraft *yi* (vgl. Anm. 90, Teil 3) vergegenwärtigt, wäre der Begriff *cun* durch einen Terminus wie „Visualisation" oder „Konzentration" nur unzureichend wiedergegeben. Der Begriff *cun*, den wir mit „aktualisieren" übersetzen, beeinhaltet sowohl eine anhaltende, verweilende Konzentration als auch das Bemühen, den gewünschten Vorgang konkret zu verwirklichen und zu physischer Existenz zu bringen.

daoyin 導引 „Übungen zum Leiten und Dehnen"

Bei den „Übungen zum Leiten und Dehnen" (*daoyin*), einer alten gymnastischen Technik, kommt es im wesentlichen darauf an, das *qi* durch den Körper zu „leiten" (*dao*) und ihn zu „dehnen" (*yin*), so daß er geschmeidig und für das *qi* durchlässig wird. (Genauere Angaben im Text, vgl. S. 83 ff)

fuqi 服氣 „Aufnahme des *qi*"

Der Terminus technicus *fuqi* („Aufnahme des *qi*") beschränkt sich in seiner Bedeutung nicht nur auf die bloße Aufnahme des *qi*, sondern impliziert auch die Notwendigkeit, das *qi* bewußt durch den Körper zu lenken, da es erst so seine volle Wirkung entfalten kann. Die Technik der „Aufnahme des *qi*" scheint im Laufe der Jahrhunderte eine zunehmende Verfeinerung erfahren zu haben. Wurde vor dem 3. Jahrhundert ausschließlich auf die Aufnahme des kosmischen *qi* als Nahrung Wert gelegt (im Sinne von „Essen des *qi*"), so gewann später das Lenken des *qi* im Körper zunehmend an Bedeutung. (genauere Angaben im Text, vgl. S. 74 ff)

fushui 符水 „Talisman-Wasser"

Der Adept verbrennt bei der Herstellung von Talisman-Wasser bestimmte Talismane, löst die Asche in Wasser und trinkt dieses. Talisman-Wasser wirkt bei der „Aufnahme des *qi*" unterstützend. Außerdem dient es beim „Abbruch des Getreidegenusses" als Stärkungsmittel; weiterhin wird ihm eine heilende und reinigende Wirkung zugesprochen. In Verbindung mit speziellen Anrufungen kann der Adept mit Talisman-Wasser „Jadefrauen" herbeirufen, die ihm dann zu Diensten sind. (Genauere Angaben vgl. S. 97 ff)

juegu 絕穀 „Abbruch des Getreidegenusses"

Der „Abbruch des Getreidegenusses" (*juegu* 絕穀 oder *duangu* 斷穀, *quegu* 卻穀 oder auch *xiuliang* 休糧) bildet den Kern der daoistischen Diätetik und ist eine

Grundvoraussetzung für jede weitere Vervollkommnung in den Praktiken zur Lebenspflege. Im ersten Stadium des Strebens nach „Unsterblichkeit“ muß jede grobstoffliche Nahrung, d. h. vor allem Getreide, das mit Verwesung in Verbindung gebracht wurde, gemieden und allmählich durch „*qi*-Nahrung“ und Drogen ersetzt werden. (Genauere Angaben m Text, vgl. S. 105 ff)

kouchi 叩齒 „Zähneklappern“ (siehe Abb.6)

Kouchi (auch *zhuochi* 琢齒) „Zähneklappern“ ist eine Übung, die meistens in Zusammenhang mit dem Schlucken von Speichel bzw. *qi* vor oder nach den Praktiken zur Lebenspflege sowie vor Anrufungen praktiziert wird. Bereits Ge Hong (283-343) bezeichnet das „Zähneklappern“ als wirksames Mittel zur Anrufung von Gottheiten und zur Kräftigung der Zähne (vgl. *Shenxian zhuan* Kap. 10, Sakade Yoshinobu (1983), S. 267). Im *Zhengao* 10/9a wird dem Adepten empfohlen, mit den Zähnen zu klappern, um die Dämonen zu vertreiben, da diese das dabei entstehende Geräusch fürchten. Auch bei der Behandlung von Krankheiten kommt dieses Verfahren häufig zur Anwendung (vgl. *Zhubing yuanhou lun* 3/18, 2/13). Im WSBY (66/9b-10b) werden drei verschiedene Methoden des „Zähneklapperns“ unterschieden:

1. Zähneklappern auf der linken Seite wird als „Anschlagen der himmlischen Glocke“ bezeichnet und dient vorzugsweise der Abwehr von Unheil.
2. Zähneklappern auf der rechten Seite wird als „Anschlagen des himmlischen Klangsteins“ bezeichnet und soll vor jedem Aufenthalt im Gebirge zum Schutz vor Geistern und Dämonen praktiziert werden.
3. Zähneklappern in der Mitte wird als „Schlagen der himmlischen Pauke“ bezeichnet und dient zur „Aktualisierung“ von Geschehnissen im Körperinnern und zur Anrufung von „Körpergottheiten“.

Was die Häufigkeit des „Zähneklapperns“ betrifft, sind die genaueren Angaben den jeweiligen Übungsanleitungen zu entnehmen.
Bei den modernen Qi-Übungen wird das „Zähneklappern“ als Konzentrationshilfe empfohlen, wobei man die Zähne nicht zu kräftig aufeinderschlagen sollte. Weiterhin soll diese Methode zur Kräftigung der Zähne dienen und Zahnerkrankungen vorbeugen (vgl. Liu Guizhen [1962], S. 47, Palos [1968], S. 97 ff.).

pingzuo 平坐 „ausgewogen sitzen“

Der Begriff *pingzuo*, den wir mit „ausgewogen sitzen“ übersetzen, erscheint bereits im *Huangting jing* (*Neijing*, Abschnitt 22) in Verbindung mit dem „Zähneklappern“.
Aus den frühen Beschreibungen (4.-5. Jh.) des „stillen Raumes“, des Meditationsraumes, geht hervor, daß sich in der Mitte des Raumes ein Podest (30 cm hoch, 3 m lang, 1,80 cm breit) befand, auf dem Matten ausgelegt waren. Beim Sitzen auf diesem Podest sollten sich „beide Augenbrauen auf gleicher Höhe befinden“

(*Zhengao* 18/6b). Der Begriff *ping* „ausgewogen" scheint also auf eine aufrechte, zwischen beiden Körperhälften ausgeglichene Sitzhaltung hinzuweisen. Leider ist aus den frühen Erwähnungen des Terminus *pingzuo* (und auch aus den erhaltenen Abbildungen) nicht ersichtlich, ob der Adept auf den Fersen, mit ausgestreckten Beinen oder im Lotossitz saß. Nach Masperos Auffassung (vgl. Maspero (1971), S. 579) saßen die Adepten auf den Fersen; allerdings kennen wir auch Abbildungen, die jedoch aus der Qing-Zeit stammen (vgl. *Neiwaigong tushuo*, z. B. S. 145, 169 etc.), wo *pingzuo* ausdrücklich ein Sitzen mit ausgestreckten Beinen oder im Lotossitz bezeichnet. Alle Bewegungen, die in der Sitzhaltung *pingzuo* ausgeführt werden sollen, sind in allen drei Positionen durchführbar.
Im modernen Qigong bezeichnet *pingzuo* eine Sitzhaltung, bei der man auf einem Hocker sitzt; die Beine sind in Schulterbreite geöffnet und bilden mit dem Rumpf einen Winkel von neunzig Grad; beide Handflächen ruhen auf den Oberschenkeln, wobei beide Ellenbogen leicht gebeugt bleiben. Die Wirbelsäule ist gerade und der Nacken leicht gedehnt (vgl. Lin Housheng (1982), S. 67, Liu Guizhen (1981), S.5 und 143).

sanchong 三蟲 (*sanshi* 三尸) „Drei Würmer" („Drei Leichendämonen")

Die „Drei Würmer" (*sanchong*), auch die „Drei Leichendämonen" genannt, sind dämonische Schädlinge im menschlichen Körper, die Altersschwäche, Tod und Verwesung verursachen. Sie können in verschiedenster Gestalt auftreten, ernähren sich von Getreide bzw. „Getreide-*qi*" und befallen die drei Zinnoberfelder und die Orbes. Eine Grundvoraussetzung für jede erfolgreiche Ausübung der Praktiken zur Lebenspflege ist es, sich von diesen verderblichen Einflüssen im eigenen Körper zu befreien. Indem der Adept kein Getreide mehr zu sich nimmt, entzieht er den „Drei Würmern" oder „Leichendämonen" ihre Nahrung. Außerdem können sie durch bestimmte Drogen ausgetrieben werden. Erst wenn der Körper von den die Verwesung fördernden Keimen gereinigt ist, können die Praktiken zur Lebenspflege ihre volle Wirkkraft entfalten. (Genauere Angaben im Text S. 107 ff)

taixi 胎息 „embryonale Atmung"

Bereits im *Baopuzi* (320 n. Chr.) wird beschrieben, wie der fortgeschrittene Adept durch die „embryonale Atmung" allmählich nicht mehr durch Nase und Mund, sondern wie in einer Gebärmutter im Innern seines Körpers atmet. Dadurch vermag er sich in den Zustand eines Embryos im Mutterleib zurückzuversetzen. Er erreicht dies, indem er das *qi* im Körper immer länger sperrt (*biqi*) (vgl. *Baopuzi* 8/136).
Zu Beginn der Tang-Zeit wurde dieses Konzept der „embryonalen Atmung" abgewandelt und erweitert: das „äußere *qi*" (*waiqi*) spielt beim „Sperren des *qi*" keine Rolle mehr, sondern der Adept versucht, den bei der Geburt empfangenen Anteil an „primärem *qi*" aus dem Zinnoberfeld strömen und in einem geschlossenen Kreislauf im Körper zirkulieren zu lassen. (Genauere Angaben im Text S. 76 ff)

wogu 握固 „die Hände zu Fäusten ballen“ (siehe Abb. 5)

Der Begriff *wogu* bezeichnet eine begleitende Technik, die häufig vor, nach oder zwischen den einzelnen Praktiken oder Rezitationen ausgeübt wird. Zum ersten Mal erscheint dieser Terminus im *Daodejing* (Kap. 55), wo es heißt:“ (Der Säugling) hat gelenkige Knochen und geschmeidige Sehnen und ballt dabei seine Hände zu Fäusten (*wogu*).“ Wie auch Zhuangzi betont (vgl. *Zhuangzi* Kap. 23), versucht der Adept, das Verhalten des Säuglings nachzuahmen, um über die volle Potentialität aller Lebenskräfte verfügen zu können, die sich nach der Geburt allmählich zu zerstreuen beginnen.
Die Hände gelten als „Ausgangspforten des *qi*“; um sein *qi* zu bewahren und sich vor heteropathischen Einflüssen oder Dämonen zu schützen, verschließt der Adept diese Pforten, indem er in den meisten Fällen den Daumen von innen gegen die Wurzel der vier Finger drückt und ihn mit diesen umschließt (vgl. YJQQ 61/428, YJQQ 32/235). Auf diese Weise ist es auch möglich, das *qi* in einem abgeschlossenen Kreislauf im Körperinnern zirkulieren zu lassen.
Aber man sollte, gemäß einem Text aus dem YJQQ (60/422), nur dann seine „Hände zu Fäuste ballen“, wenn man kein unreines *qi* ausstößt und wenn keine Blockaden oder Stauungen des *qi*-Flusses bestehen. „Wer anfängt, das *qi* aufzunehmen, und wessen Leitbahnen noch nicht durchlässig sind, sollte nicht *wogu* praktizieren. Erst nach hundert Tagen oder einem halben Jahr, wenn man spürt, daß das *qi* alles durchdringt und an den Handflächen Schweiß hervortritt, kann man die Hände zu Fäusten ballen (*wogu*).“ (vgl. auch Despeux (1976), S. 94/95).
Seit der Song-Zeit erfuhr diese Technik eine komplexe Entwicklung. Die Handhaltung spielte innerhalb der Rituale eine bedeutende Rolle; den Fingern wurden die Fünf Wandlungsphasen und bestimmte Planeten zugeordnet. Ähnlich den Mudras bildete sich ein komplexes System von Hand- und Fingerstellungen heraus, die stets mit einer speziellen Atemführung verbunden waren. Alle diese komplexen Ausprägungen beriefen sich stets auf die ursprüngliche Technik des *wogu* (vgl. YJQQ 61/428, Despeux [1976], S. 95).
Das „Ballen der Hände zu Fäusten“ (*wogu*) spielt in der modernen Praxis der Qi-Übungen vor allem bei den meditativen Übungen (dem sogenannten „Stillsitzen“ *jingzuo*) eine wesentliche Rolle (vgl. Liu Guizhen [1962], S. 46/47, Palos [1968], S. 96 mit Abb.).

wuya 五牙 „Fünf Keime“

Unter den „Fünf Keimen“ versteht man fünf den Himmelsrichtungen zugeordnete „kosmische *qi*“, die auch den Fünf Wandlungsphasen entsprechen. Der Adept schluckt diese „Fünf Keime“, um die Fünf Orbes mit den ihnen zugeordneten Keimen zu nähren. Die Aufnahme der „Fünf Keime“ dient demnach zur Sättigung und Stärkung des Adepten, wenn er kein Getreide oder andere grobstoffliche Nahrung zu sich nimmt. Zugleich führt diese Methode zu einem Wechselspiel zwischen dem menschlichen und dem kosmischen *qi*, wodurch sich der Adept dem Rhythmus des Kosmos anpassen kann. (Genauere Angaben im Text S.65 ff)

xi 息 „Atmung“

Der Begriff *xi* bedeutet allgemein „Atmung“ oder spezifischer „wahrnehmbare Atemzüge“. Bereits im *Zhuangzi* (Kap. 6) heißt es: „Die Atmung des Echten erfolgt mit der Ferse.“ In seinem Kommentar zum *Huangting jing* (s. DZ Nr. 263, f. 130-131, 57/19b) führt Liangqiuzi (fl. 722) aus: „Eine Aus- und eine Einatmung sind ein Atemzug (*xi*).“ Die „Atmung“ *xi* als wahrnehmbarer Vorgang des Ein- und Ausatmens wird im YJQQ (60/421 Kommentar) genauer beschrieben: „Im allgemeinen bezeichnet man das *qi*, das einmal aus dem Mund aus- und in die Nase eintritt als einen Atemzug (*xi*), der von anwesenden Personen gezählt werden kann.“

Allgemein erfolgt die gesunde Atmung sanft und geräuscharm; die keuchende, geräuschvolle Atmung hingegen ist, wie wir aus dem *Suwen* (34/12; 62/2) und dem Han-zeitlichen Wörterbuch *Shuowen* wissen, ein Anzeichen für die Unausgewogenheit des *qi*, bzw. für eine Erkrankung. Es gibt jedoch auch Atemübungen, bei denen bewußt geräuschvoll ausgeatmet wird, wie z. B. bei den „Sechs *qi*“ oder „Sechs Lauten“ (vgl. Anm. 470 Teil 3).

yin 引 „heranziehen“ oder „dehnen“

Der Begriff *yin*, dem ursprünglich die Bedeutung „den Bogen spannen“ oder „dehnen“ zukommt, erscheint als Terminus technicus bei den Praktiken zur Lebenspflege in zweifacher Bedeutung: Beim Spannen des Bogens zieht man zum einen die Sehne zu sich heran; entsprechend finden wir den Terminus *yin* bei der Aufnahme des *qi* im Sinne von „Heranziehen“, wenn das *qi* mit dem Atem aufgenommen wird. Zum anderen wird die Sehne beim Spannen des Bogens gedehnt. Dies ist ein wesentlicher Vorgang bei den gymnastischen Übungen (*daoyin*), bei denen man seine Gliedmaßen dehnt, um den gesamten Körper zu lockern, zu stärken und zugleich eventuelle Stauungen und Blockaden aufzulösen. (Genauere Angaben im Text S. 85 ff.)

zhuan 專 „konzentrieren“ oder „sich konzentrieren“

Der Begriff *zhuan* kann sowohl die gedankliche, zielgerichtete „Konzentration“ bezeichnen, als auch die Konzentration bzw. Verdichtung von Lebenskräften oder *qi* (vgl. *Daodejing* Kap. 10).

Zhuan unterscheidet sich von „Aktualisieren“ *cun* durch die Sammlung der Gedanken auf ein bestimmtes Ziel. In dem Text „Methode, das ‘primäre *qi*’ aufzunehmen“ (*Fu yuanqi fa* YJQQ 58/408) heißt es dazu: „Bei geschlossenen Augen richtet man seine Gedanken aus (*xiang*); bei geöffneten Augen ‘aktualisiert’ man (*cun*) (das Geschehen im Körper), wobei man sich nicht zielgerichtet konzentriert (*zhuan*), sondern (die Konzentration bzw. das erwünschte Geschehen) empfängt.“

Bibliographie

Verzeichnis der Abkürzungen

DZ	*Daozang* 道藏, Nr. gemäß der Konkordanz von Schipper (1975a); f. für Faszikel
JTS	*Jiu Tangshu* 舊唐書
LSZXTJ	*Lishi zhenxian tongjian* 歷世真仙通鑑 DZ Nr. 296, f. 143
SCC	*Science and Civilisation in China*, Needham (1956), (1983)
TP	*T'oung Pao*
TPYL	*Taiping yulan* 太平御覽, ed. SBCK
TTWSJJ	*Tiantan Wangwushan shengji ji* 天壇王屋山聖迹記, ed. DZ Nr. 969, f. 610
TWMJ	*Tang Wangwushan zhongyantai zhengyi xiansheng miaojie* 唐王屋山中巖臺正一先生廟碣 ed. DZ Nr. 970, f. 610
WSBY	*Wushang biyao* 無上祕要, DZ Nr. 1138, f. 768-779
XTS	*Xin Tangshu* 新唐書
YJQQ	*Yunji qiqian* 雲笈七籤, ed. SBCK
ZGYXDC	*Zhongguo yixue da cidian* 中國醫學大辭典, ed. Shanghai 1963

Abkürzungen in der Bibliographie

SBBY	*Sibu beiyao* 四部備要
SBCK	*Sibu congkan* 四部叢刊
ZZJC	*Zhuzi jicheng* 諸子集成

1. Primärquellen

Baopuzi 抱朴子, von Ge Hong 葛洪 (dat. ca. 320), ed. *Shangwu yinshu guan*

Bencao gangmu 本草綱目, von Li Shizhen 李時珍 (dat. 1596), ed. Shanghai 1959

Chuci 楚辭, z.T. von Qu Yuan 屈原 (dat. ca. 3. Jh. v. Chr.), ed. Shanghai 1945

Dadai liji 大戴禮記, kompiliert von Dai De 戴德, (dat. ca. 1. Jh.v. Chr.), ed. *Hanwei congshu*

Danan yangshenglun 答難養生論, von Xi Kang 嵇康 (dat. 3. Jh.), ed. SBBY, Shanghai 1936

Daodejing 道德經, ed. SBBY

Daodian lun 道典論, ed. DZ Nr. 1130, f. 764

Daojiao yishu 道教義樞, ed. DZ Nr. 1129, f. 762-763

Daomen kelüe 道德科略, von Lu Xiujing 陸修靜 (dat. 5. Jh.), ed. DZ Nr. 1127, f. 761

Daoshu 道樞, von Zeng Cao 曾慥 (dat. ca. 1151), ed. DZ Nr. 1017, f. 641-648

Daoti lun 道體論, von Sima Chengzhen 司馬承禎, ed. DZ Nr. 1035, f. 704

Daozang jiyao 道藏輯要, kompiliert von He Longxiang 賀龍驤 u.a. (dat. ca. 1820), ed. repr. Taibei 1971

Dengzhen yinjue 登真隱訣, kompiliert und kommentiert von Tao Hongjing (dat. 493), ed. DZ Nr. 421, f. 193

Fuqi jingyi lun 服氣精意論, von Sima Chengzhen 司馬承禎 DZ Nr. 830, f. 571 und YJQQ Kap. 57

Han Wudi neizhuan 漢武帝內傳, ed. DZ Nr. 292, f. 137

Huainanzi 淮南子, von Gelehrten um Liu An 劉安 (dat. 2. Jh. v. Chr.), ed. SBBY, Taibei 1965

Huangdi neijing suwen 黃帝內經素問 (dat. 3./2. Jh. v. Chr.), ed. Index, Tôkyo 1979

Huangting waijing 黃庭外經 (dat. ca. 2.-3. Jh.), ed. DZ Nr. 332, f. 167

Huangting neijing 黃庭內經 (dat. 4. Jh.), ed. DZ Nr. 331, f. 167

Huangting jing zhu 黃庭經注, von Liangqiuzi 梁丘子 (Bai Lizhong 白履中), (dat. Anfang 8. Jh.), ed. *Xiuzhen shishu* 修真十書 Kap. 55-60, DZ Nr. 263, f. 130-131

Huangting neijing wuzang liufu buxie tu 黃庭內景五藏六腑補瀉圖, ed. DZ Nr. 432, f. 196

Ishin ho 醫心方, von Tamba no yasuyori 丹波康賴 (dat. 982), ed. Tôkyô Nihon Kôten Zenshu, 1926

Jigu lumu 集古錄目, von Ouyang Fei 歐陽棐, (dat. 1069), ed. *Sun Xizhu shi jinshi congshu*

Jiu Tangshu 舊唐書 (dat. 945), ed. Peking 1975

Laozi Xianger zhu 老子想爾注 (dat. Anfang 3. Jh.), ed. Hongkong 1956

Laozi zhongjing 老子中經, ed. YJQQ Kap. 18 und 19

Liji 禮記, ed. ZZJC Taibei 1962

Lishi zhenxian tidao tongjian 歷世真仙體道通鑑 kompiliert von Chao Daoyi 趙道一 (dat. Anfang 12. Jh.), ed. DZ Nr. 296, f. 143

Liexian quanzhuan 列仙全傳, von Wang Shizhen 王世貞 (dat. Ming, 1580), kompiliert und korrigiert von Wang Yunpeng 汪雲鵬

Liexian zhuan 列仙傳, ed. DZ Nr. 294, f. 138

Liezi 列子, von Lie Yukou 列禦寇, ed. ZZJC, repr. Taibei 1965

Lingbao wufu xu 靈寶五符序 (dat. Ende 3. Jh.), ed. DZ Nr. 338, f. 183

Lingshu jing 靈樞經, ed. SBCK

Lun Heng 論衡, von Wang Chong 王充, (dat. 1. Jh.), ed. ZZJC, Taibei 1962

Lüshi chunqiu 呂氏春秋 (dat. 3. Jh.v. Chr.), ed. SBCK

Maoshan zhi 茅山志, ed. DZ Nr. 304, f. 154

Mingtang yuanzhen jingjue 明堂元真經訣 (dat. ca. 490), ed. DZ Nr. 424, f. 194

Nanjing 難經, (dat. 2./3. Jh.), ed. SBCK

Neigong tushuo 內功圖說, von Wang Zuyuan 王祖源 (dat. 1881), ed. Peking 1956

Neiwaigong tushuo 內外功圖說, von Xiao Tianshi 蕭天石 (dat. Qing), ed. DZ-jinghua 2-10, repr. Taibei 1962

Qianjin fang 千金方, von Sun Simo 孫思邈, (dat. 650/659), ed. DZ Nr. 1163, f. 800-820

Qianjin yifang 千金翼方, von Sun Simo 孫思邈, (dat. Ende 7. Jh.), ed. Peking 1955

Quan Tangwen 全唐文, kompiliert von Dong Gao 董誥 (dat. 1819), ed. repr. Taibei 1965

Sandong qunxian lu 三洞群仙錄, von Chen Baoguang 陳葆光 (dat. 1154), ed. DZ Nr. 1248, f. 994

Sandong zhunang 三洞珠囊, kompiliert von Wang Xuanhe 王懸河 (dat. 1. Hälfte des 7. Jh.), ed. DZ Nr. 1139, f. 780-782

Shanghan zabing lun 傷寒雜病論, von Zhang Zhongjing 張仲景 (dat. 2. Jh.), ed. SBCK

Shangqing hanxiang jianjian tu 上清含象劍鑑圖, von Sima Chengzhen, ed. DZ Nr. 431, f. 196

Shangqing huangshu guodu yi 上清黃書過度儀, ed. DZ Nr. 1294, f. 1009

Shangqing qionggong lingfei liujia lu 上清瓊宮靈飛六甲錄, (dat. 4. Jh.), ed. DZ Nr. 1391, f. 1046

Shangqing Shidi chen tongbo zhenren tucan 上清侍帝晨桐柏真人圖讚 von Sima Chengzhen 司馬承禎, ed. DZ Nr. 612, f. 334

Shangqing tiandi gongfu tujing 上清天地宮府圖經, von Sima Chengzhen 司馬永禎, ed. YJQQ, Kap. 27

Shangqing wozhong jue 上清握中訣, ed. DZ Nr. 140, f. 60

Shennong bencao jing jizhu 神農本草經集注, kompiliert und annotiert von Tao Hongjing 陶弘景, (dat. um 500), ed. Honzôkyô shûchû, Osaka 1972

Shenxian zhuan 神仙傳, von Ge Hong 葛弘, (dat. Anfang 4. Jh.), ed. DZ-jinghua 5/11

Sheyang zhenzhongfang 攝養枕中方, Sun Simo 孫思邈 zugeschrieben, (dat. 7. Jh.), ed. YJQQ Kap. 33

Shiji 史記, von Sima Qian 司馬遷, (dat. 104 v. Chr.), ed. Peking 1975

Shiyao erya 石藥爾雅, von Mei Biao 梅彪, ed. DZ Nr. 901, f. 588

Shuowen jiezi zhu 說文解字注, von Xu Shen 許慎, (dat. ca. 100 n. Chr.), ed. Shanghai 1981

Songshi 宋史, (dat. 1345), ed. Peking 1975

Taiping jing 太平經, ed. *Taiping jing hejiao*, bearb. von Wang Ming 王明, Peking 1960

Taiqing daoyin yangsheng jing 太清導引養生經, ed. DZ Nr. 818, f. 568 und YJQQ Kap. 34

Taiqing fuqi koujue 太清服氣口訣, ed. DZ Nr. 822, f. 569

Taishang sanshi zhongjing 太上三尸中經, ed. YJQQ Kap. 81

Taishang laojun yangsheng jue 太上老君養生訣, ed. DZ Nr. 821, f. 569

Taishang yangsheng taixi qijing 太上養生胎息氣經, ed. DZ Nr. 819, f. 568

Tang huiyao 唐會要, von Wang Pu 王溥, (dat. 961), ed. Shanghai 1936

Tang Wangwushan zhongyan tai zhengyi xiansheng miaojie 唐王屋山中巖臺正一先生廟碣, von Wei Sheng (Wei Feng) 衛阩(衛馮), (dat. 747), ed. DZ Nr. 970, f. 610

Tiantaishan zhi 天台山志, ed. DZ Nr. 603, f. 332

Tiantan Wangwushan shengji ji 天壇王屋山聖迹記, von Du Guangting 杜光庭, (dat. späte Tang-Zeit), ed. DZ Nr. 969, f. 610

Tianyinzi 天隱子, von Sima Chengzhen 司馬承禎, ed. DZ Nr. 1026, f. 672

Wushang biyao 無上祕要, (dat. ca. 573), ed. DZ Nr. 1138, f. 768-779

Xiaoyao xujing 逍遙墟經, Hong Zicheng 洪自誠 zugeschrieben, (dat. Ming), ed. DZ Nr. 1465, f. 1081

Xin Tangshu 新唐書, (dat. 1060), ed. Peking 1975

Xingming guizhi 性命圭旨, (dat. 17. Jh.), ed. Peking 1804

Xiuzhen jingyi zalun 修真精義雜論, von Sima Chengzhen 司馬承禎, ed. DZ Nr. 277, f. 134

Xuxian zhuan 續仙傳, kompiliert von Shen Fen 沈汾, (dat. Anfang 10. Jh.), ed. DZ Nr. 295, f. 138 und YJQQ Kap. 113

Xuanpin lu 玄品錄, von Zhang Tianyu 張天雨, (dat. ca. 1300), ed. DZ Nr. 781, f. 558

Yangsheng lun 養生論, von Xi Kang 嵇康, (dat. 3. Jh.), ed. SBBY Shanghai 1936

Yangxing yanming lu 養性延命錄, ed. DZ Nr. 838, f. 572 und YJQQ Kap. 32

Yunji qiqian 雲笈七籤, kompiliert von Zhang Junfang 張君房 (dat. ca. 1025), ed. SBCK

Zhengao 真誥, kompiliert und kommentiert von Tao Hongjing 陶弘景 (dat. 499), ed. DZ Nr. 1016, f. 637-640

Zhenxi zhuan 真系傳, von Li Po 李渤, (dat. 805), ed. YJQQ Kap. 5

Zhouhou beiji fang 肘后備急方, von Ge Hong 葛洪, (dat. 4. Jh.), ed. DZ Nr. 1306, f. 1013-1015

Zhuangzi 莊子, (dat. 4.?-2. Jh. v. Chr.), ed. Taibei 1974

Zhubing yuanhou lun 諸病原候論, von Chao Yuanfang 巢元方 (dat. 610), ed. repr. Peking 1955

Ziyang zhenren neizhuan 紫陽真人内傳, (dat. 4. Jh.), ed. DZ Nr. 303, f. 152

Zizhi tongjian 資治通鑑, von Sima Guang 司馬光, (dat. 1086), ed. Shanghai 1956

Zuowang lun 坐忘論, von Sima Chengzhen 司馬承禎, ed. DZ Nr. 1036, f. 704

2. Sekundärliteratur

Baldrian-Hussein, F.: *Procédés secrets du joyau magique* (Paris, 1984)

Bauer, Wolfgang: „*Der Herr vom Gelben Stein*“, *Oriens Extremus 3* (1956), S. 137-152

Ders.: *China und die Hoffnung auf Glück* (München, 1971)

Beck, Mansvelt: „*The Date fo the Taiping jing*“, TP 66/4-5 (1980), S. 149-182

Bingham, Woodbridge: *The Foundation of the T'ang Dynasty* (Baltimore, 1941)

Changsha Mawangdui Yihao Hanmu 長沙馬王堆一号汉墓, Bd. I (Wenwu chuban she 文物出版社 Peking, 1973)

Chavannes, Edouard: *Le Tai Chan; Essai de monographie d'un culte chinois* (Paris, 1910)

Ders.: „Le jet des dragons“, *Mémoires concernant l'Asie Orientale* 3 (1919), S. 53-220

Chen Guofu 陳國符: *Daozang yuanliu kao* 道藏源流考 2 vol. (repr. Peking, 1963)

Ch'en Hsiang-ch'un: „Examples of Charm against Epidemics with short Explanations“, *Folklore Studies* Bd. I (Peking, 1942), S. 37-54

Chesnaux, Jean: *Les sociétés secrètes en Chine* (Paris, 1965)

De Groot, J.J.: *The Religious System of China* (Taipei, 1964)

Des Rotours, Robert: *Traité des Fonctionnaires et Traité de l'Armée* (Leyden, 1947)

Ders.: „Les Insignes en deux parties sous le dynastie des T'ang“, *TP* 16 (Leyden, 1952), S. 1-149

Ders.: *Le Règne de l'empereur Hiuan-Tsong* (Paris, 1981)

Despeux, Catherine: *T'ai-Ki K'iuan; technique de longue vie, technique de combat* (Paris, 1976)

Dies.: Zhao Bichen: *Traité d'Alchimie et de Physiologie taoiste* (Paris, 1979)

Dôkyô kenkyû/Etudes taoistes (Tokyo, 1965-1971)

Doré, Henri: *Recherches sur les Superstitions en Chine* (Shanghai, 1913)

Dudgeon, John: *Kung-fu or Medical Gymnastics* (Wiesbaden, 1974)

Duyvendak, J.J.L.: „*The Dreams of the Emperor Hsuan-tsung*“, *India Antique* (Leyden, 1947)

Engelhardt, Ute: *Theorie und Technik des Taiji quan* (Schorndorf, 1981)

Erkes, Eduard: „*Die taoistische Meditation und ihre Bedeutung für das chinesische Geistesleben*“, *Psyche*, 2. Jg., Heft 3 (1950)

Franke, Herbert: „*Some Remarks on the Interpretation of Chinese Dynastic Histories*“, *Oriens* 3 (1950), S. 113-122

Fukunaga, Mitsuji 福永光司: „*Kaku Zô no Shôshi kaishaku*“ 郭象の莊子解釋, *Tetsugaku kenkyu* 哲学研究 37 (1954), S. 108-124 und S. 167-177

Ders.: „Dôkyô ni okeru kyô to ken“ 道教における鏡と劍 *Toho gakuho* 45 東方学報 (1973), S. 59 ff.

Fuzhou quanshu 符咒全書 (Taizhong, 1979)

Gouillard, Jean: *Petite Philocalie de la Prière du coeur* (Paris, 1953)

Granet, Marcel: *Das chinesische Denken* (München, 1963)

Guo Lin 郭林: *Xin Qigong liaofa* 新氣功疗法 (Provinz Anhui, 1980)

Dies.: *Xin Qigong fangzhi aizheng fa* 新氣功防治癌症法 (Peking, 1982)

Han Qiusheng 韩秋生 u.a.: *Qigong ziwo kongzhi liaofa* 氣功自我控制疗法 (Peking, 1981)

Hayashi Katsu 林克: „Gozô no gôgyô haitô ni tsuite" 五臓の五行配当について *Chûgoku shisôshi kenkyû* 中国思想史研究 6 (1984), S. 23-67

Hervouet, Yves: *A Sung Bibliography* (Hongkong, 1978)

Heyer-Grote, Lucy: *Atemschulung als Element der Psychotherapie* (Darmstadt, 1970)

Holzman, Donald: *La Vie et la Pensée de Hi K'ang* (Leiden, 1957)

Homann, Rolf: *Die wichtigsten Körpergottheiten im Huang-ting ching* (Göppingen, 1971)

Hu Yaozhen 胡耀貞: *Qigong* 氣功 (Peking, 1959)

Huang Lie 黃烈: „*Lüelun Tulufan chutu de Daojiao fulu*" 略論吐魯番出土的道教符籙, *Wenwu* 1 (1981), S. 51-55

Jan Yün-Hua: „*The Silk Manuscripts on Taoism*", TP 63 (1977), S. 66-84

Jiang Weiqiao 蔣維喬 u.a.: *Qigong liaofa* 氣功療法 (Peking, 1958)

Ders.: *Yin Shizi Jingzuofa* 因是子靜坐法 (Taibei, 1967)

Jiao Guorui 焦國瑞: *Qigong yangsheng fa* 氣功養生法 (Shanghai, 1964)

Kaltenmark, Max: *Le Lie-sien tchouan* (Peking, 1953)

Ders.: „*Ling-pao: note sur un terme du Taoism religieux*", *Melanges publiés par l'Institut des Hautes Etudes Chinoises* 2 (1960), S. 559-588

Ders.: *Lao Tseu et le taoisme* (Paris, 1965)

Ders.: „*'Ching' yü 'pa ching'*", *Fukui hakase shôju kinen tôyô bunka ronshu* 福井博士頌壽紀念東洋文化論集 (1969), S. 1147-1154

Ders.: „Miroirs magiques", *Mélanges sinologiques offerts à Paul Demiéville* II (Paris, 1974), S. 151-166

Ders.: „*The Ideology of the T'ai-p'ing-ching*", *Facets of Taoism* (1979), S. 19-52

Kaufman, Walter: *Musical References to the Chinese Classics* (Detroit, 1976)

Köhn, Livia: *Leben und Legende des Ch'en T'uan* (Frankfurt. 1981)

Köhn, Livia: „*Seven Steps to the Tao: Ssu-ma Ch'eng-chen's Tso-wang-lun*", in *Monumenta Serica* (1985), Monograph Series 20 (Nettetal, 1987)

Kroll, Paul W.: „*Ssu-ma Ch'eng-chen in T'ang-verse*", *Society for the Study of Chinese Religion* (1978), S. 16-30

Lagerwey, John: *Wu-shang pi-yao, somme taoiste du VIe siècle* (Paris, 1981)

Levi, Jean: „*L'Abstinence des Céréales chez les Taoistes*", *Etudes Chinoises* (1983), S. 1 ff.

Li Ch'i 李祁: „*The Changing Concept of the Recluse in Chinese Literature*", *Harvard Journal of Asiatic Studies* 24 (1962-63), S. 234-247

Lin Housheng 林厚省: *Qigong sanbai wen* 氣功三百問 (Kanton, 1982)

Liu Guizhen 劉貴珍: *Qigong liaofa shijian* 氣功療法實踐 (Provinz Hebei, 1962)

Ders. u.a.: *Qigong jingxuan* 氣功精选 (Peking, 1981)

Liu Jiping 劉箕萍: *Qigong baojian zhiliao fa* 氣功保健治療法 (Taibei, 1976)

Liu T'sun-yan: „*The Taoist's Knowledge of Tuberculosis in the Twelfth Century*", *TP* 57 (1971), S. 285-301

Liu Weiwen 劉為文 u.a.: *Liu Bochun tuna daoyin qigong liaofa* 柳柏春吐納导引气功疗法 (Shanghai, 1983)

Loewe, Michael: *Ways to Paradise - The Chinese Quest for Immortality* (London, 1979)

Lu K'uan-yü: *Geheimnisse der chinesischen Meditation* (Stuttgart, 1967)

Maspero, H.: *Le Taoisme* (Paris, 1950)

Ders.: *Le Taoisme et les religions chinoises* (Paris, 1971)

Miyakawa Hisayuki 宮川尚志: *Rikuchô-shi kenkyû: shûkyô-hen* 六朝史研究；宗教篇 (Kyôtô, 1964)

Murakami Yoshimi 村上嘉实: „*Kan-bo shin-hatsugen no ishô to Hô Bokushi*" 漢墓新発現の医書と抱朴子 *Tôhô gakuhô* 東方學報 53 (1981), S. 387-422

Natsume Ikken 夏目一拳; „*Unkyû shichisen o chûshin to seru ki-setsu*" 雲笈七籤お中心と女子氣説 *Yamato bunka* 32 日本文化 (1953), S. 51-94

Ders.: „*Dôkyô ni okeru fu no shomondai*" 道教に於ける符の諸問題 *Yamato bunka* 35 日本文化 (1955), S. 83-138

Needham, Joseph u.a.: „*Hygiene and Preventive Medicine in Ancient China*", *Journal of the History of Medicine and Allied Sciences* 17 (1962), S. 429-478

Ders.: *Science and Civilisation in China*, vol. II (1956) und vol. V (1983)

Ngo Van Xuyet: *Divination, magie et politique dans la Chine ancienne* (Paris, 1976)

Ofuchi Ninji 大淵忍爾: *Dôkyô-shi no kenkyû* 道教史の研究 (Okayama, 1964)

Ders.: „*On the formation of the Taoist Canon*", *Facets of Taoism* (1979), S. 253-269

Onozawa Seiichi 小野沢精一 u.a.: *Ki no shisô* 気の思想 (Tokyo, 1978)

Palos, Stefan: *Atem und Meditation* (Bern, 1968)

Parow, Julius: *Funktionelle Atmungstherapie* (Stuttgart, 1953)

Porkert, Manfred: „*Untersuchungen einiger philosophisch-wissenschaftlicher Grundbegriffe und Beziehungen im Chinesischen*", *Zeitschrift der Deutschen Morgenländischen Gesellschaft* Bd. 110, Neue Folge Bd. 35 (1961)

Ders.: „*Hua T'uo", Sonderdruck aus Bd. II der Enzyklopädie Die Großen der Weltgeschichte* (Zürich, 1972)

Ders.: *Die theoretischen Grundlagen der chinesischen Medizin* (Wiesbaden, 1973)

Ders.: *Lehrbuch der chinesischen Diagnostik* (Heidelberg, 1976)

Ders.: *Klinische Chinesische Pharmakologie* (Heidelberg, 1978a)

Ders.: *China - Konstanten im Wandel* (Stuttgart, 1978b)

Ders.: *Biographie d'un Taoiste légendaire: Tcheou Tseu-Yang* (Paris, 1979)

Ders.: *Die chinesische Medizin* (Düsseldodrf, 1982)

Ders.: „Greifbarkeit und Ergriffensein - das Körperverständnis in der chinesischen Medizin", *Eranos*-Jahrbuch (Köln, 1984)

Prunner, Gernot: *„Schamanistische Schriftamulette im Hamburgischen Museum für Völkerkunde"*, *Mitteilungen aus dem Museum für Völkerkunde Hamburg*, Bd. 9 (1979), S. 65-103 und Bd. 10 (1980), S. 41-67

Read, B.E.: *Famine Foods listed in the Chiu Huang Pen Tsao* (Shanghai, 1939)

Robinet, Isabelle: „Les Randonnées extatiques des taoistes dans les astres", *Monumenta Serica* 32 (1976), S. 159-273

Dies.: *Les commentaires du Tao tö king jusqu'au VIIe siècle* (Paris, 1977)

Dies.: *La méditation taoiste* (Paris, 1979a)

Dies.: *„Metamorphosis and Deliverance from the Corpse in Taoism"*, *History of Religions* 19, 1 (1979b), S. 37 ff.

Dies.: *„Kouo Siang ou le monde comme absolu"*, *TP* 69 (1983), S. 73-107

Dies.: *La révélation du Shangqing dans l'histoire du taoisme* (Paris, 1984)

Sakade Yoshinobu 坂出祥伸: „Dôin kô" 導引考 *Ikeda Suetoshi-Festschrift* 池田末利 (Tokyo, 1980), S. 225-240

Ders.: „Chôsei jutsu" 長生術, Fukui Kojun 福井康順 *Dôkyô* 道教 vol. I, (Tokyo, 1983), S. 241-284

Saso, Michael: *Taoism and the Rite of Cosmic Renewal* (Washington, 1972)

Ders.: u.a.: *Buddhist and Taoist Studies I* (Hawaii, 1977)

Schafer, Edward: *„Notes on T'ang Culture I and II"*, *Monumenta Serica* 21 (1962), S. 195-211, 24 (1965), S. 130-154

Ders.: *Pacing the Void - T'ang Approaches to the Stars* (Berkeley, 1977)

Ders.: *„The Jade Woman of Greatest Mystery"*, *History of Religions* 17 (1978), S. 387-398

Ders.: *Mao-shan in T'ang-Times* (1980) Society for the Studies of Chinese Relgions, Monograph Nr. 1.

Ders.: *„Wu Yün's Cantos on Pacing the Void"*, *Harvard Journal of Asiatic Studies* (1981), S. 377 ff.

Schipper, K.M.: *L'Empereur Wou des Han dans la légende taoiste* (Paris, 1965a)

Ders.: *Concordance du Pao-p'ou-tseu nei-p'ien* (Paris, 1965b)

Ders.: „*Gogaku shingyô-zu no shinkô*“ 五嶽真形驤の信仰 *Dôkyô kenkyû* 2 道教研究 (1967), S. 114-162

Ders.: *Concordance du Pao-p'ou-tseu wai-p'ien* (Paris, 1970)

Ders.: *Concordance du Tao-Tsang; titres des ouvrages* (Paris, 1975a)

Ders.: *Le fen-teng; rituel taoiste* (Paris, 1975b)

Ders.: *Concordance du Houang-t'ing king* (Paris, 1975c)

Ders.: *Les fu du Grand Maître Taoiste Chen Yung-sheng* (Paris, 1977)

Ders.: „*The Taoist Body*“, *History of Religions* 17 (1978), S. 225-386

Ders.: „*Le Calendrier de Jade - Note sur le Laozi zhongjing*“, *Nachrichten der Gesellschaft für Natur- und Völkerkunde Ostasiens* 125 (1979), S. 75-80

Ders.: *Index du Yun-ji qi-qian* (Paris, 1981)

Ders.: *Le corps taoiste* (Paris, 1982)

Schmidt-Glintzer, Helwig: *Das Hung-Ming chi und die Aufname des Buddhismus in China* (Wiesbaden, 1976)

Seidel, Anna: *La Divinisation de Lao-tseu dans le Taoisme des Han* (Paris, 1969)

Dies.: „*The Image of the Perfect Ruler in Early Taoist Messianism*“, *History of Religions* 9 (1969/70), S. 216-247

Dies.: „*A Taoist Immortal of the Ming-Dynasty*: Chang Sanfeng“, *Self and Society in Ming Thought* (London, 1970)

Dies.: „*Der Kaiser und sein Ratgeber - Lao-tzu und der Taoismus der Han-Zeit*“, *Saeculum* Bd. 29 (1978a), S. 18-50

Dies.: „*Das neue Testament des Tao - Lao-tzu und die Entstehung der taoistischen Religion am Ende der Han-Zeit*“, *Saeculum* Bd. 29 (1978b), S. 147-172

Dies.: „*Imperial Treasures and Taoist Sacraments - Taoist Roots in the Apocrypha*“, *Mélanges chinoises et bouddhiques* VXXI, *Tantric and Taoist Studies in Honour of R.A. Stein*, vol. II, (Bruxelles, 1983), S. 291-371

Shen Shou 沈壽: „*Tan Xi Han bohua daoyintu zhong de 'yinfan'*“ 談西漢帛畫〈導引圖〉中的‘引煩’, *Wenwu* 9 (1979), S. 89 ff.

Sivin, N.: *Chinese Alchemy: Preliminary Studies* (Cambridge, Mass., 1968)

Ders.: „*On the Word 'Taoist' as a Source of Perplexity*“, *History of Religions* 17 (1978), S. 303-330

Stary, Giovanni: *Die chinesischen und mandschurischen Zierschriften* (Hamburg, 1980)

Stein, R.A.: „*L'Habitat, le Monde et le Corps Humain en Extrême-Orient et en Haute-Asie*“, *Journal Asiatique* 245 (1957), S. 37-74

Ders.: „*Etudes du monde chinois: institutions et concepts*“, *Annuaire du Collège de France* (1970-74)

Ders.: „*Religious Taoism and Popular Religion from the Second to Seventh Centuries*“, *Facets of Taoism* (1979), S. 53-83

Steininger, Hans: *Hauch und Körperseele und der Dämon bei Kuan Yin-tze* (Leipzig, 1953)

Strickmann, Michel: „*The Mao Shan Revelations; Taoism and the Aristocracy*", *TP* 63 (1977), S. 1-64

Ders.: „*The Longest Taoist Scripture*", *History of Religions* 17 (1978), S. 331-354

Ders.: „*On the Alchemy of T'ao Hung-ching*", *Facets of Taoism* (New Haven, 1979), S. 121-186

Ders.: *Le Taoisme du Mao Chan; Chronique d'une Révélation* (Paris, 1981)

Tang Changru 唐長孺: *Wei Jin Nanbei chao shi lunzong* 魏晉南北朝史論叢 (Peking, 1957)

Tang Lan 唐兰 u.a.: *Daoyintu* lunwenji 導引圖論文集 (Peking, 1979)

Ders.: „*Mawangdui boshu 'quegu shiqi pian' kao*" 馬王堆帛書 '却谷食气篇' 考 *Wenwu* (1975, 76), S. 14/15

Tang Yijie 湯一介: „*Guo Xiang de 'Zhuangzi zhu' he Zhuang Zhou de 'Zhuangzi'*" 郭象的 '庄子注' 和庄周的 '庄子' *Zhongguo zhexue shi yanjiu* 中國哲學史研究 Nr. 3 (1983), S. 47-54

Unschuld, Paul Ulrich: *Pen Ts'ao - 2000 Jahre traditionelle pharmazeutische Literatur Chinas* (München, 1973a)

Ders.: *Die Praxis des traditionellen chinesischen Heilsystems* (Wiesbaden, 1973b)

Ders.: „*Die Bedeutung der Ma-wang-tui-Funde für die chinesische Medizin- und Pharmaziegeschichte*", *Perspektiven der Pharmazie-Geschichte* (1982a)

Ders.: „*Ma-wang-tui Materia Medica; A Comparative Analysis of Early Chinese Pharmaceutical Knowledge*", *Memoirs of the Research Institute for Humanistic Studies*, Nr. 18 (1982b)

Van der Loon, Piet: *Taoist Books in the Libraries of the Sung Period* (London, 1984)

Wagner, Rudolf: „*Lebensstil und Drogen im Chinesischen Mittelalter*", *TP* 59 (1973), S. 79-178

Waley, Arthur: *The Poetry and Career of Li Po* (London, 1950)

Wang Chongmin 王重民 u.a.: *Quan Tang shi* 全唐詩 (Peking, 1982)

Ware, James Roland: *Alchemy, Medicine, and Religion in China of A.D. 320. The Nei P'ien of Ko Hung* (Cambridge, 1966)

Watson, Burton: *The Complete Works of Chuang-tzu* (New York, London, 1968)

Welch, Holmes: „*The Chang Thien Shi and Taoism in China*", *Journal of Oriental Studies* 4 (1958), S. 188 ff.

Ders.: *Taoism; The parting of the Way* (Boston, 1966)

Ders. und Seidel, Anna: *Facets of Taoism* (New Haven, 1979)

Weng Weijian u.a.: „*Einige Überlegungen zum Begriff und zur Besonderheit der chinesischen Arzneimitteltherapie*", *Acta Medicinae Sinensis* 2 (1982), S. 19-25

Wilhelm, Hellmut: „*Eine Chou-Inschrift über Atemtechnik*", *Monumenta Serica* Bd. 13 (1948), S. 385-388

Wu Shouju 吳受琚: *Sima Chengzhen jiji jiao* 司馬承禎集輯校 (Peking, 1981)

Yamada Keiji: „*The Formation of the Huangti Neijing*", *Acta Asiatica* 36 (1979), S. 67-89

Ders.: „*Kyû-ku hachi-fu setsu to shôshiha no tachiba*“ 九宮八風說と少師派の立場 *Tôhô gakuhô* 東方學報 52 (1980), S. 199-242.

Yan Lingfeng 嚴靈峰: *Lao Lie Zhuang sanzi zhijian shumu* 老列莊三子知見書目 (Taibei, 1965)

Yoshimoto Shoji 吉元昭治: „Dôkyô to Chûgoku igaku“ 道教と中国医学, Fukui Kôjun 福井康順 *Dôkyô* vol. II 道教 (1983), S. 257-311

Yoshioka Yoshitoyo 吉岡義豐: *Dôkyô kyôten shiron* 道教經典史論 (Tokyo, 1955)

Ders.: *Dôkyô to Bukkyô* Bd. 1 道教と佛教 (Tokyo, 1959)

Yü Ying-shih: „*Life and Immortality in the mind of Han China*“, *Harvard Journal of Asiatic Studies* 25 (1965), S. 80-122

Zhou Qianchuan 周潛川: *Qigong yaoer baojian liaofa* 氣功藥餌保健療法 (Taibei, 1963)

Ders.: *Qigong yaoer liaofa quanshu* 氣功藥餌療法全書 (Hongkong, 1974)

Ders.: *Qigong yaoer liaofa yu jiuzhi piancha shoushu* 氣功藥餌療法與救治偏差手術 (Shanxi, 1984)

Zöller, Josephine: *Das Tao der Selbstheilung* (München, 1984)

Zürcher, E.: *The Buddhist Conquest of China* (Leyden, 1959)

Ders.: „*Buddhist Influence on Early Taoism*“, *TP* 66 (1980), S. 84-147

Index

C

D

N

O

P

Q

T

Summary

So far little attention has been given to the broad field of the mutual relation between Taoism und traditional Chinese medicine. Only during the last few years the *Daozang*-project has undertaken a systematical and textcritical approach to the vast writings of the „Taoist Canon" (*Daozang*). This has stimulated many Taoist studies, whereas the relationship between Taoism und traditional Chinese medicine still has to be illuminated by a series of textanalyses and translations from the bulk of *Daozang*-texts on the basis of which general conclusions could be drawn.
All Chinese medical techniques in the widest possible sense can rarely be considered as clearly defined practices, but have to be regarded as complex systems, which do not so much attempt to eliminate special diseases, but rather promote a balanced way of life, where not only physical and psychic hygiene but also social factors are involved.
The attempt to preserve long life and to remain in possession of all vital forces by practising „techniques of nourishing life" (*yangsheng*) was of common interest to all Taoist traditions and can be regarded as the first stage of religious accomplishment. Thus, as Henry Maspero (1971, p. 587) pointed out, a Taoist adept cannot be seen as loosely practising one or another of the techniques of nourishing life but rather as practising a complex combination of exercises.
Up to now, studies have only examined single practices and have not looked at the necessary coherence of these practices within complex systems. To analyse one of these systems of nourishing life it was necessary to find an authentic systematic text, whose religious context seemed to be quite clear. The *Fuqi jingyi lun* („Thesis on the Essential Meaning of Absorbing *qi*") offers a wide range of different techniques, it was dated relatively early and can be attributed to Sima Chengzhen (647-735 A.D.), the twelfth patriarch of the Taoist Shangqing-school.
The annotated translation of the *Fuqi jingyi lun* includes in its commentaries an analysis of:

- the combination of the different techniques of nourishing life
- the tradition of these techniques and their later incorporation into the Taoist Shangqing-school
- the connection between Taoist thought and traditional medical knowledge, as pointed out in the *Huangdi neijing suwen*
- technical terms in the context of the techniques of nourishing life, which also can be found in the glossary
- the traces of these techniques of nourishing life, which are still to be found today in modern Qi-exercises (*qigong*).

After the brief introduction into the subject the second part provides some general historical background to Sima Chengzhen from an analysis of his works and of existing biographies. Since a certain knowledge of the historical background of the Shangqing-school is essential to the understanding of the author´s position as its patriarch. This is even more important when one considers that under a series of

celebrated patriarchs the Shangqing-school dominated the religious life of the Tang. It was due to Sima Chengzhen that the „perfect beings" (*zhenren*) of the Maoshan revelations finally entered into the formal framework of state religion. The wide expansion of Taoism and the consolidated power of the Shangqing-school at that time is also reflected by his biographies.
In the third part we tried to elucidate the early references to the *Fuqi jingyi lun* and analysed the two different versions of the text, which have been handed down to us. In the following annoted translation of the *Fuqi jingyi lun* we retained the original subdivision of the text into nine discourses each of which is followed by a commentary on the translation.
In his short preface Sima Chengzhen regrets that the instructions for „absorbing the *qi*" are scattered in many sections of different books of unknown affiliation. Therefore he attempts to compose this systematic thesis.

1. Through the technique of „absorbing the Five Sprouts" (*wuya*) the adept tries to absorb the characteristic *qi* of the Five Directions in order to nourish himself on saliva and to practise abstinence from all cereals. In this discourse Chengzhen combines the method of the „Five Sprouts" derived from the *Lingbao wufujing* (dated end of the 3rd century A.D.) with the technique of the „Cloud Sprouts of the Four Extremities" quoting the commentary of the Shangqing-text *Mingtang yuanzhen jingjue* and creates a new synthesis out of these two techniques. This is a good example of how these techniques were handed down and enhanced by medical knowledge.

2. The „Discourse of absorbing *qi*" is the central part of the whole text comprising several methods of „absorbing *qi*". In the beginning the adept absorbs a talisman, which allows him to gradually stop eating cereals. Through breathing exercises he absorbs *qi* by guiding it first to the „lung"-orb and to the arms, then to the „stomach"-orb until it finally reaches the „kidney"-orb and the legs. To explain this particular order of orbs penetrated by *qi* Chengzhen quotes the *Huangdi neijing suwen*, where the functions of the orbs and their relation to *qi* are described. Finally Chengzhen mentions some additional methods, one of which can be traced back to *Baopuzi* and another related to the tradition of the Celestial Masters.

3. In his discourse on *daoyin* Chengzhen emphasizes the necessity of gymnastics *daoyin* which literally means „to conduct (the *qi*) and to stretch (the body)". He gives seventeen different gymnastic methods which follow the same course through the body as is taken by the *qi* when it is absorbed. These exercises are practised to make the conduction and circulation of *qi* easier, to eliminate internal obstructions and to improve the blood circulation throughout the long phases of sitting required during the „absorption of *qi*". After having practised *daoyin* Chengzhen recommends some self-massage, which we generally find combined with *daoyin*.

4. The fourth discourse deals with talisman-water (*fushui*). The characters written on the talisman must be understood as pure emanations of cosmic *qi* reflecting the scripture. Chengzhen gives a collection of talismans, which must be burned,

absorbed in water and swallowed while reciting formulas for different purposes - to avoid hunger and thirst, especially during abstention from cereals, to heal diseases and to facilitate absorbing *qi*. This practice can be traced back to the tradition of the Celestial Masters, where talisman-water was mainly used against diseases.

5. In the „Discourse on taking drugs“ Chengzhen draws attention to the dangers that can occur through an abstinence from all cereals when those are not replaced by drugs containing *qi*. He gives two prescriptions which are not supposed to heal diseases but to strengthen the adept in the early stage of absorbing *qi*, when the *qi* is heavily diminished through abstention from cereals. Moreover there are two other recipes (only found in the *Daozang*-version) for purifying the digestive system. This discourse shows how the medical point of view, that the five kinds of cereal are necessary to support the *qi* of the five orbs, is related to the indigenous Taoist conception of abstention from cereals.

6. The „Discourse on precautions“ underlines that the adept should always be careful to preserve his *qi* considering the detailed interrelation between the human microcosm and the macrocosm and the precautions to be taken as a result of these mutual influences as pointed out in the *Suwen*. Besides dietary rules there are a lot of various prescriptions the adept has to follow.

7. The seventh discourse gives a physiological description of the Five Orbs with their correspondence to the Five planets and the Five Sacred Peaks. It is interesting that Chengzhen refers almost exclusively to several passages of the *Suwen* explaining the different functions of the orbs. Only in the first discourse does Chengzhen describe the form of the Five Orbs using the vivid mental pictures of the *Huangtingjing*, but these seem to be almost overcome by the well-defined physiological network functions of the medical classics.

8. Health is a prerequisite for any successful practice of the techniques of nourishing life. For this reason Sima Chengzhen points out how different diseases can be cured by „absorbing *qi*“. In the last part of this „Discourse on curing illnesses“ he recommends the additional application of twelve bamboo pipes corresponding to the twelve months of the year. In order to eliminate the heteropathic *qi* these pipes have to be placed on the corresponding acupoints. In the *Zhengao* we learned of a slightly different method, where acupuncture needles are used almost to the same effect. In the commentary to this discourse we discussed the concepts of disease and its healing in Taoist thought. By comparing those of the Celestial Masters with those of the Shangqing-school we came to the conclusion that the concepts of the Shangqing are much closer to the theory of the traditional Chinese medicine than those of the Celestial masters.

9. In the last of his nine discourses Sima Chengzhen instructs the adept, how to become aware of the symptoms of various diseases at a very early stage, so that he does not have to consult a doctor. Chengzhen explains by quoting several passages of the *Suwen* how different diseases arise.

In the *Fuqi jingyi lun* Sima Chengzhen, mainly relying on Shangying texts or eminent medical works, examplifies the necessity of grouping various techniques of nourishing life around a main-technique in this case „absorbing the *qi*". In such a system all the techniques have to support each other according to the needs of the adept. Thus, in this early stage of religious accomplishment a certain medical knowledge is as important as the religious striving.

With the annotated translation and analysis of this text we have not only tried to make a modest contribution to Taoist studies and to the studies on Chinese medicine, but also to promote a better understanding of the modern Qi-exercises, which although having their origins in the tradition of nourishing life, are today mostly practised without consideration for their religious context.